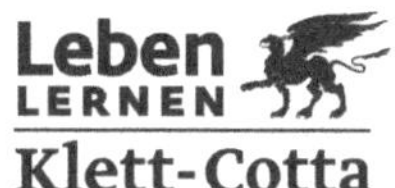
Leben
LERNEN
Klett-Cotta

Zu diesem Buch

Ohne die bisherigen Fortschritte und Erfolge der Psychotraumatologie schmälern zu wollen, lenkt der Autor mit diesem Buch die Aufmerksamkeit auf eine bislang bestehende Leerstelle. Gerade komplex traumatisierten Menschen ist mit einer besseren Anpassung im Alltag nur bedingt geholfen. Um Lebendigkeit und Beziehungsfähigkeit wiederzugewinnen, ist es für die Betroffenen essentiell, mit ihrem Therapeuten, ihrer Beraterin über die existentiellen Dimensionen ihres Erlebens sprechen zu können. Fragen nach Endlichkeit und Tod, nach dem Lebenssinn und Zielen und die Heranführung an eine annehmende Haltung dem Schicksal gegenüber sind Inhalte der existentiellen Psychotherapie, die hier erstmals in praxisorientierter Weise mit Hintergrundüberlegungen, Beispielen und Übungsmöglichkeiten in die Psychotraumatologie integriert werden.

Die Reihe »Leben Lernen« stellt auf wissenschaftlicher Grundlage Ansätze und Erfahrungen moderner Psychotherapien und Beratungsformen vor; sie wendet sich an die Fachleute aus den helfenden Berufen, an psychologisch Interessierte und an alle nach Lösung ihrer Probleme Suchenden.

Alle Bücher aus der Reihe ›Leben Lernen‹ finden Sie unter:
www.klett-cotta.de/lebenlernen

Helmut Rießbeck

Existentielle Perspektiven in der Psychotraumatologie

Kernfragen des Daseins in der therapeutischen Praxis

Klett-Cotta

Leben Lernen 329

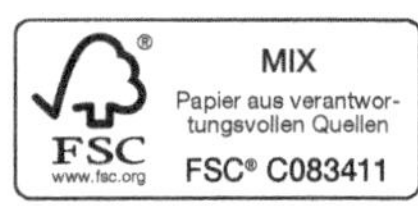

Klett-Cotta
www.klett-cotta.de

Cover: Jutta Herden, Stuttgart
Titelbild: Gerhard Rießbeck, »Atelier« (Ausschnitt), 2012,
www.gerhardriessbeck.de/haus.html
Gesetzt von Eberl & Koesel Studio, Altusried-Krugzell
Gedruckt und gebunden von CPI – Clausen & Bosse, Leck
ISBN 978-3-608-89276-5
E-Book ISBN 978-3-608-11690-8
PDF-E-Book ISBN 978-3-608-20524-4

Bibliografische Information der Deutschen Nationalbibliothek
Die Deutsche Nationalbibliothek verzeichnet diese Publikation in der Deutschen Nationalbibliografie; detaillierte bibliografische Daten sind im Internet über http://dnb.d-nb.de abrufbar.

Inhalt

Vorwort

Die Idee zu diesem Buch entstand im Sommer 2020. Die erste Welle der Corona-Pandemie war soeben zugunsten einer Welle trockener Sommerhitze abgeebbt. Die Abende auf einem Waldbauernhof inmitten des burgundischen Morvan, einem Schlupfwinkel für die Résistance während der Nazizeit, gaben erstmals Raum. Umgeben von heilsamer Ruhe und gleichzeitigen Zeichen beginnender Verwüstung des Waldes durch Trockenheit, konnte ich meine Konzepte in der Psychotraumatologie neu denken, und das, was meine Therapien seit Jahren ausmacht, in einen neuen Gesamtzusammenhang stellen, der traumatischen Erschütterung als existentieller Herausforderung.

Ein Buch mit einer derart holistischen Sicht ist natürlich anfällig, kann nicht in konventioneller Weise wissenschaftlich sein. Es ist, zwar philosophisch getragen, doch vorwiegend der klinischen Praxis verpflichtet. Die von mir verwendeten Quellen sind bei einem so umfassenden Thema eine kleine Auswahl des Möglichen. Gerne möchte ich meine Leser zur weiteren Nutzung der Quellen anregen, um sich so tiefer in das Netzwerk existentieller Betrachtungen hineinzubegeben.

Ich widme es zuallererst meiner Frau Kerstin – aus jedem erdenklichen Grund, wie Irvin Yalom sagen würde, besonders aber für ihre stete lebendige und kritische Diskussionsbereitschaft. Unser Sohn Johannes, ausgeglichen wie seit Jahrzehnten nicht mehr, hat mir die nötige Ruhe gewährt, um denken und schreiben zu können.

Manches ist durch die Erfahrungen der Pandemie etwas zugespitzt worden. Die Ruhe im öffentlichen Leben hat das Buch auch beflügelt. Umso wichtiger waren mein Schwager Walter Koller und meine Schwester Elisabeth, die uns durch Skitouren und Saunagänge nicht vereinsamen ließen. Meine Mitarbeiterin Gerlinde Schelle hat in dieser Zeit den Beweis angetreten, was Ausdauer unter schweren Belastungen vermag und wie man dabei auch noch Freundlichkeit bewahren kann. Meist aus der Ferne war mir meine treue Weggefährtin und bewährte Herausgeberin, Prof. Gertraud Müller, auch jetzt Rückhalt und Inspiration bei Fragen, wie Not gewendet werden kann.

Ich habe in dieser Zeit manchmal die Theoriedebatten mit Kollegen aus früherer Zeit vermisst. Umso wichtiger wurden die Inspirationen, die mir meine persönlichen Leuchttürme Pierre Janet, Onno van der Hart, Ellert Nijenhuis und Irvin Yalom durch ihre Arbeiten gegeben haben.

Frau Dr. Treml-Begemann hat die Entstehung des Buches intensiv gefördert, hat mich in unnachahmlicher Weise begleitet und mir gleichzeitig den gewünschten Spielraum gelassen, damit ich mit Freude daran arbeite konnte.

Schreiben geht mir noch immer nicht leicht von der Hand. Umso schöner war, dass mein Künstlerbruder Gerhard, der seine Schaffenskraft aus der Einsamkeit und Ausgesetztheit von Schnee und Eis bezieht, die Intention des Buches im Coverbild so wunderbar ausgedrückt hat.

Das Buch wäre nicht ohne meinen Sohn Sebastian entstanden. Ich habe oft versucht, durch seine Augen die Welt zu sehen, was manchmal wohl auch gelang. Er ist mein Schatten am Tage und mein Licht in der Nacht, soweit die Vorstellung reicht.

Sommer 2021, Helmut Rießbeck

Einführung

Die klinische Psychotraumatologie hat in den letzten 20 Jahren bemerkenswerte Fortschritte gemacht, in der neurobiologischen Fundierung, aber auch was das klinisch praktische Handwerkszeug angeht. Eine Reihe von Methoden und Techniken sind auch validiert worden. Das Spektrum von Methoden lässt inzwischen wenige Wünsche offen, aber dies hat auch den Blick der Kliniker verengt. Gerade die unbestreitbaren Erfolge könnten dazu führen, dass sich der Blick auf die betroffenen Einzelnen und ihr Schicksal verstellt. Wie in anderen klinischen Disziplinen haben wir eine Fülle von Befunden und Ergebnissen über kurzfristige Interventionen und ihre Erfolge. Gerade aber bei Menschen mit komplexeren Beeinträchtigungen wird sichtbar, dass es im Umgang mit den Lebens- und Entwicklungsschwierigkeiten um mehr geht. Damit stellt sich die Frage, woran Menschen vor allem leiden, gerade in der Psychotraumatologie nochmals neu.

Konzentrierte sich die Psychoanalyse auf unbewusste Phantasien und auf Schwierigkeiten von Menschen, mit Triebregungen und Impulsen umzugehen, so eröffnete sie damit einige neue Sichtweisen, die auch für traumatische Erschütterungen relevant sind, aber sie ignoriert im hohen Maße, wie Menschen unter den realen Lebensbedingungen, sozialen Zumutungen, Überforderungen und unmittelbaren Erschütterungen in die Knie gehen. Die Verhaltenstherapie hat die psychotherapeutischen Möglichkeiten bereichert, indem sie die Verzerrungen durch Fehlwahrnehmung und Fehllernen klinisch zugänglich machte. Theorie und Praxis der Hypnotherapie richteten den Blick auf das unwillkürliche Handeln und die unterschwelligen Kommunikationsmuster. Mir scheint aber, dass der Mensch sowohl als Einzelner wie auch in Gruppen und Gemeinschaften, der in den

Auseinandersetzungen mit seinen Lebensbedingungen und Schicksalsschlägen steht, dabei in den Hintergrund gerückt ist.

Dies ist der Grund, ein Buch zu schreiben, welches dazu beiträgt, eine neue Verbindung zu schaffen zwischen der existentiellen Psychotherapie und dem, was in den letzten 30 bis 40 Jahren in der Psychotraumatologie neu erarbeitet wurde.

Yalom formulierte es so: »Die existentielle Position hebt eine andere Art von Grundkonflikt hervor: Weder einen Konflikt mit unterdrückten instinkthaften Antrieben noch einen mit internalisierten bedeutsamen Erwachsenen, sondern stattdessen einen Konflikt, der aus der Konfrontation des Individuums mit den Gegebenheiten der Existenz hervorgeht« (Yalom, 2000, S. 18). Die von ihm, Viktor Frankl, Rollo May und anderen Vertretern des psychotherapeutischen Existentialismus ins Leben gerufene Schule hat die allgemeine Psychotherapie vor allem in den 80er-Jahren sehr bereichert, ist aber mit der Zunahme neurobiologischer Zentrierung ziemlich in den Hintergrund gerückt. Aus dem Alltagsverständnis heraus möchte man traumatische Erschütterung mit existentieller Betroffenheit nahezu gleichsetzen. Es ist erstaunlich zu sehen, wie wenig diese Ansätze in dem Bereich, der eigentlich prädestiniert ist für den existentiellen Blickwinkel, Fuß gefasst haben.

In der Anfangsphase meiner Begegnungen mit traumatisch erschütterten Menschen war ich zeitweise fast euphorisiert von den Möglichkeiten, so lange unverrückbar scheinende Beeinträchtigungen beeinflussen zu können, und ich weiß, vielen KollegInnen ging es ebenso. Wir waren auf der Suche nach immer mehr, schneller und umfassender wirkenden Interventionen. Begriffe wie »Schicksal«, »Demut« oder »Hinnehmen müssen« kamen in dieser Betrachtungsweise nicht mehr vor. Die Trauma-fokussierten Therapieansätze standen natürlich unter einem erheblichen Legitimationsdruck, suchten sie doch zu beweisen, sowohl eigenständig als auch innovativ zu sein und in ihrem Feld das, was die Richtlinienverfahren anboten, erheblich zu erweitern oder manchmal sogar deren Annahmen auf den Kopf zu stellen. In vieler Hinsicht führte und führt dies zu noch weiter zunehmenden mechanistischen Vorstellungen, eine Schattenseite des neurobiologischen Blickwinkels.

So sehe ich diesen Bereich in der gleichen Gefahr wie die Landwirtschaft in meiner fränkischen Alltagsumgebung. Es wird Mais angebaut, überall und immer wieder Mais. Der Ertrag ist hoch, die Effizienz auch. Wildschweinherden werden immer größer gemästet und die Pflanze ist ein äußerst guter Energielieferant für die zahlreichen Biogasanlagen. Doch die Vielfalt und Schönheit der Landschaft geht verloren, langfristig drohen Versteppung und Unfruchtbarkeit. Ähnliches droht der bis jetzt noch recht vielfältigen und lebendigen Psychotraumatherapie.

Die annehmende Haltung dem Schicksal gegenüber, in welches der Mensch und seine Mitwelt geworfen wird, ist für die Orientierung an der Würde des Einzelnen unverzichtbar. Sie lässt uns auch besser verstehen und nachvollziehen, wie Menschen, die mit schweren Erschütterungen konfrontiert sind, sich von der Last nicht mehr befreien können, die Beziehung zu sich selbst verlieren und oftmals sich selbst aufgeben.

Die Fokussierung der Psychotraumatologie auf manualisierte Techniken würde zu einer ähnlichen Versteppung führen. Viele Psychotherapeuten verfügen über eine große Bandbreite an verschiedenen Herangehensweisen, Methoden und Techniken i.S. des multimethodalen Arbeitens. Doch das löst die Schwierigkeiten nur zum kleinen Teil. Es ist schon lebendiger, wenn statt Mais auf einem Feld eine Saatenmischung angebaut wird. Die Zweckorientierung – das angebaute Gut einfach zur Energiegewinnung zu vergären – bleibt damit aber bestehen. Viele Trauma-bezogene Methoden und therapeutischen Ansätze führen zu einer besseren Anpassung und Funktionsfähigkeit im Alltag. Aber sie beinhalten für die Betroffenen oft nicht die Wiedergewinnung von Lebendigkeit in der Beziehung zu sich selbst und anderen. Wenn Beratung und Psychotherapie die existentiellen Blickwinkel zum Gegenstand der Arbeit machen, wird der Prozess auf den ersten Blick komplizierter. Die Person des Therapeuten spielt eine viel größere Rolle, insbesondere auch sein eigener Umgang mit Belastungserfahrungen. Die Therapien finden mehr auf Augenhöhe statt, wenngleich natürlich nicht Therapien auf Gegenseitigkeit wie bei Sándor Ferenczis mutueller Therapie (Thomä, 2001, S. 263–270). Sie werden damit manchmal aber auch anstrengender, was die Regulation von Nähe und Distanz betrifft. Doch was würde passieren, wenn die existentielle Dimension ausgeklammert bliebe?

Die Folgen, wenn die immer widersprüchliche Lebendigkeit der therapeutischen Begegnung aus dem Fokus geriete, wären erheblich. Menschen mit komplexen Biografien, in denen zahlreiche schwere Belastungserfahrungen auftauchen, würden wir in Beratung und Therapie nicht mehr gerecht werden können. Und dies ist auch meine Hauptthese, die im Rahmen dieses Buches weiter auszuführen sein wird. Die existentielle Dimension des Erlebens der wesentlichen Erschütterungen muss ein wesentliches Zentrum der Therapie sein, sonst kommt es an den Kernpunkten der Arbeit zu Wortlosigkeit, Vermeidungshaltungen und letztlich Kontaktverlust.

Berater und Therapeuten teilen mit den Betroffenen existentieller Erschütterung in einem gewissen Ausmaß Erschrecken und Lähmung, auch wenn sie nicht die Wucht der elementaren Stressreaktionen selbst erleben. Sprache, Bilder, Symbolisierungen für wortlosen Schrecken und gesichtslosen Terror zu finden, geht an die Grenzen menschlichen Vermögens. Daher ist das Ausweichen, das Umgehen, Banalisieren, das, was Ellert Nijenhuis das Prinzip »Ignoranz« nennt, so allgegenwärtig, wenn es um das Existentielle geht.

Wie geht die von Thomas Hensel (2017, S. 112–114) zu Recht geforderte Unerschrockenheit, wenn die Beteiligten den Verwundungen, den heißen Bereichen, reflexhaft auszuweichen suchen? Wenn die Therapeuten selbst mit an den Rand der lebenswerten Welt geraten und den eigenen Halt zu verlieren drohen?

So weit sollte es nicht kommen, aber das ist leicht gesagt. Unsere emotionale Welt ist vielleicht doch eher eine Scheibe, von der wir, anders als bei einer Kugel, ins Bodenlose fallen können. Damit dies nicht geschieht, müssen die Begleiter, Facilitatoren, Therapeuten den Blick über die Abbruchkante für sich selbst unter halbwegs geschützten Bedingungen gemacht haben. Für die Begleiter heißt das, dass sie sich mit den existentiellen eigenen Perspektiven befassen müssen, und wissen, dass sie damit nicht zu Ende kommen können.

Dieses Buch ist ein klinisches und versucht gleichwohl, einen philosophischen Rahmen ähnlich einem Hintergrundbild aufzuspannen. Zu oft hat der Autor erfahren, wie wenig philosophisches Wissen am Abgrund hilft, weiter lebendig zu bleiben. Gerade in der existentiellen Bedrohung kommt es – was wir klar aus der Forschung über dissoziative Phänomene erfahren haben – zu einer »Einengung des Bewusstseinsfeldes« (Pierre Janet), wo die mentalen Prozesse ganz anders als in reflektierten Zuständen ablaufen.

Therapeutisches Allgemeingut aber ist, dass die Verständigung dann sehr direkt, schnörkellos, konkretistisch sein muss. Verwissenschaftlichung kann ein Element der rationalisierenden Abwehr sein. Aus diesem Grund beschränkt sich das Buch darauf, einen philosophischen Rahmen zu skizzieren, dann aber praktisch klinisch zu werden, quasi ein »Übungs- und Sprachführer« für die existentiellen Bereiche. Es benutzt alltägliche Beobachtungen und Experimentalsituationen ebenso wie imaginative oder in sensu-Techniken.

Die geschilderten Fallberichte können dabei helfen, sich geglückte Vorgehensweisen als Modell zu nehmen, aber auch einfach Mut machen, sich den Bereichen zu nähern, bei denen es den Beteiligten auf kognitiver, emotionaler und körperlicher Ebene klamm wird. Sie sollen auch helfen, Stagnationen, negative Übertragungen und auch das Scheitern von Therapien aushalten zu können, denn Scheitern ist ein existentieller Bereich, zu dem Helfer auf jeden Fall ein Verhältnis finden müssen.

Egal, wie eingeschränkt die Perspektiven von Betroffenen, sei es durch Zwänge, verzerrte Wahrnehmung der Wirklichkeit, gestörte Selbstwahrnehmung oder kognitive Einbußen, sind, eine existentielle Herangehensweise muss von sich Klarheit, Einfachheit, Transparenz und Vorhersehbarkeit fordern, wenn sie Trauma-therapeutisch sein will. Dann kann eine existentielle Psychotraumatologie sich ebenso an Menschen mit Behinderungen richten wie an elaborierte Akademiker. Das könnte dann auch helfen, weder in fundamentalistische noch in esoterische Dimensionen abzugleiten.

Das Buch will dazu beitragen, mit einer klaren Gliederung die verschiedenen existentiellen Dimensionen so zugänglich machen, dass eine therapeutische Agenda von jedem Ausgangspunkt des Therapiegeschehens aus neu gedacht und umgesetzt werden kann.

Daher hat jedes Kapitel eine gewisse innere Gliederung:

- Begriffe und Klärung der Phänomene,
- klinisches Erscheinungsbild und Symptome, Fallberichte,
- therapeutische Haltung, Beziehungsarbeit und Übertragungsgeschehen,
- Interventionen, Übungsmöglichkeiten und Alltagsbeobachtungen.

Psychotraumatologisch praktisches Arbeiten ist am sichersten und wahrscheinlich auch am hilfreichsten, wenn bestimmte Prinzipien zugrunde gelegt werden, die ihre Fundierung in der allgemeinen Psychotraumatologie haben. Ich werde diese in einem eigenen vorgeschalteten Kapitel (Kap. 2) zusammenfassen. Dann müssen in den speziellen Kapiteln spezifische Techniken nur beschrieben und nicht mehr komplett ausformuliert werden, egal ob es sich um Imaginationen, alltagsbezogene Übungen, Meditation oder Körperübungen handelt. Seinen Baukasten kann sich dann jeder selbständig zusammensetzen und hat dabei eine Modellvorstellung über die Wirkungsweise.

Die philosophischen Grundlagen habe ich in einem kleinen Kapitel (Kap. 1) zusammengefasst. Es gibt sicher Leser, die hier sehr sattelfest sind, aber auch Therapeuten, denen dies zu sehr als Ballast erscheint. Dieses Kapitel soll den Rahmen unseres Denkens skizzieren. Auch wenn die klinisch tätigen Kollegen von diesem Kapitel etwas verschreckt werden könnten, ist es mir doch ein großes Anliegen. Die Begegnung mit diesem Denkraum hat mich angeregt, bereichert, und ich hoffe, dass Sie in diesem Kapitel bereits die klinischen Fragestellungen durchschimmern sehen. Auch tragen nicht wenige Patienten, v. a. in späteren Phasen Trauma-bezogener Therapien, solche Fragen an uns heran.

Was die weiteren Kapitel anbetrifft, so werde ich mich überwiegend an die sehr einleuchtenden, von Irvin Yalom angegebenen Kernbereiche halten, die unsere Daseinsbedingungen ausmachen. Einige mir wichtige handwerkliche Prinzipien (Kap. 2), die in Trauma-fokussierten Therapien Vorteile haben, werden vorab besprochen.

1. Philosophische Grundlagen
2. Handwerkliche Prinzipien

3. Verlust von Integrität, Verletzlichkeit, Endlichkeit und Tod
4. Wille und Freiheit, Verantwortung
5. Isolation und Einsamkeit, Bindungserschütterung
6. Auseinandersetzung mit dem »real Bösen«
7. Lebenssinn, Entfaltung der Potentiale und Verzicht

Sich gleich am Anfang mit dem Härtesten, was uns das Leben bietet, auseinanderzusetzen – dem Tod (Kap. 3) –, scheint vielleicht ein mühsamer Starter für das Buch. Aber der Aufbau ist logisch. Klinisch entspringt die häufigste Problematik in der psychiatrischen und psychotherapeutischen Praxis, die Angststörung, der Schwierigkeit, die Konfrontation mit dem Tod auszuhalten. In geringem Umfang kann das schon geschehen, wenn Menschen am Körper Zeichen des Alterns wahrnehmen, wie ein graues Haar, Falten o. Ä. Angst ist Teil fast jeder psychischen Problematik und erst recht Kennzeichen traumatischer Verdauungsarbeit.

Freiheit ist nicht denkbar ohne eigenen Willen. Menschen, die lange, vor allem als Kinder, ausgebeutet wurden und Machtlosigkeit über lange Zeit erfuhren, haben in der Gegenwart regelmäßig das Gefühl, keinen eigenen Willen zu haben, selbst wenn sie sehr entschlossen handeln. Die Wahrnehmung der Autorschaft selbst initiierter Handlungen scheint ihnen verloren gegangen zu sein. Damit ist es ihnen auch erschwert, Verantwortung für das eigene Leben zu übernehmen. Mit dem wachsenden neurobiologischen Wissen über die Abhängigkeit des Menschen von einer Vielzahl innerer Bedingungen und äußeren Abhängigkeiten wird derzeit immer mehr daran gezweifelt, dass Menschen ihr Schicksal selbst bestimmen können. Ein neuer Determinismus ist entstanden. Dieser könnte Psychotherapien besonders dann hemmend beeinflussen, wenn er sich mit einer eindimensionalen biologischen Psychiatrie verbindet. Da Gesundheit aber immer, gerade bei Menschen mit Traumafolgen, mit Wahlfreiheit zu tun hat, sind Wille, Freiheit und Verantwortung in einem Kapitel zusammengebracht (Kap. 4).

Von Geburt an erfahren Menschen ihre Welt durch Wahrnehmen und Erproben. Die Voraussetzung hierfür ist eine als unzerstörbar erlebte, möglichst sichere Bindung, die später auch dafür sorgt, dass es Menschen aushalten, für sich zu sein. Zu den entscheidenden Lebensbelastungen gehört das Erleben von Isolation und Einsamkeit. Bei komplex traumatisierten Menschen durchzieht das Gefühl von innerer Einsamkeit, häufig auch das von sozialer Isolation, den Alltag. Umso schwerer können sie die zwangsläufige existentielle Isolation aushalten. Wie Therapie hier hilfreich sein kann, beschreibt Kap. 5.

Neu ist die Auseinandersetzung mit dem real existierenden Bösen, der Destruktivität (Kap. 6), für die es in der Psychotraumatologie kaum Konzepte gibt. »Das Böse« ist ja bereits als Begriff sehr umstritten, und doch operieren alle Menschen auf die eine oder andere Weise mit einer Vorstellung davon. In den meisten Bereichen der Psychotraumatologie wurde es schlicht geleugnet, was nicht unbedingt hilft, mit destruktiven Prozessen zurechtzukommen.

In einem weiteren Kapitel wird der Vorstellung von der sinnerfüllenden Entfaltung des Individuums, die den meisten psychotherapeutischen Prozessen in der westlichen Welt zugrunde liegt, die des Verzichts und der Selbstbegrenzung (Kap. 7), gegenübergestellt. Dies war bei Yalom in den 70er-Jahren noch sehr fremd. In seiner Autobiografie (Yalom 2018) scheint auch er öfter gegen solche Grenzen anzurennen, als sich mit ihnen abzufinden. Sinnfindung scheint aber elementar mit Verzicht und dem Aufgeben unrealistischer Hoffnungen verknüpft zu sein. Zudem kann eine existentielle Psychotraumatologie die Lebensbedingungen einer enger werdenden Welt nicht ignorieren.

In der Behandlung von Menschen mit schwerwiegenden Traumafolgen stehen Sinnfragen zwar oft am Anfang einer Therapie. Häufig können sie nur benannt werden. Sie zu bearbeiten erfordert Mentalisierungsmöglichkeiten, die durch fortwährenden traumatischen Stress zu sehr gehemmt und begrenzt werden. Sinnfragen zu stellen wird erst in der Spätphase solcher Therapien wirklich relevant, und die Beschäftigung damit wirkungsvoll. Daher finden sich auch am Ende dieses Kapitels einige praktische Überlegungen hierzu.

Das Buch entsteht, während die Corona-Pandemie das öffentliche wie private Leben in einem vorher nicht gekannten Umfang beeinflusst und lähmt. Daher wird in sämtlichen Kapiteln dieser aktuelle

Erfahrungshintergrund durchscheinen. Zwar wächst nicht einfach »wo (…) Gefahr ist … das Rettende auch« – Hölderlin hat das sehr beschönigt. Aber eine Herausforderung, Bewältigungsmöglichkeiten ganz neu zu formulieren, ist die Pandemie allemal.

Die Integration widriger und belastender Erfahrungen geht in Trauma-fokussierten Therapien sehr anders vor sich als in den etablierten psychodynamischen Ansätzen, mit denen existentielle Psychotherapeuten wie Irvin Yalom arbeiten. Im Traumakontext ist mehr zu achten auf die Veränderung von Wahrnehmung, Aufmerksamkeit, auf dissoziative Phänomene, sensomotorische Abläufe und geschichtete Phobien. Das innere Regulationsgleichgewicht, die Abstimmung zwischen Ressourcen- und Belastungsbereichen und die traumaassoziierten Stressphänomene bestimmen wesentlich den Weg von Beratung und Therapie. Somit dient das Buch dazu, existentielle Perspektiven in die Traumaarbeit zu integrieren.

Traumatisierte Menschen sehen sich in einer tragischen, schwer auflösbaren Lage. Viel direkter als in anderen Lebenslagen sind sie mit den Grenzen des Daseins, dem Sein oder Nicht-Sein konfrontiert. Die Erfahrung stellt sie außerhalb der Gemeinschaft derer, die im common sense des Alltags leben. Sie sind existentiell getrennt. Die wesentliche Voraussetzung der Bewältigung ist aber die Nähe zu Anderen, eine erlebbare Ich-Du-Beziehung. Erst wenn diese belebt worden ist, lassen sich die Grenzen des Daseins, die eigene vorgeschobene Position in das Niemandsland, näher untersuchen. Integration besteht also nicht nur darin, widrige Erfahrungen in Worte fassen zu können, sie *meinhaftig* zu machen, sondern die Position der Ausgesetztheit, die sich so von der Alltagserfahrung unterscheidet, zu verstehen, zu akzeptieren und die Erinnerung in den möglichen Grenzen zu wandeln.

KAPITEL 1

Der Rahmen unseres Denkens

Sind denn philosophische Betrachtungen wirklich klinisch wertvoll? Oder doch zu abstrakt? Wie können sich die Beteiligten in einer Therapie so damit befassen, dass die Beschäftigung damit für den Alltag Früchte bringt? Vieles davon muss sehr persönlich beantwortet werden, aber dazu braucht es für die Therapeutinnen ein Fundament, welches Sicherheit gibt und Hilfen fürs Denken und Fühlen. Allerdings – vor der Endgültigkeit der Auflösung des Erden-Daseins, vor den »letzten Fragen«, werden Worte und Gedanken immer kapitulieren müssen. Bei mir hat sich bewährt, bei allen philosophischen Texten meine Patienten mit ihren Geschichten möglichst lebendig vor Augen zu haben. Wenn wir in Behandlungen damit arbeiten wollen, so muss die Warnung von Noyon und Heidenreich für die Nutzung solcher Texte unbedingt ernst genommen werden: »Diese können – wenn sie umsichtig präsentiert werden … eine wichtige Rolle in der Behandlung spielen; es ist jedoch in jedem Fall destruktiv, wenn Klienten den Eindruck gewinnen, dass ihr Behandler ihnen ›hochtrabende‹ Zitate präsentiert, die mit ihrem eigenen Leben nichts zu tun haben« (Noyon, 2012, S. 27). Das so eingebrachte Wissen von Behandlerseite dient dann in erster Linie dessen Abwehr, stellt Abstand her und verhindert Unmittelbarkeit. Noch ungünstiger wäre, wenn es den Selbstwert des Therapeuten stabilisieren müsste.

Ob der Gegenwartsmensch in einer anderen Lage ist als der Mensch der Barockzeit, konfrontiert mit den großen Pestseuchen, dem Dreißigjährigen Krieg und Ohnmacht gegenüber fast allen, auch ganz banalen, Krankheiten, ist nicht so klar. Was ist wirklich anders als zu Zeiten von Johann Sebastian Bach, der, von einer Reise zurückkehrend, nur noch das Grab seiner jungen Frau besuchen konnte?

Seit dem Wiederaufleben der Pandemien, derzeit durch Covid-19, wird deutlicher: So viel anders scheint die existentielle Lage des Individuums in der Gegenwart nicht zu sein. Herausforderungen ausgesetzt zu sein, die wir mit eigenen Mitteln nicht bewältigen können, ist erneut dichte Gegenwartserfahrung. Dabei erscheint der Wunsch, den Grenzen des Lebens ausweichen zu können, nur allzu verständlich.

Besonders Menschen, die unvorbereitet mit schweren Erschütterungen und Trennungen konfrontiert werden, ist vertraut, dass es sie nicht nur intellektuell, mental und emotional überwältigt. Es ist ein eminent physischer Schock, ein Erfasst-Sein des Körpers, welches die schwerstmöglichen Stressreaktionen mit einschließt. Das führt auch dazu, dass alle mentalen Bereiche eine Art Shutdown ((einheitlich)) erleben, in dem Handlungsoptionen erlöschen, das Bewusst-Sein und das Fühlen eingefroren sind. Wozu sollte es also dienen, sich diesem Zustand überhaupt nur anzunähern, der den Betreffenden unweigerlich kampflos überwältigen müsste? Der auf Dauer arretiert, als Feind aller positiven Affektzustände auftaucht und damit Lebendigkeit zunichtemachen kann?

Die direkte, eminent physisch wirkende Konfrontion mit den Grundbedingungen des Daseins ist nie so eindeutig wie in traumatischen Erschütterungen. Daher habe ich auch von den philosophischen Denkern besonders diejenigen ausgewählt, die der Kompromisslosigkeit und Unerbittlichkeit dieser Fragen nicht ausgewichen sind. Sie haben sich besonders damit beschäftigt, wie schwankend und dünn und wenig haltbar der Boden ist, auf dem der Mensch sich bewegt. Yalom fasste es so: »Leben und Tod sind interdependent, sie existieren gleichzeitig, nicht in Folge; der Tod surrt ständig unter der Membran des Lebens und übt einen großen Einfluss auf die Erfahrung und das Verhalten aus« (Yalom, 2000, S. 43). Man könnte es auch so beschreiben: So notwendig das Ausweichen gegenüber der Vergänglichkeit im Alltag ist, so unausweichlich ist der Umgang damit, wenn Menschen auf grundsätzliche Seinsfragen stoßen. Damit stellt sich die Frage, ob die Beschäftigung mit der Zerbrechlichkeit und Vergänglichkeit letztlich gewinnbringend ist, nicht, da die Beschäftigung damit einfach unausweichlich ist. Für meine Person kann ich sagen – mit den schwersten Verlusten konfrontiert –, habe ich zunächst keinen Gewinn erlebt, vielmehr das Gefühl, um die Leichtigkeit des Da-Seins betrogen zu werden, um die Naivität, mit der eine so große Zahl an Menschen leben darf. Es ist also eine Klitterung und Schönfärberei, anzunehmen, die Beschäftigung mit dem Tod führe unkompliziert zu mehr freundlicher Tiefe, zu milde getönten wärmenden inneren Landschaften. Aber der Mensch wird in diese Beschäftigung hineingestoßen.

Alexander Mitscherlich hat die »Unfähigkeit zu trauern« (Mitscherlich&Mitscherlich, 1967) in den Mittelpunkt seines Buches mit eben diesem Titel gestellt. Er war in den 60er-Jahren sehr geprägt von den Schwierigkeiten, sich der ungeheuerlichen Destruktivität des Nationalsozialismus zu stellen. Damals gab es noch keine Konzepte der Psychotraumatologie, die verständlich machen, dass Menschen, mit einem Belastungserleben konfrontiert, regelmäßig versuchen, dem Sog dieses Strudels zu entrinnen. Je mehr der Sog gespürt wird, desto größer sind die Anstrengungen der Vermeidung, Verleugnung und Ausblendung.

Klinisch lässt sich feststellen, dass gerade Menschen von schweren vitalen Ängsten getroffen werden, die in ihrer Lebensgeschichte die Annahme pflegen konnten, dass das Leben ein ruhiger Fluss sei, der sich eben einfach langsam weite und dann, quasi ohne dass man es bemerken müsse, in ein ruhiges mütterliches Meer münde, welches einen dann wieder aufnehme. Das geht so lange gut, bis der Mensch von einer existentiellen Erschütterung getroffen wird. Eine kritische Erfahrung, wie der Verlust eines bedeutungsvollen Menschen, lässt dieses Gebäude dann zusammenstürzen. Die betroffene Person wird von Todesangst geschüttelt. Es wird noch zu prüfen sein, ob, wie Yalom es sagt, Psychopathologie, also seelisches Krank-Sein, immer das Ergebnis »ineffektiver Modi der Transzendenz des Todes ist«. Aber eine zentrale Stellung nimmt dies wohl ein.

Daher hilft Philosophie, nicht nur das intellektuelle Philosophieren, sondern auch das alltagssprachliche, dabei, die Phänomene zugänglicher zu machen. Ignorieren wir dabei nicht, dass es dabei Eindrücke und Reaktionen gibt, die auf einer kognitiven, sprachlichen Ebene nicht zu bewältigen sind. So sprach Yalom in einem

Interview davon, dass er beim Tod seiner Frau den Eindruck des »eisigen Kusses« auf ihre Stirn einfach nicht vergessen könne.

1.1 Vor der Aufklärung

Dass wir den Tod fürchten wie nichts sonst, ist für uns scheinbar selbstverständlich. Andererseits ist klinisch belegbar, dass schwere Ängste nicht vor Suizid schützen, im Gegenteil. Eine freundliche Haltung dem Tod gegenüber wurde bereits von Platon eingeleitet: »Denn niemand weiß, was der Tod ist, nicht einmal, ob er nicht für den Menschen das größte unter allen Gütern ist. Sie fürchten ihn aber, als wüssten sie gewiss, dass er das größte Übel ist« (Platon, 1957, S. 19).

Die hellenistische Philosophie, so breit gefächert sie auch ist, kann uns eine Reihe von Anhaltspunkten geben, wie Menschen mit den Grenzen ihres Lebens umgehen können. Wir werden uns im Kapitel 7, bei den Fragen des Lebenssinns, besonders gezielt damit befassen.

Bei vielen Autoren ist das Ziel die Seelenruhe des Menschen, und damit Gleichgültigkeit gegenüber den Affekten, die allerdings in ihrer elementaren Wucht verkannt werden. Menschen müssen, da sie über die Welt, das, was »außen« ist, keine Macht haben, die Hürden in sich selbst überwinden, ein Anspruch, den Therapeuten für die Psychotherapie durchaus übernommen haben. Die erstrebenswerte Grundhaltung des weisen Menschen gegenüber dem Sein ist die der »Ataraxia«, Frei-Sein von Affekten; wobei Affekte als all das verstanden werden, was das Individuum aufrührt, eben »afficiert«, und damit alle Willenszustände, bei denen der Mensch von der Außenwelt abhängig ist. Ataraxia bedeutet also für die Schule der Stoiker, Kyniker und ihren verwandten Strömungen, u. a. frei zu sein von Erregung, Unruhe, Bestürzung und Schrecken (Bühler, 2013). »Der Weise wird daher, wenn er sich auch dem Weltlauf gegenüber jenen Gefühlsregungen nicht erwehren kann, mit der Kraft der Vernunft ihnen die Zustimmung verweigern: Er lässt sie nicht zu Affekten werden, seine Tugend ist die Affektlosigkeit (Wilhelm, 1957,

S. 143). Die Schulen teilen insgesamt die Haltung, dass der Weise sich vom Weltlauf unabhängig machen könne. Wir wissen heute, wie sehr dies eine Überschätzung der Selbststeuerungsfähigkeit des Menschen ist.

Ein weiterer zentraler Begriff ist der der »Apathia«. Die »Apathia« der Kyniker ist keineswegs gleichzusetzen mit dem, was wir heute Apathie nennen, Fühllosigkeit und Stumpfheit. Sie meint das Frei-Sein von Leidenschaften und Begierden und trifft sich so mit buddhistischen Strömungen. Im Alltäglichen findet sich dies als Erleben von Gelassenheit. Besonders eindrücklich und herausfordernd ist hier die Haltung von Epikur und seiner Schule. Oft werden die epikureischen Prinzipien grob vereinfachend heute als materiell orientierter Hedonismus verstanden. Dabei ist das Gegenteil der Fall. Die geistigen Genüsse sind erstrebenswert, Feinsinnigkeit und Ästhetik Lebensziele. Das Fehlen irgendwelcher Bedürfniserfüllung wird aber nicht bedauert. So wird eine Haltung gegenüber dem Tod möglich, wie sie, viel zitiert, der römische Philosoph Lukrez beschreibt:

> Da nun der Tod dies (das Dasein) aufhebt und die Person nicht
> Existieren mehr kann, die Übel zu treffen vermöchten,
> Lernt man daraus, daß im Tode wir nichts mehr haben zu fürchten,
> Ferner, daß wer nicht lebt, auch niemals elend kann werden,
> Ja, daß es grade so ist, als wären wir nimmer geboren,
> Wenn der unsterbliche Tod uns das sterbliche Leben genommen.
>
> (Lukrez, 2021)

1.2 Sokrates

Sokrates hat für Psychotherapeuten eine besondere Bedeutung. Er ist der wichtigste Träger von Botschaften in den Schriften Platons. Er wird durch sein Prinzip des unbedingten Erforschens, verbunden mit der Fähigkeit zu reflektieren, also der Bereitschaft, verschiedene Anschauungen, Überzeugungen und Aspekte der Wahrnehmung der Wirklichkeit einander gegenüberzustellen, ein Vorbild für therapeutische Kommunikation. Dabei betont er, auch in der Rede vor seiner Verurteilung, die Bescheidenheit unseres Wissens, aber auch die Verpflichtung zur Suche nach Weisheit: »… Solange ich atme und es vermag, werde ich nicht aufhören, nach Weisheit zu suchen« (Platon, 1957, S. 20, 29). In dieser Weisheit liegt die Lebendigkeit, die über den Tod hinaus besteht. Scharf wendet er sich gegen Ressentiments, fordert Aufrichtigkeit und Unvoreingenommenheit. So sehr er diejenigen, die über ihn richten, in ihren niedrigen Motiven entlarvt, so hält er sich entschlossen an das, was die Gesetze vorsehen. Der höhere Wert von Souveränität und Bindung an die gesetzliche Ordnung der Gemeinschaft lässt Sokrates den tödlichen Schierlingsbecher trinken. Das Angebot seiner Freunde und Verteidiger, ihm die Flucht zu ermöglichen, schlägt er aus. Dabei ist er erfüllt von einer Hoffnung. Der Tod könnte sein wie ein traumloser Schlaf, damit frei von Kummer und Begierden, und auf diese Weise das schönste Geschenk. Oder aber er ermöglichte die Auswanderung in ein anderes Land, in dem man die Verstorbenen, wertvolle Menschen aus verschiedenen Zeiten treffen könnte. Mit ihnen in Beziehung zu treten, wäre die größte Glückseligkeit.

1.3 Christliches Denken

In den meisten Religionen spielen der Tod und die Vorstellung eines Überganges eine zentrale Rolle. Für die westliche Kultur prägend mit einem Gipfel in der Barockzeit sind Sterben und Tod das ersehnte Eingangstor zum Leben bei Gott. Es gab seit dem Spätmittelalter zahlreiche Bücher über »die Kunst des Sterbens« (ars moriendi), welche die Ausgerichtetheit auf den Tod hin zu den himmlischen Freuden als den Lehrmeister des Lebens ansahen. Zusammengefasst findet sich diese Grundhaltung in der Kantate von J. S. Bach »Ich will den Kreuzstab gerne tragen« (der Choral »Komm, o Tod, du Schlafes Bruder« BWV 56) und noch bei W. A. Mozart im Brief an seinen kranken Vater, den er als 31-Jähriger schrieb:

> ...und ich hoffe es auch gewis – obwohlen ich es mir zur gewohnheit
> gemacht habe mir imer in allen Dingen das schlimste vorzustellen –
> da der tod |: genau zu nemen :| der wahre Endzweck unsers lebens ist, so habe
> ich mich seit ein Paar Jahren mit diesem wahren, besten freunde des Menschen
> so bekant gemacht, daß sein Bild nicht allein nichts schreckendes mehr
> für mich hat, sondern recht viel beruhigendes und tröstendes! – und ich
> danke meinem gott daß er mir das glück gegönnt hat mir die gelegenheit
> |: sie verstehen mich :| zu verschaffen, ihn als den schlüssel zu unserer wahren
> glückseeligkeit kenen zu lernen
>
> Mozart, 14. April 1787

Dieser Brief von Mozart ist umso bemerkenswerter, als er in weiten Teilen seines erwachsenen Lebens außerordentliche Genussfreudigkeit pflegte, ein leidenschaftlicher Mensch war und in der Pflege der Ästhetik ganz in der Tradition der Epikureer stand.

Die Zeit der Aufklärung stellte den Menschen, das erkennende und sein Leben selbst gestaltende Individuum in den Mittelpunkt. Westliche Psychotherapien sind pauschal zunächst Kinder der Aufklärung, mit dem Woher und Wohin des Menschen beschäftigt. Die für Christen oder die anderen »Wüstenreligionen« Islam und Judentum gültige Vorstellung, bei einem Gott aufgehoben zu sein, der für die Lebewesen sorgt, von dem sie kommen und zu dem sie wieder hingehen werden, ist seit der Aufklärung brüchig geworden, so haltend und so tröstlich sie für die Gläubigen sein kann. Der Gläubige, mit der Gewissheit, dass ihn eine Hand letztlich hält, kann nicht aus der Welt fallen. In dem bekannten Gedicht »Herbst« von R. M. Rilke ist es ausgedrückt.

Die Blätter fallen, fallen wie von weit,
als welkten in den Himmeln ferne Gärten;
sie fallen mit verneinender Gebärde.

Und in den Nächten fällt die schwere Erde
aus allen Sternen in die Einsamkeit.

Wir alle fallen. Diese Hand da fällt.
Und sieh dir andre an: es ist in allen.

Und doch ist Einer, welcher dieses Fallen
unendlich sanft in seinen Händen hält.

(Rainer Maria Rilke, 11.9.1902, Paris)

Sicherlich ist es kein Zufall, dass tiefgehende philosophische Überlegungen von Menschen kamen, die an den direkten Bindungen an wichtige Mitmenschen zweifelten oder verzweifelten. Der dänische Denker S. A. Kierkegaard war einer von ihnen. Zwar war er durch seinen Vater, einen reichen Kaufmann, in seiner Existenz gesichert, musste aber den Tod von fünf seiner sieben Geschwister erleben. Eng mit dem melancholischen, strengen Vater verbunden, entlobte er sich selbstzweiflerisch kurz nach der Verlobung mit seiner innig geliebten Regine und führte ein sozial zurückgezogenes Leben. Seine von anderen idealistischen Strömungen sehr unabhängigen Gedanken fanden längere Zeit keine überregionale Verbreitung. Gerade in seinen Anschauungen über den Tod zeigt er sich aber als Vorläufer des Existenzialismus und kann klinisch hilfreich sein. Der sein Selbst erkennende Mensch steht im Mittelpunkt seiner Betrachtung. Auf einem unteren Entwicklungsstadium (ästhetisches Stadium) ist der Mensch ein Sinneswesen, seine Motive und sein Handeln sind auf diese Erfüllungen hin ausgerichtet. Latent aber besteht eine Verzweiflung, da der Mensch spürt, dass er seines Selbst nicht innewerden kann. Im zweiten Stadium (ethisches Stadium) ist er seines Selbst bewusst, seiner Stellung zwischen Körper und Geist, Endlichkeit und Unendlichkeit, Freiheit und Notwendigkeit. Die Verzweiflung nimmt zu, denn der Mensch will seine Existenz aus sich selbst heraus gewinnen. Er erkennt sich in seiner gegenwärtigen Substanz ebenso wie in seiner Transzendenz. Gleichzeitig hat er Angst, sich selbst zu verlieren und zu »Nichts« zu werden. Dies aber führt dazu, dass die Hoffnungslosigkeit zunimmt, denn so kann er nie sterben. Die »Krankheit zum Tode« besteht darin, dass die letzte Hoffnung, der Tod, aufgegeben werden muss. »Wenn also die Gefahr so groß ist, dass der Tod die Hoffnung geworden ist, dann ist die Verzweiflung die Hoffnungslosigkeit, nicht einmal sterben zu können« (Kierkegaard, 2017, S. 37). Erst im dritten, dem religiösen Stadium, erkennt der Mensch, dass er von Gott gesetzt ist, dass er sein rationales Denken aufgeben, den »Verstand kreuzigen« muss. Da bei Gott Alles möglich ist, werden bei ihm die Paradoxien aufgehoben. Der Glaube ist das einzig sichere Gegengift für die Verzweiflung. Er enthält statt der festgelegten Bestimmung zum Tode die wahren Möglichkeiten der Lebensentfaltung und führt damit aus der Verzweiflung heraus. Bemerkenswert an Kierkegaard, auch für Nicht-Christen, ist die kompromisslose Suche, das reflexive Selbst zu erkennen. Er bleibt dabei, ebenso bei einer sehr isolierten Betrachtungweise des Individuums.

1.4 Der Weg zur Existenzphilosophie

> Jeder Atemzug wehrt den beständig eindringenden Tod ab … Zuletzt muß er siegen: denn ihm sind wir schon von Geburt anheimgefallen, und er spielt nur eine Weile mit seiner Beute, bevor er sie verschlingt. Wir setzen indessen unser Leben mit großem Anteil und vieler Sorgfalt fort, so lange als möglich, wie man eine Seifenblase so lange und so groß als möglich aufbläst, wiewohl mit der festen Gewissheit, daß sie platzen wird.
>
> (Schopenhauer, 1960, S. Bd. I, S. 427)

Der Philosophie ist eine Kehrtwende vor die Zeit der Aufklärung nicht möglich. Damit könnte der Schrecken zunehmen, der sich aus der Vorstellung ergibt, dass der Mensch aus dem »Nichts« kommt und zu »Nichts« wird. Durch die Aufklärung steht der Mensch sehr viel mehr im Mittelpunkt als in fast allen Weltanschauungen zuvor. Wenn der Mensch aber zu »Nichts« wird, so ist das Bemühen darauf gerichtet, das Leben selbst auszudehnen, zumindest den Fußabdruck auf der Welt irgendwie haltbar zu machen und auf irgendeine Weise unsterblich zu werden. Krankheit, oder auch nur die Vorzeichen von Krankheit, das Altern, welches spätestens mit der Geburt beginnt, wird selbst zum Schrecken, und es entsteht eine Bewegung, dem Schrecken so gut als möglich auszuweichen, ihn aufzulösen, was mit rationalen Mitteln nicht gelingen kann. Die Aufklärung bewältigt das Problem, zu einem »beliebigen Zeitpunkt, mit einer nicht wählbaren Ausstattung, an einen zugewiesenen Platz in die Welt geworfen zu sein«, nicht. Der Mensch braucht aus sich selbst heraus, aus seiner inneren Welt, Mittel, seine Zerbrechlichkeit und Endlichkeit zu transzendieren.

A. Schopenhauer sieht es als einen Teil der biologischen Kränkung. »Der Mensch ist ein Tier, bei dem die Intelligenz den Mangel an Instinkten und die mangelhafte organische Einpassung in die Lebenswelt kompensieren muß« (Safranski, Schopenhauer, 1995, S. 15). Wir sind aber Teil der Natur, die mit uns genauso umgeht wie mit anderen Lebewesen. Die Natur geht mit unserer Existenz genauso sorglos um wie mit der Schnecke oder dem Fisch. Ihr ist an unserer individuellen Existenz nicht gelegen. Die Schnecke wird vom Huf einer Kuh zertreten, der Fisch zerschellt an einem Felsblock. Wie zufällig wird das Leben beendet, wenn wir wie ein Vogel in den Blick eines Falken geraten. Ebenso, wenn ein virushaltiges Aerosol gerade auf unsere Nasenschleimhaut trifft, sich dort vermehrt und dann die Organe befällt.

Arthur Schopenhauer war 17 Jahre alt, als sich sein Vater das Leben nahm. Er hatte ihn idealisiert. Die Mutter, vom Vater wohl stark dominiert und eingeengt, hatte ihren Sohn eher als Fessel ihrer Entwicklung betrachtet. So nimmt es nicht Wunder, dass dieser mürrische Frauenfeind, das ambivalent unsicher gebundene Kind, dem Leben nicht allzu zugewandt war, zumal ihn die Mutter auch als Erwachsenen anhaltend versuchte zu demütigen.

> »Jene mächtige Anhänglichkeit an das Leben ist mithin eine unvernünftige und blinde; sie ist nur daraus erklärlich, daß unser Ganzes Wesen an sich selbst schon Wille zum Leben ist, dem dieses daher als das höchste Gut gelten muß, so verbittert, kurz und ungewiß es auch immer sein mag; und daß jener Wille, an sich und ursprünglich, erkenntnislos und blind ist« (Safranski, 1995, S. 338).

Dieser Wille, ein zentraler Begriff in seiner Philosophie, ist ein untergründiger Drang, völlig unabhängig von Intellektualität. Der Wille kommt unmittelbar aus dem Körper und ist Grund für sich selbst. Alles Leben will leben, von der Amöbe bis hin zu den Primaten, und hat daher blinde Todesfurcht.

Es ist schon erstaunlich, dass gerade von Schopenhauer ausgehend eine Reihe nützlicher Bewältigungshilfen ausgehen, wie ich sie in der Folge (Kap. 3.5) beschreiben werde. Yalom hat dies zum Dreh- und Angelpunkt seines Buches »Die Schopenhauer-Kur« (Yalom, 2005) gemacht. Das Buch beginnt damit, dass beim Hauptdarsteller ein bösartiges Melanom festgestellt wurde. Er kontaktiert daraufhin seinen Ex-Patienten Phil, dessen Behandlung er als gescheitert angesehen hatte. Er will sehen, ob er vielleicht, entgegen der Erwartung, einen bleibenden Einfluss auf diesen schwierigen Mann gehabt haben könnte. Phil, ein beziehungsverachtender Narzisst, aber exzellenter philosophischer Lehrer, wird von ihm in seine Therapiegruppe aufgenommen. Er hilft den Teilnehmern und auch dem Therapeuten, Yaloms Alter Ego, durch seine Schopenhauer Zitate, sich neu auf die Grundfragen des Daseins einzustellen. Neben den hilfreichen Zitaten offenbart Phil durch sein Auftreten in der Gruppe seine Menschen abweisende Haltung, erlebt dabei aber, wie die Selbstwerdung an die Anerkennung des Du gebunden ist. Yalom setzt dabei drei bemerkenswerte Kontrapunkte zur Bewältigung der Todesangst. Die Konfrontation mit dem Tode hilft allen Gruppenmitgliedern, zu sich selbst zu kommen, sich dabei neu zu überlegen, welche Potentiale der Einzelne verwirklicht sehen möchte. Und es herrscht das Prinzip von Begegnung und authentischer Selbstoffenbarung als Voraussetzung für eine Ich-Du Beziehung (ganz im Sinne von Martin Buber – s. Kap 1.10.). Eine zentrale Rolle spielt ein kurzer Text von Epiktet:

> Wenn Du auf einer Schiffsreise bist und das Schiff zeitweise in einem Hafen vor Anker liegt, gehst Du vielleicht Wasser holen und sammelst nebenbei auch ein paar Muscheln und Wurzelstöcke auf. Doch Deine Gedanken werden stets auf das Schiff gerichtet sein und Du wirst dich immer wieder umsehen, ob nicht der Steuermann ruft. Und wenn er es tut, wirst Du diesem Ruf folgen und alles verlassen müssen, um nicht einem Sklaven gleich wie ein Schaf gebunden in das Schiff geworfen zu werden.
> So ist es auch im Leben. Wenn Dir statt Muscheln und Wurzelstöcken Frau und Kinder gegeben werden, so greife zu. Doch wenn der Steuermann dich ruft, so eile zu dem Schiff und lasse alles hinter dir, ohne zurück zu schauen. Und bist du ein Greis, so bleibe so nahe wie möglich am Schiff, damit du nicht zurückbleibst, wenn der Steuermann ruft.
>
> (Frei übersetzt aus dem Handbüchlein des Epiktet, in: Yalom, 2005, S. 312)

Dieser Text weist uns auch darauf hin, wie wesentlich der Gebrauch von Metaphern und Symbolen im Umgang mit den Daseinsfragen sein kann, in diesem Falle das Bild der Schiffsreise. Je abstrakter aber in den zentralen Lebensfragen die philosophischen Überlegungen werden, gerade im Existentialismus, desto mehr braucht es konkretistische Übersetzungen, zumindest für den Bereich der Psychotherapie.

1.5 Existenzphilosophie – die Absurdität des Daseins

Nirgendwo steht der einzelne Mensch so im Zentrum wie in den Existenzphilosophien. Er kommt aus dem Nirgendwo. In seinem Da-Sein gibt es keinen vorgeformten Sinn und auf Dauer keinen anderen als den, den er sich selbst gibt. Er ist fremd in der Welt und, wenn es um die einschneidenden Erfahrungen geht, vom anderen Individuum schmerzlich getrennt, eine Trennung, die er insbesondere in den Grenzerfahrungen nicht auflösen kann. Das Leben zielgerichtet zu führen ist zwar notwendig, aber eigentlich gibt es keine Ziele, zumindest keine feststehenden, und somit nur die Orientierung, die sich das Individuum selbst gibt. Der Mensch ist in die Welt geworfen, muss, ohne dass ihm eine Verantwortung zugewiesen ist, radikal die Verantwortung übernehmen für sein Tun und Lassen, seine Entscheidungen. Damit begründet sich die Absurdität seines Daseins. Um in die eigentliche Existenz zu kommen, ist es wesentlich, wie er die Herausforderungen der Absurdität wahrnimmt und ohne Illusionen auf die Grenzsituationen des Lebens zugeht.

Es gilt das Gemeinsame der Existenzphilosophen zu verstehen, um eine Grundlage zu haben für unser therapeutisches Denken und die Interventionsmöglichkeiten. Daher werde ich Ihnen einige Leuchttürme des Existentialismus kurz vorstellen, hier in Bezug auf Verletzlichkeit und Tod. Wie radikal Kierkegaard hier gedacht hat, hat wohl die meisten dieser Denker inspiriert. Die Auswahl ist sicherlich subjektiv, orientiert sich einfach daran, welche der Denker für verständliches und klinisch praktisches Handeln von Bedeutung sein können. Es ist nicht Aufgabe und Möglichkeit dieses Buches, die Denksysteme existentialistischer Philosophen insgesamt vorzustellen. Neben der unübersichtlichen Komplexität hat hier jeder eine eigene Sprache, eigene Begrifflichkeiten. Wir erlauben uns hier die pragmatische Perspektive des Nutzers, der wissen, erfahren und erleben will, ob diese Gedankengebäude für die Kernfragen des alltäglichen Lebens hilfreich sind. Letztlich geht es darum, Philosophie, anknüpfend an den common sense, so nutzen zu können, dass User sich klarer orientieren können. Für BeraterInnen und TherapeutInnen kann Philosophie helfen, eine Sprache für Kernprobleme des Daseins zu finden und die Begegnung damit für ein besseres, erfüllteres Leben zu nutzen, und vielleicht auf Dauer weniger zu leiden. Wir werden sehen, wie die Begegnung mit einzelnen Existenzphilosophen hilft, den Denkraum zu erweitern und Werkzeuge zu schmieden, die helfen, diese Kernfragen handhabbarer zu machen.

1.6 Friedrich Nietzsche

Wenn Nietzsche auch eher zu den Vorläufern der Existenzphilosophen zählt, so ist er doch klinisch für uns wichtig. Er stellt mit einer Radikalität Wahrheiten in Frage, verschließt sich Denksystemen und versucht auch kein eigenes einzurichten. Nietzsche stellt sich dem Lebenspessimismus entgegen, betont die Lebensbejahung. Mitleid gehört bei ihm zur Lebensverneinung der Schwachen, ebenso die Moralsysteme, insbesondere die christliche Moral. Daher wird bei ihm auch »Mitleid« durch »Mitfreude« ersetzt. Mitleid mache klein und bringe uns auf die Seite des »Sklavenmenschen«. Letztlich vergrößere dies nur insgesamt das Leid auf der Welt.

Das Leben im Diesseits, in der Gegenwart, ist für ihn zentral. »Erschaffe das Schicksal, das du lieben kannst« ist ein fast sloganartiger Kernsatz (Yalom, 2008, S. 102). In dem Menschen, der das tut, liegt der Keim zum Übermenschen.

Auch wenn uns die abweisende scheinbare Gefühlskälte irritieren muss, genauso wie seine Steilvorlagen für die nationalsozialistischen Ideen, so hat er gerade in seiner Widersprüchlichkeit für den psychotherapeutischen Bereich wichtige Impulse gegeben. Während alle absoluten Wahrheiten abgelehnt werden, liegt die Wahrheit in der Selbsterfahrung des Denkens, »im Akt also und nicht in den verschiedenen Argumenten, die man sich ausdenken kann und die mehr oder weniger einleuchten mögen« (Safranski, 2000, S. 144). Nietzsche sah Sokrates als Verbündeten im Geiste an, dessen Haltung gegenüber der Sterblichkeit für ihn vorbildlich war. Der Wille zum Wissen und die Kraft des Wortes sind für Nietzsche überzeitlich: »Eine gute Sentenz ist zu hart für den Zahn der Zeit und wird von allen Jahrtausenden nicht aufgezehrt, obwohl sie jederzeit zur Nahrung dient ... (Yalom, 2008, S. 95). Das ist die Unvergänglichkeit, die Sinn und Halt gibt. Ansonsten geht es darum, im Leben heute Erfüllung zu finden, als Voraussetzung, gut aus dem Leben gehen zu können. »Was vollkommen geworden ist, alles was reif ist – möchte sterben. Alles was unreif ist, möchte leben. Alles was leidet, möchte leben, so daß es reif und freudig und sehnsuchtsvoll werden möge -sehnsuchtsvoll nach dem, was weiter, höher, heller ist.« (Yalom,

2000, S. 248) Seiner Leiblichkeit bewusst, soll sich der Mensch nicht im bequemen Denken einrichten, sondern die Abgründe erforschen. »Man kommt aus solchen Abgründen, aus solchem schweren Siechtum, auch aus dem Siechtum des schweren Verdachtes, neugeboren zurück, gehäutet, kitzeliger, boshafter, mit einem feineren Geschmack für die Freude, mit einer zarteren Zunge für all die guten Dinge, mit lustigeren Sinnen, mit einer zweiten gefährlicheren Unschuld in der Freude, kindlicher und zugleich hundertmal raffinierter, als man jemals vorher war.« (Yalom, 2000, S. 197)

1.7 Karl Jaspers

Karl Jaspers ist vielen Psychiatern vertraut durch seine allgemeine Psychopathologie. Er nahm auch zu vielen Zeitfragen Stellung. Für uns ist insbesondere der Schlüsselbegriff der *Grenzsituation* wesentlich. Situation bedeutet für ihn nicht eine Lage, in die sich ein Individuum hineingestellt sieht. Sie hat bereits das Wesen einer sinnbezogenen Wirklichkeit, denn sie ist entweder historisch einmalig oder allgemein typisch für eine Lage. Wenn sie allgemein typisch ist, so sind in ihr viele gleichgestaltete Situationen enthalten. Sie wandeln sich, und der Mensch kann gezielt, berechnend diese herbeiführen, auch dann, wenn er sie nicht durchdringt und nur bedingt ein Bewusstsein dafür hat. Es zeigt sich, ob ich mich in ihnen passiv treiben lasse oder aktiv gestalte. Es zeigt sich, ob ich ihnen mehr unterworfen bin oder Freiheit habe, auch in dem Maße, wie ich die Regeln kenne.

> »Situationen wie die, daß ich immer in Situationen bin, daß ich nicht ohne Kampf und Leid leben kann, daß ich unvermeidlich Schuld auf mich nehme, daß ich sterben muß, nenne ich Grenzsituationen. Sie wandeln sich nicht, sondern nur in ihrer Erscheinung; sie sind auf unser Dasein bezogen endgültig. Sie sind nicht überschaubar; in unserem Dasein sehen wir hinter ihnen nichts anderes mehr. Sie sind wie eine Wand, an die wir stoßen, an der wir scheitern« (Jaspers, 1973, S. 203).

Wer in die Grenzsituationen offenen Auges eintritt, wird er selbst, verwirklicht die ihm mögliche Existenz. Um den Preis der absoluten Einsamkeit ist der Mensch in der Lage, sich, obgleich er in der Welt ist, »allem gegenüber zu stellen«. Es reicht aber nicht, die Grenzsituation von außen unbeteiligt zu betrachten. Es braucht den Sprung, den Vollzug, in dem der Mensch ganz eingenommen wird, er diese Situation »unendlich interessiert« erfasst. Da-Sein kann der Mensch aber nur in einer bestimmten geschichtlichen Situation, als Frau oder Mann, in einer historischen und soziologischen Lage, die ihn damit auch durch dic Möglichkeiten, Chancen und Gelegenheiten führt. In dieser Bestimmtheit oder Unbestimmtheit kann der Mensch Freiheit erlangen, indem er sein Dasein als möglich, nicht möglich oder anders möglich denken kann. Er kann sich selbst die Fragwürdigkeit des Seins der Welt und seines eigenen Seins in ihr offenbar machen.

Existieren heißt, sich des Daseins in der Zeit, also der eigenen Einordnung in die Geschichte, bewusst zu sein. Damit werden auch das Leiden und die Sterblichkeit am Ende zur Möglichkeit der Vergewisserung der Existenz. Der eigene Tod oder der des nächsten Mitmenschen wird nicht durch allgemeine Einsicht überwunden, nicht durch »Vergesslichkeit« (die Zeit heilt eben nicht), sondern durch das Erleben von Existenzgewissheit, so wie bei Pablo Neruda – »Ich bekenne, ich habe gelebt« (Neruda, 2001). Jeder stirbt alleine. Dieser Einschnitt, die Endgültigkeit führt zu Einsamkeit bereits vor dem Tode für den Sterbenden wie für den Lebenden. Der Schmerz der Trennung, solange Bewusstsein da ist, ist Ausdruck von Kommunikation, also etwas, was geteilt wird. »Aber diese Kommunikation kann so tief gegründet sein, daß der Abschluß im Sterben selbst noch zu ihrer Erscheinung wird und Kommunikation ihr Sein als ewige Wirklichkeit aufbewahrt« (Jaspers, 1973, S. 221). Die Gefasstheit gegenüber dem Tod muss aus dem Schmerz heraus erworben werden. »Wer nicht die Verzweiflung im Verlust des geliebtesten Menschen in irgendeinem Sinne festhält, verliert seine Existenz ebenso wie der, der in der Verzweiflung versinkt, wer das Schaudern vor dem Nichtsein vergißt ebenso wie der, der in der Angst dieses Schauderns vergeht« (Jaspers, 1973, S. 233).

1.8 Albert Camus

Albert Camus sah sich eher als Schriftsteller und Journalist denn als Philosoph, ist besonders durch seinen großen Roman »Die Pest« bekannt geworden, der in den Zeiten der vorherrschenden Pandemie zwar erheblich an Aktualität gewonnen hat, aber eigentlich überzeitlich ist. Menschennah beschreibt er die Begrenztheit des Menschen in seinen Erkenntnismöglichkeiten. »Von wem und wovon kann ich tatsächlich behaupten ›Das kenne ich!‹ Das Herz in mir kann ich fühlen, und ich schließe daraus, dass es existiert. Die Welt kann ich berühren, und auch daraus schließe ich, dass sie existiert. Damit aber hört mein ganzes Wissen auf; alles andere ist Konstruktion« (Camus, 2020, S. 31). Das Absurde, der Zentralbegriff, um den sich alles dreht, entsteht bei ihm aus dem »Zusammenstoß des Irrationalen mit dem heftigen Verlangen nach Klarheit, das im tiefsten Innern des Menschen laut wird« (Camus, 2020, S. 33). »Diese tiefe Sehnsucht, ein Verlangen nach Einheit, den Drang, Lösungen zu finden, den Anspruch auf Klarheit und innere Stimmigkeit« (Camus, 2020, S. 64). Das Absurde gehört zur Welt und zum Menschen. Das Absurde entsteht auch nicht aus dem Denken, sondern ist ein tiefes Gefühl, ein Gefühl von Entzweiung. Die Abwesenheit jeglicher Hoffnung (auf Erlösung) führt zu einer Auflehnung gegen die Bedingungen, die dem Menschen in seiner Existenz gesetzt sind. Dem Widerspruch in seiner Existenz kann der Mensch nicht entrinnen. Der fundamentale Widerspruch in der Welt lässt sich nicht unter einem Prinzip auflösen. Daher heißt Denken »... wieder sehen lernen, heißt, sein Bewusstsein lenken und aus jeder Vorstellung einen bevorzugten Ort machen« (Camus, 2020, S. 56). Erlebtes ist nur erfahrbar und beschreibbar, nicht erklärbar. Die ständige Konfrontation mit seiner Dunkelheit führt zur permanenten Auflehnung gegen die Grundbedingungen der Welt. Der Mensch kann seine Größe in der Unentrinnbarkeit, in einer Haltung der Gleichgültigkeit (gemeint ist hier nicht Ignoranz,sondern Gleichmut) finden. Das ist letztlich seine Freiheit. Der absurde Held ist daher für Camus Sisyphos, eine Figur der griechischen Mythologie. In vielen seiner Handlungen fordert er die Götter heraus, er verachtet sie, provoziert auch den Gott des

Todes. In seiner Verschlagenheit schafft er es immer wieder, ins Leben zurückzukehren und sich dem Willen der Götter entgegenzustellen. Letztlich wird er von Thanatos zu der andauernden Aufgabe verurteilt, einen Felsblock immer wieder einen Berg hochzurollen, der dann binnen Kurzen wieder auf den Ausgangspunkt zurückfällt. In der Odyssee findet sich die Beschreibung so: »Und weiter sah ich den Sisyphos in gewaltigen Schmerzen: wie er mit beiden Armen einen Felsblock, einen ungeheuren, fortschaffen wollte. Ja, und mit Händen und Füßen stemmend, stieß er den Block hinauf auf einen Hügel. Doch wenn er ihn über die Kuppe werfen wollte, so drehte ihn das Übergewicht zurück: von neuem rollte dann der Block, der schamlose, ins Feld hinunter. Er aber stieß ihn immer wieder zurück, sich anspannend, und es rann der Schweiß ihm von den Gliedern, und der Staub erhob sich über sein Haupt hinaus« (Homer). Er ist die Verkörperung des absurden Helden nicht nur durch seine Qual und die Aussichtslosigkeit seines Handelns, sondern mindestens ebenso durch seine Leidenschaftlichkeit. Sisyphos, der »Proletarier der Götter«, ist ihnen an der Stelle überlegen, wo er sich seines tragischen Schicksals bewusst ist, während er den Berg heruntersteigt und weiß, dass er sich dieser Aufgabe, die all seine Kräfte fordert, erneut widmen wird. Diese Leidenschaft ist sein Lebensprinzip. Sisyphos erkennt seine Wahrheit, die dadurch, dass er sie erkennt, an Gewicht verliert. Und so endet das Essay von Camus: »Sisyphos jedoch lehrt uns die höhere Treue, die die Götter leugnet und Felsen hebt.« Und »der Kampf gegen Gipfel vermag ein Menschenherz auszufüllen. Wir müssen uns Sisyphos als einen glücklichen Menschen vorstellen« (Camus, 2020, S. 145). Am Ende seines großen Romans »Die Pest« resümiert die Hauptperson, der Arzt Rieux: »Aber er wusste dennoch, dass diese Chronik nicht die des endgültigen Sieges sein konnte. Sie konnte nur ein Zeugnis dessen sein, was vollbracht werden musste, und was ohne Zweifel noch alle Menschen vollbringen müssten, die trotz ihrer inneren Zerrissenheit gegen den Schrecken und seine unermüdliche Waffe ankämpfen, die zwar keine Heiligen sein können und die Plagen nicht zulassen wollen, sich aber bemühen, Ärzte zu sein« (Camus, 2013, S. 447). Die Vorstellung einer finalen Heilung gibt es nicht.

1.9 Jean-Paul Sartre

Sartre ist ganz anders sozialisiert als Camus, ein Pariser Bohemien, den Härten der Selbstbehauptung in einer feindlichen Umgebung weitgehend enthoben. Seine Philosophie ist deutlich abstrakter als die von Camus. Er geht von der ontologischen Fundierung aus und zieht daraus Schlussfolgerungen für die menschliche Existenz. Nur der Mensch ist in der Lage, das »Nichts« zu denken. In einem seiner Hauptwerke, »Das Sein und das Nichts«, untersucht er die Struktur des Seins. Das phänomenale Sein ist für ihn nichts anderes als die »wohlverbundene Reihe seiner Erscheinungen« (Türer, 2016, S. 20). Es gibt das »An sich Sein« der Dinge, der Realität. Das Bewusstsein schafft jedoch, eben weil es das Nichts denken kann, ein »Für sich Sein«, einen Denkraum der Freiheit, in dem sich der Mensch selbst entwirft. Damit ist er zur Freiheit verurteilt, zur permanenten Wahl zwischen mehreren Handlungsoptionen. In dieser Wahl ist er alleine verantwortlich, niemand kann ihm das abnehmen. In dieser sehr einsamen Stellung der Welt gegenüber mutet Sartre dem Menschen zu, grundlos zu sein, keinen höheren Sinn und kein Recht in seiner Existenz sehen zu dürfen. Erst aus dieser sehr vereinzelten Lage heraus und der radikalen Verantwortlichkeit entsteht bei Sartre ein politisches Prinzip von Kameradschaft. Sich so mit anderen eine existentielle Heimat zu schaffen, in der radikalen Offenheit und Authentizität, ist die progressive Nutzung der Freiheit. »Wir sind allein, ohne Entschuldigungen [...]. Der Mensch ist dazu verurteilt, frei zu sein. Verurteilt, weil er sich nicht selbst geschaffen hat, und dennoch, weil er, einmal in die Welt geworfen, für all das verantwortlich ist, was er tut« (Sartre, 1975, S. 16). Die Freiheit wird zum »Wesen des »Seins« erklärt. Aus dieser Freiheit entsteht die Verpflichtung zum totalen Engagement. Diese Freiheit begegnet dem Tod als einer ihrer Grenzen niemals. Er ist einfach die jederzeit mögliche Nichtung der Möglichkeiten, auf die der Mensch keinen Einfluss hat. Für den Tod hat er eine eindrucksvolle Metapher. Man kann ihn wie den Schlussakkord eines Musikstückes betrachten. »Einerseits blickt der Schlussakkord einer Melodie mit einer ganzen Seite zur Stille hin, das heisst zum Klang-Nichts...mit der anderen Seite aber haftet er an der Fülle der Melodie, welche ohne ihn in der Luft hinge« (Sartre, 2017, S. 914).

Eine gewisse Sonderstellung nimmt das als Filmdrehbuch konzipierte Werk von Sartre »Das Spiel ist aus« (Sartre, 1952) ein. Ein Mann und eine Frau aus sehr unterschiedlichen Lebenszusammenhängen werden aus niederträchtigen Motiven ermordet. Sie scheinen zunächst nichts miteinander zu tun zu haben. Sie begegnen sich aber in einer Gasse, einem Treffpunkt der Toten unterschiedlicher Zeiten. In dem Büro erfahren beide von einer Art Sekretärin oder Buchhalterin, die alle Listen über die Verstorbenen führt, dass sie tot sind und aus welch niederen Beweggründen sie umgebracht wurden. Sie erleben nun, dass sie sich weiterhin in der realen Welt bewegen können, jedoch von den Lebenden nicht wahrgenommen werden und auch keinen Einfluss mehr auf die reale Welt nehmen können. Bei einem erneuten Besuch in dieser Sackgasse stellt sich heraus, dass beide laut Unterlagen seit Geburt an füreinander bestimmt gewesen sind, aber aufgrund eines bürokratischen Fehlers einander nicht getroffen haben. Sie erhalten die Möglichkeit, ins Leben zurückzukehren, um ihre Liebe unter Beweis zu stellen. Von der Situation überwältigt, stimmen beide sofort zu zurückzukehren. Doch sie verwickeln sich in die alten Konflikte und Probleme der sozialen Gegensätze und werden erneut umgebracht. Auf der einen Seite thematisiert hier Sartre die Grundlosigkeit und Zufälligkeit von Leben und Tod. Andererseits findet sich in diesem Werk eine für den Existenzialismus nicht ganz typische Haltung von Vorbestimmtheit. Doch auch hier kommt Sartre auf die unbedingte Verantwortung für die Welt, wenn er den Hauptprotagonisten und Revolutionär Pierre sprechen lässt: »Na schön, es hat mich also getroffen […] Ach, gibt es welche, die sich darüber ärgern, daß sie tot sind« […] »Und schließlich, das Entscheidende ist, daß man das Seinige getan hat.« (Sartre, 1952, S. 24)

1.10 Martin Buber

Der jüdische Religionsphilosoph ist hier ganz anderes, versteht die Position, das Dasein des Menschen zwischen anderen Menschen gegensätzlich gegenüber den französischen Existenzialisten. Von ihm werden wir noch hören, wenn es um Freiheit, Isolation und Einsamkeit geht. Er unterscheidet eine Ich-Du-Beziehung von einer Ich-Es-Beziehung. Die Ich-Du-Beziehung ist radikal »Alles wirkliche Leben ist Begegnung« (Buber, 1995, S. 12). Die Beziehung steht am Anfang, nicht das individuelle Leben. »Ich werde am Du; ich werdend spreche ich Du.« Diese Perspektive der zweiten Person ist der Schlüssel zur Existenz in dem von ihm entwickelten dialogischen Prinzip. Dem gegenüber steht die Ich-Es-Beziehung. Sie ist Erfahrung und Benutzung. In der alltäglichen Welt können Menschen ohne diese Dritte-Person-Perspektive nicht auskommen. Der Mensch muss sein Gegenüber auch verdinglichen, es in seinen Funktionen wahrnehmen. Doch indem er es tut, geht er ein Risiko ein. »… insofern der Mensch sich an den Dingen genügen läßt, die er erfährt und gebraucht, lebt er in der Vergangenheit, und sein Augenblick ist ohne Präsenz. Er hat nichts als Gegenstände; Gegenstände aber bestehen im Gewesensein« (Buber, 1995, S. 13). Der Tod wird damit durch die unmittelbare Beziehung überwunden, die den Menschen auch dann lebendig sein lässt, wenn der Körper stirbt. Die Du-Welt steht außerhalb von Raum und Zeit, hier gelten die zeitlichen Grenzen der Sterblichkeit nicht mehr.

1.11 Martin Heidegger

Sein Werk ist vielschichtig und nicht nur der Existenzphilosophie zuzuordnen. Wir können hier nur wenige Gedanken aus seinem Frühwerk »Sein und Zeit« aufgreifen, welches aber die Philosophie des 20. Jahrhunderts trotz der willkürlich gedrechselten und damit elitären Sprache stark beeinflusst hat. Heidegger fragt nach dem Sinn des Seins und geht von den zentralen Begrifflichkeiten »Sein« und »Dasein« aus. »Der Begriff Sein ist undefinierbar« (Heidegger, 1984,

S.4). Schon die Frage ist dunkel und richtungslos. Wie Sokrates betont er aber den Wert des Fragens: »Jedes Fragen ist ein Suchen.« Dem Fragen selbst billigt er einen Charakter des Seins zu. Das »Dasein« dagegen bezieht sich aber auf das unverwechselbare Leben des einzelnen Menschen, und diese Begrifflichkeit weist Heidegger als Phänomenologen aus. Nach ihm steht das Individuum nicht seiner eigenen Geschichte gegenüber, sondern ist im Handlungsvollzug des Lebens. Hierdurch erlebt das Dasein Sorge gegenüber der Welt. Damit ist es auch zwei Dimensionen verpflichtet. Als Erstes ist da die Frage nach der Zeit, die für das Sein bestimmend ist, mit der vorausbestimmten Endlichkeit des individuellen Seins. Das Sein lässt sich nicht nur durch die Gegenwart näher bestimmen, sondern braucht alle Zeitebenen. Die zweite Dimension ist die Frage nach dem Sinn.

Es gibt bei ihm sinnhafte Muster und Bezüge in der Welt, die er manchmal mit dichterisch kuriosen Wortschöpfungen darstellt:« »Ausgießen aus dem Krug ist schenken. […] Das Krughafte des Kruges west im Geschenk […] Das Geschenk des Gusses kann ein Trunk sein« (Heidegger, 2000, S. 173). Für Therapeuten interessant ist die Vorstellung von Heidegger, wie sich uns das Dasein mit seinen Bedingungen erschließt. Im Verständnis für den einzelnen Lebensvorgang wird das Ganze sichtbar, und aus dem Verstehen des Ganzen erschließt sich das Einzelne. Dies ist der Weg, der als hermeneutischer (erklärend deutender) Zirkel bezeichnet wird, eine Spirale, die sich zu tieferem Verständnis hin entwickelt. Ihren Anfangspunkt hat sie durch die Tatsache, dass der Mensch von Beginn an schon in der Wahrheit seines Seins ist.

Heidegger sieht zwei Modi des Existierens. Der Alltagsmensch begnügt sich mit einem Zustand der Vergessenheit des Seins. Er ist beschäftigt, abgelenkt, verliert sich an die Welt der Dinge. Der höhere Zustand dagegen ist der des »Bewusstseins des Seins«. Erst in diesem ist der Mensch authentisch. Um dahin zu kommen, muss er sich der Zeitlichkeit, also auch dem Tod, stellen und die damit verbundene Angst aushalten. Dann kann er einen Zustand erreichen, der sich nicht mehr damit beschäftigt, wie die Dinge sind, sondern hat ein Verhältnis dazu, dass die Dinge sind.

KAPITEL 2

Handwerkliches in der Psychotraumatologie

2.1 Grundhaltung

In den meisten Feldern der existentiellen Psychotherapie werden Grundregeln und -haltungen aus der Gesprächspsychotherapie und psychodynamischen Gestaltungsprinzipien zugrunde gelegt. Im Trauma-zentrierten Bereich gibt es einige Unterschiede und Erweiterungen. Einige davon möchte ich in diesem Kapitel beschreiben, denn sie sind für das handwerklich zu Übende in den folgenden Kapiteln von Bedeutung.

Wenn wir davon ausgehen, dass Betroffene nach traumatischen Erschütterungen Veränderungen im Bereich der Wahrnehmung haben (dissoziative Phänomene spielen hier eine wesentliche Rolle), so ergeben sich bereits hieraus für den Austausch einige Konsequenzen. Regelmäßig ist die Fähigkeit beeinträchtigt, die wir als »theory of mind« beschreiben (Fonagy, 2004, S. 34–37). Im gesunden Fall haben Menschen, ohne sich wesentlich anstrengen zu müssen, eine gewisse Vorstellung davon, was beim Gegenüber innerlich gedanklich, emotional und hinsichtlich der Handlungsorientierung vor sich geht. Dies ändert sich aber gravierend, wenn elementare Reaktionen, insbesondere aus dem Bedrohungserleben, vorherrschen. Die bekannte Dreiheit von Kampf, Flucht oder Erstarrung führt dazu, dass diese »Innensicht des Anderen«, vermittelt u. a. durch Spiegelneuronennetzwerke, erlischt oder aktiv blockiert wird. Es gibt dann keine oder aber verzerrte Vorstellungen von dem, was im Dialogpartner vor sich geht. Erfahrungsbedingt gibt es zudem ein hohes Misstrauen in alles, was unübersichtlich und unkontrollierbar erscheint.

Patienten funktionieren sozusagen tendenziell als »Monade«, das »Ich-Du-Prinzip« ist vielleicht nur in sehr geringem Umfang verfügbar. Auf diese Einschränkungen hin muss das therapeutische Handwerk ausgerichtet sein.

Daher brauchen alle Übungen einen relativ hohen Strukturierungsgrad, wie ihn auch Yalom für seine sogenannten »Lower-Level-Gruppen« empfiehlt (Yalom, 2005, S. 331 ff.). Dies ermöglicht den Betroffenen Orientierung, Übersichtlichkeit und Vorhersehbarkeit. Die existentielle Therapie, wie sie derzeit beschrieben wird, kann im Traumafeld nur modifiziert verwirklicht werden. Noyon und Heidenreich schreiben: »In dem Moment, in welchem in der Therapie der Bereich des Existentiellen betreten wird, müssen Therapeuten Bedürfnisse nach Sicherheit, Klarheit, Vorhersehbarkeit etc. hinter sich lassen« (Noyon, 2012, S. 64). Im Traumabereich führt eine solche Haltung nicht weiter. Schon das Sicherheitsbedürfnis ist berechtigtermaßen hoch für beide Dialogpartner. In desorganisierten Systemen muss all das, was zu einer weiteren Verunsicherung führt, weitgehend unterbleiben. Die Therapeuten ähneln hier eher Bergführern, von denen man ja erwarten darf, dass sie ihr Terrain kennen und die Risiken des Weges einigermaßen abschätzen können.

Was aber unbedingt aus der existentiellen Gesprächsführung übernommen werden kann, ist das Prinzip der Solidarität mit dem Leiden, eine besondere Art der Parteinahme für Patienten. Wir nehmen Partei für die Anliegen der Betroffenen, was keinesfalls heißt, dass wir uns ihre Blickwinkel zu eigen machen. Dies wäre auch unmöglich, denn traumatisierte Menschen haben in der Regel mindestens zwei fixierte Blickwinkel, einen, der aus dem Alltag stammt, und einen, der zum Zustand der Verletzung gehört. Unvermeidlich tauchen beide in der Regel bereits zu Beginn therapeutischer Arbeit auf. Vorteilhaft ist aber durchaus, wenn Therapeutinnen als Alltagspersonen erkennbar werden. Diese Authentizität, als Therapeutin mit den eigenen persönlichen Facetten sichtbar zu werden, muss aber schon sehr selektiv gehandhabt werden. Dies gilt insbesondere für Überzeugungen und religiöse Glauben und politische Haltungen von Therapeuten. Betroffene, insbesondere Menschen, die chronisch schweren Belastungen unterworfen waren, können wir als zerbrechlich in vielen Bereichen des Erlebens ansehen. Umso leichter passiert es, dass sie Wertungen, Haltungen und Persönliches von Therapeuten übernehmen oder ebenso brüsk zurückweisen. Letztlich bleiben diese aber Fremdkörper für die Betroffenen. Es geschieht nicht selten, dass Menschen nach desintegrierenden Erfahrungen geradezu begierig sind, persönliche Dinge von Therapeuten in sich aufzunehmen. Wenn es der Orientierung und der Erweiterung von Ressourcen dient, so ist dies vorteilhaft. Es muss aber genau geprüft werden, inwieweit dies hilfreich ist oder auch verstörend. Häufig sind traumatisierte Menschen mental nicht in der Lage, verschiedene Perspektiven zu Glaubensdingen abwechselnd einnehmen zu können. Sie sind dann auf einem Handlungsniveau arretiert, wo sie entweder fürchten oder glauben müssen – ohne Alternative.

Beispiel: Gretchenfrage

Eine Patientin mit Übergriffserfahrungen im Zusammenhang mit religiösen Riten fragt den Therapeuten wiederholt, ob er an Gott glaube. Das »Prinzip Antwort« ist hier zunächst wichtig. Die Antwort kann z. B. sein: »Ja, ich habe mich mit (z. B.) dem christlichen Glauben immer wieder beschäftigt. Ich habe Patienten erlebt, für die ihr Glaube sehr hilfreich war, genauso auch solche, die dadurch in Schwierigkeiten gerieten. Gibt es denn in diesem Bereich etwas, das Sie besonders beschäftigt? Wir können auch prüfen, ob es da eine Verbindung mit Ihren stärkenden oder belastenden Erfahrungen gibt.«

Natürlich gibt es in diesem Bereich keine Rezepte. Umso mehr ist die Therapeutin darauf angewiesen, ihre eigenen Glaubenshaltungen zu kennen, ihre Vorstellungen über Werte und über das, was menschliche Beziehungen ausmacht. Dies ist also eine Frage der Selbsterfahrung im Bereich von Sinn und Werten. Einiges hierzu findet sich im Kapitel 7.

2.2 Handlungsorientierte Arbeitsbeziehung

Unter dem Eindruck von traumatischem Stress ist der Mensch in der Regel nur sehr begrenzt in der Lage zu einer reflektierten Haltung. Er ist in vieler Hinsicht reflexhaften Erleben und Handlungen unterworfen, v.a. dann, wenn das Steuerungserleben schwach ausgeprägt ist. Die reflexhaften Abläufe, in welche Kampf, Flucht und Erstarrung eingebettet sind, dominieren. Damit ergibt sich auch eine spezielle Klemme. Einerseits sind Betroffene mit existentiellen Fragen unmittelbar konfrontiert, andererseits helfen ihnen abstrakte Vorstellungen und Lebensphilosophien wenig. Viele mentale Bewältigungsmittel sind einfach nicht zugänglich, wenn psychische Automatismen, wie reflexhafte Zustände seit Janet genannt werden (Rießbeck, 2013, S. 72 ff.), vorherrschen. Die Betroffenen müssen daher auf der Ebene mentalen Handelns abgeholt werden, wo sie sind. Schwierig ist dies dann, wenn Menschen sehr gegensätzliche Zustände (Ego States/ Innere Anteile, je nach dem Modell, welches zugrunde gelegt wird) haben, von denen manche als intellektuelle Akademiker, andere als verletzte Kinder reagieren. Die handlungsorientierte Arbeitsweise soll daher Brücken bauen zwischen den verschiedenen Niveaus (Handlungstendenzen) im Inneren der Person, genauso aber zwischen den mentalen Zuständen der Therapeutin und der Patientin, sonst misslingt die Kommunikation.

Für die Beziehungsgestaltung im Traumafeld sind daher die folgenden Prinzipien wichtig.

2.3 Mit den 5-Sinnen arbeiten

Die fünf Sinne sind unsere Tore zur Welt. Diese einfache Wahrheit hat weitreichende Folgen. Im Alltagsbewusstsein ist das aber so selbstverständlich, dass es wenig Beachtung findet. Wirklich wesentlich wird diese Tatsache erst im Kontext traumatischer Erschütterung. Denn hier ist bereits die Wahrnehmung verändert, was sich häufig auch auf Lebensbereiche erstreckt, welche außerhalb der traumatischen Kontexte liegen. Trauma-fokussierte Therapien sind auch dadurch wirksam geworden, weil sie die Desorganisation der Wahrnehmung, die manchmal die Dimension der Veränderung wie bei Psychosen erreichen kann, berücksichtigen. Bei Menschen mit verschiedenen Arten von Konflikten dagegen ist die Wahrnehmung zwar vielleicht auf bestimmte Vorgänge verstärkt gerichtet oder zentriert, aber nicht elementar verändert. Etwas grob zusammengefasst kann man sagen, dass bei traumatisch schwer beeinträchtigten Menschen bereits am »Eingangstor« der Wahrnehmung die Schwierigkeiten beginnen, bei den Menschen mit Problemen und inneren oder äußeren Konflikten (früher Neurosen genannt) erst bei der mentalen Verarbeitung.

Dies begründet auch ein primär übendes Vorgehen mit scheinbar einfachen Hilfswerkzeugen zur Verbesserung im Bereich der Wahrnehmung. Diese helfen auf zweierlei Weise. Sie öffnen den jeweiligen Wahrnehmungskanal und machen Beobachtungen damit überhaupt erst der mentalen Bearbeitung zugänglich. Genauso wichtig ist für die Betroffenen aber auch, zu verstehen, welche der Wahrnehmungskanäle wie und unter welchen Bedingungen eingeengt sind. Sie können dies dann auch überprüfen und die Einengungen des Feldes von Aufmerksamkeit und Bewusstheit, die »Scheuklappen« im Alltag, gezielt erweitern.

Natürlich gibt es hierfür eine unübersehbar große Zahl an Möglichkeiten, welche aus der Achtsamkeitsarbeit stammen. Nach meiner Erfahrung sind aber die in Beratung und Therapie besprochenen, aus dem Alltag stammenden Verrichtungen mindestens ebenso wirksam. Wir können also für dieses Üben Beispiele aus dem Haushalt, mit Kochen und Reinigen, Gärtnern so gut verwenden wie Basteln und Geschicklichkeitsübungen, z. T. auch Vorgänge aus der beruflichen Arbeit.

2.3.1 Beobachten, Benennen, Beschreiben

Die klinische Erfahrung, dass Betroffene oft täglich von innerem Erleben belastender Erinnerungen überschwemmt werden, ist die Grundlage dafür, die »drei B's« besonders zu schulen: Beobachten, Benennen, Beschreiben – in dieser Reihenfolge. Beobachtungen haben eine Perspektive, einen Standort, von dem aus wir Vorgänge wahrnehmen. Da die Beobachterperspektive leicht scheint, aber nach meiner Erfahrung nicht ganz leicht umzusetzen ist, benutze ich ganz alltägliche Beispiele: auf einem Marktplatz die Menschen an einem Blumenverkaufsstand von verschiedenen Standorten aus anschauen, Worte finden und letztlich einen Vorgang beschreiben – natürlich ohne Urteil. Sich selbst und die Therapeutin im Raum aus einem anderen Blickwinkel beschreiben, so als trete man gerade durch die Türe ein oder schaue durchs Fenster. Es gibt zahllose Möglichkeiten. Therapeuten erfahren damit auch, ob ihr Gegenüber bei einem äußeren Vorgang bleiben kann, ohne von inneren Prozessen (v.a. Emotionen oder Körpersignalen) erfasst und dominiert zu werden.

In der Folge kann man dann den inneren Beobachter als eine Funktion einrichten, so wie es Luise Reddemann (Reddemann, 2001, S.34) mit Anleihen aus dem Buddhismus vorgeschlagen hat. Für Menschen, die sehr auf konkrete Vorstellungen angewiesen sind, kann man aber auch Brücken bauen. Sie können sich einen inneren Beobachter als »inneren Helfer« einrichten. Er verkörpert die »Ich-Funktion« des urteilsfreien Beobachtens und Beschreibens.

2.3.2 VAKOG/BASK-Prinzip als Dimensionen des Erlebens

Gerade wenn wir uns den abstraktesten Vorstellungen nähern wollen, die mit den Seinsfragen verbunden sind, ist die Arbeit mit konkreten Momenten der Erfahrung/des Erlebens sehr nützlich. Für Sisyphos in der griechischen Sage zeigt zwar die Strafe, einen Stein täglich von neuem einen Berg hochrollen zu müssen, die Absurdität des Daseins. Bezeichnend ist jedoch der Moment, an dem er erlebt, wie der mühevoll hochgerollte Felsblock wieder zu Tal rauscht. Konkrete Punkte des Erlebens verwickeln uns in ganz anderer Weise als verallgemeinernde Betrachtungen. Ich versuche, Symptom-belastete Menschen bereits in der Anamnese zur Schilderung solcher konkreten Punkte aus dem Bereich stärkender Erfahrung oder auch dem Belastungsbereich zu bringen. Wenn wir zu vergangenen Punkten des Erlebens gehen, werden sie alleine dadurch aktualisiert, dass wir schildern, wie es da aussieht, sich anhört, riecht, schmeckt, anfühlt und welche Bewegungsabläufe dazu gehören. Im Kontakt damit sind wir dann im 5-Sinnes-Erleben. Wir aktualisieren so eine Erfahrung. Dabei kann auch getestet werden, ob ein Gegenüber mit einem erinnerten Vorgang in Kontakt gehen und sich hiervon auch wieder distanzieren kann.

Wenn sich der Kontakt an einem Punkt des Erlebens entfaltet hat, dann ist es meist leicht, die dazugehörenden Emotionen, Körpersignale und kognitiven Vorgänge zu aktivieren. Damit ist dann das Erleben relativ umfassend beschrieben. Seit der Veröffentlichung von Braun (1988) wird es das BASK-System genannt.

2.3.3 Die Bereitschaft des Therapeuten, zu demonstrieren und sinnlich erfahrbar zu machen

Pierre Janet hat uns erklärt, dass bei Menschen unter dem Eindruck belastender Erfahrungen eine Einengung des Feldes des Bewusstseins vonstattengeht. In der Begegnung mit Betroffenen beobachten wir unmittelbar diese Einengung, die zu einer Loslösung vom Erleben der unmittelbaren äußeren Wirklichkeit führt, was im Verständnis von Dissoziation auch als »detachment« (Holmes, 2005) bezeichnet wurde.

Es liegt daher nahe, die Kommunikation so einzurichten, dass wir ganz alltägliche physikalische oder auf den Körper bezogene physiologische Phänomene benutzen, sie zeigen und gemeinsam auswerten.

Beispiel:

Ein Patient steht massiv unter Spannung und klagt über Einengungen im Brustkorbbereich mit massiver Angst. Neben der Erklärung der Grundlagen der Spannungsregulation (»window of tolerance« mit entsprechender Skalierung) üben wir das Einatmen soweit möglich, Innehalten und Loslassen des Atemstroms. Die Übung wird aber dadurch zur direkten Erfahrung, dass ich zeige, wie er mit dem Ausatemstrom ein dünnes Blatt vor dem Gesicht in Bewegung halten kann oder aber eine Kerzenflamme tanzen lassen oder auch ausblasen kann. Wir tun es gemeinsam, erklären die Körperphänomene und erfahren spielerisch etwas über körperliche Grundgegebenheiten, Stressregulation inklusive.

Es gibt zahllose spielerische Möglichkeiten aus dem Erfahrungsfeld der Sinne, die wir uns hier zunutze machen können.

2.3.4 Vorläufige Erklärungsmodelle benutzen

Existentiellen Erschütterungen ausgesetzt zu sein, führt zu Verwirrung, kognitiven Dissonanzen und Brüchen, und damit letztlich dazu, dass Betroffene sich die Welt, ihr Erleben und Verhalten nicht mehr schlüssig erklären können. Aufgabe der Begleiter ist, ausgehend von den Symptomen, den alltäglichen Verhaltensbeobachtungen, das oder die Erklärungsmodelle, welche sich die Betroffenen gegeben haben, in Worte zu fassen und zu erweitern, damit die existentiellen Fragen überhaupt angesprochen werden. Von da aus können sie gezielt psychotraumatologisches Wissen, z.B. aus dem Bereich der Stressregulation oder dem Dissoziationsverständnis, einfügen. Aus diesem mitgeteilten, geteilten Wissen entsteht eine gemeinsame Logik. Theoretisch gesprochen enthält sie Elemente der Alltagslogik wie auch der Trancelogik (Revenstorf & Peter, 2001, S.12–16). Die in der Regel unwillkürlichen und unwillentlichen Symptome Betroffener werden damit zum Gegenstand des Erforschens. Die Frage ist: »Wofür tue ich das, was ich tue, weshalb mache ich es so, und mit welchen Erfahrungen und welchem Hintergrund hierzu stehe ich in Verbindung?«

Ein 52-jähriger Techniker hat schwere Ängste, sobald er unvertraute Wege geht oder sich getrennt von Sicherheit gebenden Personen weiß. Er berichtet, er sei im Alter von drei Jahren noch »der König im Sandkasten« gewesen, habe sich aber völlig verändert nach einem Pseudokrupp-Anfall, bei dem die Eltern hilflos und panisch agiert hätten. Er hat große Sehnsucht nach Abenteuern und Lebenserfüllung, seine Reisen enden aber oft schon am Bahnsteig des ersten Bahnhofes. Er hat sich bereits die Unfähigkeit, mit Verletzlichkeit und Tod umzugehen, als Erklärungsmodell gegeben. Der Therapeut erklärt zusätzlich, wie das Erleben von Bindung an wichtige Andere existentielle Ängste erträglich machen kann.

2.3.5 Die Bereitschaft, zu lernen und zu üben und im Alltag zu erproben

Wenn ein Pakt für eine längere Beratung oder Therapie geschlossen wird, so gilt es ein altes, aus der Psychoanalyse stammendes Missverständnis auszuräumen. Die Vorstellung, es komme durch Erkenntnis und Verstehen zu einer Veränderung, ist im Falle von akuten Konflikten noch zutreffend. Bei allen chronischen Prozessen brauchen wir zyklische Abläufe von Lernen, Verstehen, Erproben und Auswerten des Erprobten. Daher vereinbare ich mit Patienten in den meisten Fällen, dass sie Wichtiges aus unseren Begegnungen festhalten und Aufgaben, denen sie sich im Alltag widmen, nach dem Grundsatz »Nichts muss funktionieren, aber alles, was vereinbart wurde, wird auch erprobt«. Zu diesem Grundsatz gehört auch die Überzeugung, dass Fehler, Hemmungen und unerwartete Hürden die besten Quellen der Erfahrung und damit der Entwicklung sind.

2.3.6 Vorgehensweise klären, Vorausschau und Vorhersage ermöglichen

Gerade Trauma-bezogene Therapien und Beratungsprozesse sind von vornherein komplex, auch was die Arbeitsweise und die zu wählenden Hilfswerkzeuge betrifft. Daher bewährt es sich, zu erklären, dass die Beteiligten eine gewisse Vorausschau benötigen, ein Arbeiten »auf Sicht«, aber schon so wie bei Wanderungen. Wir haben die nächste Etappe im Blick und dabei aber auch zumindest eine Idee für die Stationen der gesamten Tour. Dazu gehört auch die Wahl der Arbeitsmittel (Literatur, gestalterische Mittel wie Malen oder Modellieren). Gerade dann, wenn wir mit den Erfahrungen und Bereichen arbeiten, die das innere Gleichgewicht weiter aus der Balance bringen könnten und die Struktur bedrohen, werden wir für feste Abläufe sorgen. Wir vereinbaren ritualisierter Formen, wie die Sitzungen ablaufen werden: der Rückblick auf die letzte Stunde, die Beobachtungen aus der Zwischenzeit einschließlich Übungen und »Hausaufgaben«. Wir klären die momentane Belastbarkeit. Geeignet sind für mich Fragen, die eine Nähe zur sportlichen Betätigung herstellen – »Welche Tagesform haben Sie heute? – Was können oder sollen wir heute schaffen?« Das Wesentliche ist hier in Form einer Checkliste zusammengefasst.

- Einverständnis über die Diagnose und ihre Bedeutung (über die allgemeinen Settingfragen hinaus),
- erarbeitetes Modell über den Zusammenhang zwischen den allgemeinen Symptomen, den Trauma-spezifischen Symptomen und existentiellen Fragen,
- Klärung der Rollen und Verständnis für den prozesshaften Ablauf wecken,
- Reflexion operationalisierbarer Ziele,
- zeitliche Festlegung des gegenwärtigen Therapieabschnittes bis zur Zwischenbilanz,
- Festlegung der Arbeitsmittel einschließlich Krisenplan,
- Klärung der Kommunikationsebenen (Dialog, imaginatives Arbeiten, hypnotherapeutische Techniken, Körper-bezogenes Arbeiten usw.

In meiner Praxis hat es sich sehr bewährt, den möglichen Ablauf einer Etappe grafisch aufzumalen, mit Stationen, die auf Symptombewältigung, Befriedigung wesentlicher Aktualbedürfnisse und Bewältigungsschritte für traumatische und existentielle Erschütterungen ausgerichtet sind.

Martin Sack hat den Weg von der diagnostischen Erhebung zu Therapiezielen umfangreich und übersichtlich beschrieben (Sack, 2019, S. 91 ff.)

2.4 Für übersichtliche Struktur sorgen

Die Verbindung von traumatisierenden Erlebnissen und Erfahrungen mit den grundlegenden Daseinsfragen sorgt für sehr komplizierte Netzwerke, in die Sinneserfahrungen, Perspektiven zur eigenen Person und das jeweilige soziale und Weltverständnis miteinander verwoben sind. Gerade deshalb sind die Bemühungen um Übersichtlichkeit und die Anpassung der Therapeuten an die mentalen Möglichkeiten ihrer Patienten wesentlich. Die folgenden Punkte sind daher weitgehend Aufgaben auf Seiten der Therapeutin.

- Einfachheit, Klarheit und Übersichtlichkeit in Rede und Handlung,
- Betroffene ermutigen, etwas in eigenen Worten nochmals zu sagen,
- Komplexität reduzieren,
- Anpassung an das mentale Handlungsniveau (Handlungstendenzen nach Janet) Betroffener,
- Berücksichtigung und aktive Nutzung des »Konkretismus«, wo übertragene Bedeutungen nicht dekodiert werden können,
- Absprachen, die eingehalten werden, und Grenzen, die vertraglich festgelegt sind,
- Bereitschaft des Therapeuten, das Regulationsgleichgewicht Betroffener zu verbessern und Symptombelastung zu reduzieren.

2.5 Im verträglichen Bereich arbeiten

Was Menschen vertragen, wissen sie vorher oft selbst nicht. Wer traumatischen Stress erlebt hat, weiß in der Regel, dass sie/er mit eigenen Mitteln oft nicht aus diesem Zustand herausgefunden hat. Daher wird die Nähe zum Belastungsbereich oder es wird alles, was mit diesem zu tun haben könnte, vermieden – in seltenen Fällen auch zwanghaft aufgesucht. Umso mehr ist es Beratern und Therapeuten angeraten, in einem unbedenklichen Alltagszustand zu arbeiten. Die (Selbst-) Beobachtung von Körpersignalen im Hinblick auf Stressreaktionen ist hier maßgebend (s. a. Abschnitt 2.9).

2.5.1 Small Talk und Yes-Set

Im Alltag können wir beobachten, wie Menschen sehr grundsätzliche Lebensfragen eher wie nebenher angehen, oft beginnend mit Alltagsphilosophie – mit Small Talk. Es lohnt sich, genau das für Beratungen und Therapien zu übernehmen. Wir vergewissern uns zunächst, dass wir in einem verträglichen Spannungsbereich arbeiten. Spannung ist ein integrales Erleben, körperlich, geistig, emotional, welches sich sehr direkt in uns abbildet, wenn wir für uns sind, ebenso wie in Gruppen.

Es gibt zahllose Varianten, wie Menschen ihre innere Spannung skalieren und modulieren können. Umfangreich dargestellt findet es sich, für Betroffene gut verstehbar, bei Handtke und Görges (Handtke, 2012, S. 64 ff.). Dabei lohnt es sich, die erlebte Spannung sichtbar und fühlbar zu machen, z. B. durch Therabänder, noch besser durch Gegenstände, die Betroffene selbst mitbringen. Kaum verzichtbar ist es, zu vermitteln, dass die Beschäftigung mit komplexen Inhalten und deren Integration nur dann möglich ist, wenn die Spannung im persönlichen Toleranzbereich liegt.

Der Small Talk bringt uns gemeinsam dahin. Noch mehr, wir richten damit kleine Inseln ein mit Erfahrungen, zu denen beide Dialogpartner »Ja« sagen können. Dabei kann man auch kleine Fragen stellen, die so selbstverständlich und verallgemeinerbar sind, dass es dafür nur ein »Ja« gibt. In NLP und Hypnotherapie nennen wir das »Yes-Set«. Auch wenn man keine ausgebildete Hypnotherapeutin ist, lassen sich viele brauchbare Prinzipien, wie eben das »Yes-Set«, in die Dialoge übernehmen. Wenn ich Erfahrungen selbstverständlich bejahend teilen kann, ist es auch leichter möglich, sich zwiespältigen Fragen zu nähern oder aber Botschaften zu verankern, die ansonsten schnell mit einem »Aber …« entkräftet würden.

Anna Schmal (kommt dürftig gekleidet: »Schon beim Aufstehen war's mir nur so kalt.«)
Th.: Und es kann so angenehm sein, von der Kälte in eine warme Stube zu treten.
Anna: Aber mir geht es einfach immer nur schlecht und dann fühlt sich die Kälte immer schrecklicher an.

Th.: Und wie sehr schätzen wir es dann, wenn es etwas gibt, das einfach wärmt und warmhält und wie das für Lebendigkeit und Beweglichkeit sorgt.

2.5.2 Neugier, Anfänger-Forschergeist und Spielfreude

Wenn neue Spuren durch gemeinsame Erfahrungen in einer Therapie gelegt werden sollen, so muss es irgendwie freundlich und positiv zugehen. Menschen in traumatischem Stress sind allerdings in der Regel äußerst empfindlich für muntere Schönfärberei oder plumpes Reframing. Sie verführen uns in der Regel zur Teilnahme an ihren »Problemtrancen«. Diese Zustände sind eigentlich als »Problemtrancen«, wie sie die Erickson'sche Hypnotherapie beschreibt, unzureichend charakterisiert. Es handelt sich hier um hypnoide Zustände, die ein zumindest partielles Wiedererleben spezifischer Belastungssituationen mit sich bringen. Onno van der Hart hat diese Zustände daher treffender als »maligne Trancen« bezeichnet (persönliche Mitteilung). Betroffene bringen uns in ihr Absturzgelände, und es ist häufig der erste ernsthafte Test für Therapeuten, ob sie da mitgehen können. Gleichzeitig besteht eine nicht offen geäußerte Hoffnung, die Dialogpartnerin könnte etwas mitbringen, was emotional eine andere Grundtönung hat. In der Therapie soll vieles neu gelernt werden, insbesondere zwischen verschiedenen Perspektiven auf den existentiellen Bereich zu wechseln. Hierfür müssen die oft fixierten negativen Selbstüberzeugungen kontrastiert und auf die Probe gestellt werden. Die Basis hierfür ist ein gemeinsames Verweilen in positiven Emotionen. Wir haben letztlich nur zwei davon, Freude und Neugier/Überraschung. Jegliche Freude wird bei chronischen Prozessen regelmäßig in Abrede gestellt. Überraschung ist zwiespältig, da immer mit dem Erleben von Kontrollverlust verbunden. So ist es am einfachsten, eine Atmosphäre zu schaffen, in der sich Neugier ausbreitet. Neugier wird aber unter der Wirkung von traumatischem Stress aktiv abgestellt. Yalom meinte, es sei ein schlechtes Zeichen, wenn Neugier auf sich selbst fehle. Im Traumafeld wird Neugier im Sinne des Selbstschutzes zunächst verhindert. Therapeuten agieren stellvertretend, suchen den Blick gemeinsam mit Betroffenen auf Alltagsphänomene zu lenken, und noch mehr auf das, was sie im Moment, also während der Begegnung, **tun** können. Wenn hier ein Erleben von Resonanz auftritt, wird der weitere Weg gebahnt in die Richtung, Phänomene im Nahbereich zu erforschen, am besten als eine Art von Erfahrung, die man teilen kann. Erforschen ist angelegt auf eine Haltung, die Vorgänge beobachtet, benennt, beschreibt (Beobachterhaltung). Diese Haltung vermittelt ganz von selbst eine gewisse innere Distanz, die Forscher shiften vom erlebenden Pol in Richtung beobachtender Pol.

Regelmäßig bitte ich meine Patienten um die Beherzigung einer Grundregel, die ich auch für gemeinsam vereinbarte Hausaufgaben verbindlich zu machen suche. »Wir probieren alles aus. Funktionieren muss gar nichts. Was nicht klappt, liefert uns die besten Ideen, wie wir es anders machen sollen.« Diese sehr allgemeine Vereinbarung entlastet beide Dialogpartner. Und sie beinhaltet das, was Luise Reddemann den »Anfängergeist« (Reddemann, 2008, S. 51) genannt hat, nämlich das radikale Prinzip, immer wieder mit einem naiven Blick etwas neu anfangen zu dürfen und sich insbesondere von Niederlagen nicht abschrecken zu lassen. Etwas von der experimentellen Haltung ist unbedingt hilfreich, insbesondere in der Konfrontation mit den »dicksten Brocken« im Leben, die ja die existentiellen Fragen immer darstellen.

2.5.3 Spielfreude praktisch einrichten

»Der Mensch spielt nur, wo er in voller Bedeutung des Wortes Mensch ist, und er ist nur da ganz Mensch, wo er spielt« (Schiller). Für belastete Menschen, die nur zu gut die Einengung in ritualisierte Zwangshandlungen kennen, ist dieser Satz auf eine neue Weise zu verstehen. Spielen sichert Beweglichkeit, Beweglichkeit ist für jede Form neuer Erfahrung Voraussetzung. Der Gegensatz von Starre und Überbeweglichkeit gehört zu den sogenannten Trancephänomenen nach dem Verständnis der Hypnosetheorien. Diese geben uns an, zwischen welchen gegensätzlichen Polen das Erleben der in Trance befindlichen Menschen angesiedelt ist. Da wir das Wiedererleben traumatischer Belastung – oder auch das andauernde Geprägtsein hiervon – als bösartige, maligne Trance ansehen können, wie im Kap. 2.5.2 betont wurde, soll das Spielen Beweglichkeit ermöglichen.

Soweit es also möglich und nützlich ist, sollten gerade abstrakte Dinge und Vorgänge mit Gegenständen versinnbildlicht werden. In der Praxis reichen hierfür oft die Gegenstände, die wir zur Hand haben, Stifte, selbstklebende Notizzettel, Gummis, Schnüre oder das, was ein Moderationskoffer hergibt, zusätzlich neutrale Spielfiguren für Personen. Sehr bewährt haben sich Holzbausteine unterschiedlicher Formate. Sie müssen nicht farbig sein. Besser, als es einfach als Psychoedukation vorzuführen, ist es, den Patienten-Spielpartner in das Spiel zu verwickeln, am einfachsten mit offenen Fragen: »Wie sieht das jetzt für Sie aus?«, »Was fehlt Ihnen da noch?«

So kann man z. B. bereits in der Planungsphase einer Therapie aus Holzklötzchen eine Pyramide aufbauen und diese dazu nutzen, den Aufbau einer Therapie in ihren unterschiedlichen Phasen zu beschreiben.

Ich kann z.B. eine Patientin einfach fragen, was sie als Erstes braucht, um in eine gemeinsame Arbeit hineinzukommen. Die einfache Frage: »Was, glauben Sie, brauchen Sie in der Therapie?« , ist nach den Erfahrungen von L.S. Benjamin (Smith Benjamin, 2003, S. 37) wohl wesentlicher, als viele denken. Wir können so eine Pyramide bauen und in diese die Schritte als Bausteine aufnehmen, die von beiden, der Patientin und der Therapeutin, wechselseitig kommen. Dies schafft eine Atmosphäre der Zusammenarbeit (Kollaboration). Wir sehen auch, wo wir noch nicht weiterbauen können oder auch vielleicht keine gemeinsame Strategie haben.

Die Dimensionen existentieller Herausforderungen können so auch bereits angesprochen bzw. benannt werden. Wenn auch Therapiepläne nie sequentiell ablaufen, so hat eine solche Pyramide etwas Ordnendes.

Sehr oft kann man von einfachen konkreten Symbolen Gebrauch machen. Eine Wippe oder Balkenwaage kennt jedes Kind, und jeder hat schon mal versucht, Gleichgewicht herzustellen.

So lässt sich sehr direkt darstellen, wie Menschen zwischen zwei verschiedenen Erfahrungen pendeln können, z. B. einer stärkenden und einer belastenden (Ressourcen- und Belastungspol) oder zwischen gegensätzlichen States.

Hierzu ein kurzes Transkript:

Erna Einsiedler wurde als Kind Diabetikerin. Die Mutter versuchte, ihre Angst und Überforderung durch emotionale Vermeidung und zwanghafte Erziehung auszugleichen. Als Erwachsene erlebt Frau E. umfangreiche Identitätsunsicherheiten, kann Selbstakzeptanz nur durch Leistung herstellen, sieht sich durch zu viel Nähe schnell verunsichert und bedroht. Sie gerät durch Bauch- und Brustbeschwerden in Panik, kann aber ihre Ängste auch Nahestehenden nicht mitteilen.

E: Es müsste jetzt doch gut sein. Die Herzkatheteruntersuchung war ganz in Ordnung. Aber trotzdem fühlt sich alles schief an.

Th.: Und es kostet Mühe, immer das Gleichgewicht neu einzurichten. Sie haben mir erzählt, wie angenehm es sich am Ende des Klinikaufenthaltes anfühlte, die Momente, wo Belastungen und Ihre kraftvollen Möglichkeiten so im Gleichgewicht sind.

E.: Ja, das war einfach wunderbar.

Th: Könnten wir dieses Gleichgewicht gemeinsam aufbauen, mit einer Wippe oder Waage? Auf einer Seite Gegenstände, die für die Belastungen stehen, auf der anderen Seite stärkende Erfahrungen und Kompetenzen?

E.: Irgendwie gefällt mir Wippe besser – erinnert mich an früher.

(Th. nimmt Holzklötzchen, beide bauen eine Wippe.)

Th.: Wenn Sie daran denken, was Ihnen geholfen hat, diese bittere Lage zu Beginn der Therapie zu überstehen … Könnten Sie stellvertretend etwas auf die linke Seite legen … einen Gegenstand aus der Kiste oder einen Klebezettel mit einer kleinen Zeichnung?

E.: Ja, meine beste Freundin und die Spaziergänge … und dass der neue Chor mich doch genommen hat (legt eine Blume hin und ein Papierstück mit Noten darauf).

Sukzessive werden so Stellvertreter für die Ressourcen und die Belastungsseite gelegt.

Die weitere Entwicklung umfasst die Fragen, wie die Wippe jetzt steht bzw. was es braucht, um sie in eine gewünschte Form des Gleichgewichtes zu bringen.

Ambivalenzkonflikte können in dieser Form ebenso gut dargestellt werden. Die Suggestion, dass eine Verfassung wünschenswert ist, in der man die verschiedenen »Seiten einer Medaille« im Gleichgewicht halten kann, ist hierbei selbstverständlich. Das Sympathische dabei ist, nicht von einer zu findenden Lösung ausgehen zu müssen, was ja bei existentiellen Dimensionen nie möglich ist, sondern von einem einzurichtenden Gleichgewicht, welches ggf. immer wieder neu gefunden werden muss.

Auch Körpersymptome oder -signale lassen sich mit Spielmaterialien sehr gut verständlich machen und darstellen. Das geht besonders gut auch mit Sprichwörtern (»etwas schlägt mir auf den Magen«, »die Angst im Nacken« …). Meist kann man aus der Eigensprache (Rentel, 2013) etwas gestalten und so in eine Aufstellung bringen. Natürlich geht auch Malen mit einfachen Icons. Anregungen finden sich, nicht nur für Gruppen, bei Özkan und Belz (Özkan & Belz, 2019, s. S. 44 ff.)

Letztlich geht es darum, etwas schwer Fassbares sichtbar zu machen. Dabei prüfen auch die Therapeuten, ob sie sich in der Lage sehen zu spielen oder ob sie vielleicht in einer ähnlichen Starre wie die Betroffenen gefangen sind. Die Darstellungen lassen sich gut abfotografieren, da fast alle Patienten ein Smartphone mit sich führen. Man kann als »Hausaufgabe« bitten, solche Darstellungen nochmals anzusehen, auf Vollständigkeit zu prüfen und ggf. zu ergänzen.

2.6 Fokussierung der Aufmerksamkeit

Jede Psychotherapie will in irgendeiner Weise Aufmerksamkeit auf etwas ziehen. Im Traumabereich ist dies aber oft recht schwierig. Zu viel persönlicher Kontakt wirkt überfordernd oder aktiviert bereits bestehende Phobien. Zu viel Fixierung auf die Erledigung von Aufgaben (Arbeitsblätter …) irritiert gerade Menschen mit sehr begrenzter Fähigkeit, sich zu konzentrieren. Bedenken wir, dass

Menschen im Kontext von traumatischer Erschütterung nicht selten von sich annehmen, dement zu sein. So hilft die Fokussierung der Aufmerksamkeit auf etwas unkompliziertes Drittes, beginnend in seiner einfachsten Form. So habe ich auf dem Tisch vor mir immer ein paar Zweige oder Blüten in einem Ikebana-Igel. Es hat direkt etwas mit dem Draußen und der Jahreszeit zu tun. Gerade nach einer Phase von Problemaktivierung kann ich gezielt die Aufmerksamkeit darauf lenken, ebenso auf andere Gegenstände im Raum. Auch Steine und selbst Schreibgeräte oder Büromittel lassen sich einbeziehen, mit der Ermutigung, den Gegenstand zu benutzen und auch zu beschreiben. Die Suggestion hierdurch ist: »Das, was wir hier tun, ist aus dem Alltag heraus, und Sie können es handhaben.«

2.6.1 Prinzip Außen-Innenfokussierung

Im Alltag nehmen wir ständig eine Fülle von Reizen von außen auf, sind auch mehr oder weniger auf eine oder mehrere Aufgaben gleichzeitig fokussiert. Die inneren Wahrnehmungen, seien es Gedächtnisinhalte, Emotionen oder Körpersignale, beschäftigen uns sozusagen »en passant«. Das ist schon im Falle der Verwicklung in aktuelle Konflikte anders. Die innere Debatte, z.B. mit nicht anwesenden Konfliktpartnern, kann die Konzentration auf Aufgaben empfindlich stören. Viel ausgeprägter ist dies, wenn Menschen unter der Einwirkung traumatischer Erinnerungen stehen. Die Ebene der Belastungen läuft andauernd mit und macht sich zumindest in Form einer veränderten Physiologie, sei es auch nur eine gewisse Steigerung der Erregbarkeit, muskulär und vegetativ bemerkbar. Klinisch können wir beobachten, wie Menschen versuchen, sich permanent abzulenken, sich in Tätigkeiten zu vertiefen, um möglichst keine inneren Signale wahrzunehmen. Zur Ruhe zu kommen ist kaum möglich, die Einschlafphase entsprechend kompliziert. Bei fast jeder Herzphobie, gesteigert natürlich bei posttraumatischen und bei dissoziativen Problematiken, können wir dies beobachten.

Wenn wir dann vorschnell die Aufmerksamkeit Betroffener auf »innere Wahrnehmung« lenken, provozieren wir leicht Symptomverstärkungen, wo wir aber in der Anfangsphase Symptomreduktion brauchen. Wir müssen mithelfen, dass Betroffene ihrer inneren Welt nicht ausgeliefert sind, sondern ein Gefühl von Kontrolle und Meisterung empfinden.

Die innere Wahrnehmung sehr dosiert »einzuschalten« ist für Menschen in zerbrechlichem Zustand besonders hilfreich. In der Anfangsphase klagen viele meiner Patienten darüber, dass ihnen nichts anderes bliebe, als sich abzulenken, im ungünstigen Fall durch Medien oder auch durch exzessiven Sport oder banale Tätigkeiten. Die Reichweite der Strategie ist aber begrenzt, sie erschöpfen sich daran. Um die Phobie vor inneren Wahrnehmungen zu mindern, ist ein ritualisierter Ablauf hilfreich, den man gut einüben kann. Es ist, wie mit der Großzehe ins Wasser zu tauchen, um die Temperatur zu prüfen. Wie viele andere Hilfswerkzeuge haben Menschen mit dissoziativen Störungen dieses Vorgehen entwickelt.

1. Aufmerksamkeit ganz auf einen äußeren Vorgang oder Objekt richten (Beobachterperspektive). Körperliches Umschaltsignal benutzen (z. B. Finger schnippen),
2. Aufrufen eines inneren Signals des BASK-Systems (Gedanke, Sinneswahrnehmung, z. B. auch inneres Bild, Affekt, Körpersignal),
3. Stopp mit dem körperlichen Umschaltsignal,
4. erneute Außenfokussierung auf das Objekt oder den Vorgang.

Dieses Vorgehen filtert und dosiert die Wahrnehmung innerer Signale gleichzeitig.

Wenn ein längerer Innenkontakt erwünscht ist, können hilfreiche Metaphern genutzt werden, um dieses nach »innen« und wieder nach »außen« zu gehen gut fassbar zu machen. In der Hypnotherapie hat sich die Treppenmetapher mit ihren Abwandlungen bewährt, eine Treppe, die in innere Landschaften oder innere Räume führt (Rießbeck & Müller, 2019, S. 81). Wichtig scheint mir dabei, dass die Metaphern ausgehandelt werden, dass die Kommunikationspartner die damit verbundenen Eindrücke teilen können.

2.6.2 Pendeln zwischen zwei oder mehr Polen der Aufmerksamkeit

Bereits durch den Wechsel zwischen Außen- und Innenwahrnehmung wandert die Aufmerksamkeit zwischen zwei Polen. Wie auch unter 2.5.3 gezeigt, ist die wechselnde Fokussierung auf eine stärkende und auf eine belastende Erfahrung die übersichtlichste Form des Kontaktes mit gegensätzlichen Erlebnissen. Plassmann (Plassmann, 2007, S. 121 ff.) beschreibt das detailliert in der Fokussierung des »Bipolar EMDR«. Fokussierung meint dabei immer den Kontakt mit einer Erfahrung zu einer bestimmten Zeit und an einem bestimmten Ort. Zu frühe Generalisierung und Abstraktion würde den Fokussierungsprozess und damit die mentale Reorganisation behindern. Man erkennt es daran, dass Betroffene intellektuell durchaus etwas präzise beschreiben, ohne aber damit in einem emotionalen oder körperlichen Kontakt zu sein. Es wäre ein Fehler anzunehmen, der Belastungsgrad könnte dabei nicht so hoch sein. Die lähmende unterschwellige Aktivierung von Belastungserleben mit dem gleichzeitigen Gefühl von Stagnation ist stressreich und behindert auf längere Sicht die Therapie und Beratung. Vorteilhaft ist es, Belastungen und Ressourcen zu skalieren, wie dies EMDR-Therapeutinnen gewohnt sind. Es braucht hierzu aber keinesfalls die komplette Systematik des EMDR.

Wenn der Kontakt mit belastetem Material überfordernd erscheint oder aber z. B. massive Zwangsphänomene auftreten, ist zunächst das Pendeln zwischen verschiedenen Ressourcenerfahrungen oder auch signifikanten Alltagserfahrungen möglich. Dies sichert innere Beweglichkeit und die Verbindung zwischen Therapie und Alltagswelt.

2.6.3 Unterscheidung – Beobachtung, Visualisation, Imagination

Im Alltag scheint es uns leicht, etwas aus unserer Umgebung oder auch Abläufe zu beschreiben. Bei schwerer Beeinträchtigung, insbesondere dann, wenn dissoziative Phänomene dominieren, kann das sehr schwer sein. Ein Objekt zu beschreiben, immer beginnend mit »Da ist …«, bringt Menschen in die Unmittelbarkeit des Jetzt (Präsentifizierung). Die Therapeutin erfährt auch ganz direkt, ob es gelingt, urteilsfrei, aus der Perspektive des neutralen Beobachters, Objekte oder Vorgänge zu schildern. Man kann Objekte aus verschiedenen Blickwinkeln, z. B. beim Gang durch den Therapieraum oder beim Blick aus dem Fenster beschreiben und auch ggf. weitere Sinnesmodalitäten neben dem Visus hinzunehmen.

Visualisation dagegen ist die Beschreibung eines Objektes, welches jetzt nicht im Blickfeld gegenwärtig ist. Man kann z. B. Patienten einen Gegenstand auf dem Weg zur Therapiesitzung (Praxistüre oder auch einen neutralen oder freundlichen Gegenstand auf dem Herweg) beschreiben lassen. Dies ist Element der Übungen nach Baker (Rießbeck, 2013, S. 61), die in ihrer Nützlichkeit noch immer unterschätzt werden. Mit ihnen lassen sich einige Nachreifungen der Fähigkeit zur Objektpermanenz erreichen.

Imagination ist die aktive Entwicklung von inneren, in der Regel bildhaften, Vorstellungen, denen kein reales Erleben zugrunde liegen muss. Die Wirklichkeit liefert uns nur das Rohmaterial von Erfahrungen. Der Rest kann freie Phantasie sein bis hin zum Tagtraum. Am weitestgehenden ist dies im Prinzip der katathym imaginativen Psychotherapie (H. C. Leuner) und der aktiven Imagination von C. G. Jung verwirklicht. Schon die innere Vorstellung eines Ortes der Geborgenheit (eine bessere Bezeichnung als der vielzitierte »sichere Ort«) ist eine Imagination, welche umfangreiche innere Wahrnehmungen verlangt. Dies gilt natürlich weit mehr für die Entwicklung einer ausgestalteten inneren Landschaft. Menschen kommen dabei zwangsläufig in Kontakt mit Erinnerungen. So bringt Betroffene z. B. die Vorstellung von inneren Helfern in Kontakt mit Begegnungen zu nahen, hoffentlich förderlichen, Beziehungsfiguren. Die Grenze ist oft aber wenig fest, und der Übergang in Belastungserfahrungen kommt leicht spontan zustande. Gleichzeitig werden auch Erwartungen geweckt, die in die Zukunft gerichtet sind. Auch hier kommt es manchmal zu einem Übergang in zwanghafte Befürchtungen. Nicht Betroffene können oft nur schwer nachvollziehen, wie bei Betroffenen das innere Zeitgefüge, die Vorstellung der Lebenslinie als Kontinuität, außer Kraft gesetzt ist. Sie werden im ungünstigsten Fall gleichzeitig von Vorstellungen der Vergangenheit und in die

Zukunft gerichteten Befürchtungen überwältigt. Imaginationen können dann sehr abträglich sein. Zudem sind bei umfangreicherer Beeinträchtigung die Fähigkeiten, selbst einfache Symbole zu erschaffen, unzugänglich. Dies ist ganz ähnlich zu sehen wie bei Menschen mit Aphasie, denen die Möglichkeit, Beobachtungen in Worte zu fassen, aus neurologischer Ursache fehlt. Wenn Menschen Mühe haben, Icons zu dechiffrieren oder selbst kein solches erschaffen können, gibt uns dies den entsprechenden Hinweis. Dann ist es besser, sich auf Visualisierungen zu beschränken. Viele meiner Patientinnen, die ich auch aus spezialisierten Kliniken kommend in die ambulante Therapie übernommen habe, waren stark geprägt von der Befürchtung, imaginative »Übungen« machen zu müssen, erneut zu scheitern oder sogar in Belastungsbereiche abzugleiten. Sehr vielen Materialien, welche Patienten zur Verfügung gestellt werden, haftet etwas von dieser Problematik an, so auch dem Downloadmaterial (reichhaltig und frei über die Verlagsadresse des Schattauer Verlages zugänglich) zur psychodynamischen Therapie der komplexen posttraumatischen Belastungsstörung (Wöller, 2020).

2.6.4 Timeline, Zeitprogression und -regression

Wie wir bereits im vorangehenden Abschnitt festgestellt haben, sind belastete Menschen mit mindestens drei Zeiträumen gleichzeitig beschäftigt, Erfahrungen der für sie bedeutungsvollen Vergangenheit und weitreichenden Szenarien einer befürchteten Zukunft. Geringer ist die Verbindung mit der unmittelbaren Gegenwart, dem »Hier und Jetzt«, welches Yalom als das Zauberwort der Psychotherapie überhaupt identifiziert hat. In den hypnotherapeutischen Konzepten nennen wir dies eine spontane Zeit- oder Altersregression bzw. -progression. Menschen mit Problematiken wie Angst, Zwang oder chronischen Konflikten sind einfach zu umfangreich mit Zukunft und Vergangenheit beschäftigt und erleben daher die Gegenwart verzerrt. Für traumatisierte Menschen ist es noch viel direkter. Die belastete Vergangenheit ist für sie oft in höherem Grade wirklich, z. T. auch die Zukunft, in der z. B. ein Täter wieder in einer erwarteten Szene seinen unheilvollen Einfluss ausübt. Die Beobachtung der Zeitverzerrung findet sich bereits bei Pierre Janet (van der Hart & Steele, 1997), oder auch unabhängig davon bei P. Zimbardo (Zimbardo, Sword, & Sword, 2013). Es ist bereits hilfreich, mit den Betroffenen zu klären, in welchem Ausmaß diese Zeitverzerrung bei ihnen wirksam ist. Dann kann gemeinsam gesucht werden, welche Werkzeuge diese Verzerrung beeinflussen können. Viele Mittel aus dem Bereich von Achtsamkeitsarbeit und Meditation haben hier ihren Platz.

Insbesondere in der Hypnotherapie verankerte Therapeuten sind gewohnt, mit den anderen bekannten Hypnosephänomenen (Rießbeck, 2013, S. 57) diagnostisch und strategisch therapeutisch zu arbeiten.

2.7 Beobachten und Erleben

Wir beobachten, registrieren, nehmen Erfahrungen in unser Gedächtnis auf, sobald wir wach und zunehmend orientiert sind. Gleichzeitig erleben wir unsere Momente, unsere Gegenüber, Interaktionen unserer Um- und Mitwelt körperlich, kognitiv und emotional. Von diesen beiden Modi des Daseins sind wir ständig bestimmt. Es sind Funktionen, die im Wachbewusstsein fortlaufend gegenwärtig sind. Doch sie sind nicht nur unterschiedlich, sondern gegensätzlich in vieler Hinsicht. Beobachten heißt sinnlich wahrnehmen, beschreiben können; Beobachten erlaubt es, zeitlich und im Kontext zuzuordnen. Beim Erleben wird das Geschehen mit Affekten verbunden, mit Bedeutungen und Beurteilungen. Wir können also sagen, Beobachten und Erleben sind an entgegengesetzten Polen zu finden, beim Austausch mit unserer Umgebung und der Mitwelt. Dieses Beobachten und Erleben bezieht sich auf die äußere Welt, ebenso auch auf die innere Welt, Körper, Geistestätigkeit. Wir wandern zwischen dem erlebenden und dem beobachtenden Pol, haben darauf auch in einem gewissen Umfang Einfluss.

Fast jede Meditationsschule arbeitet mit dem »inneren Beobachter«. Häufig im Traumakontext ist ja, dass wir zu schnell zum erlebenden Pol kommen, zu stark mit diesem verbunden sind. Deswegen zielen die Übungen in der Regel darauf ab, den inneren Beobachter (Zeugen) zu aktivieren, einen Shift hin zum beobachtenden Pol zu erzeugen.

Vorrangig aber ist das Erklären, wie sich die beiden Zustände unterscheiden und wie Menschen auf einer Achse zwischen dem erlebenden und beobachtenden Pol hin und her wandern, unwillkürlich, aber mit Einflussmöglichkeiten.

Nach meiner Erfahrung erleben es Patienten durchaus als Hürde, den inneren Beobachter zu nutzen. Es lohnt sich daher, die Fähigkeit des reinen Beobachtens (Achtsamkeitsarbeit ist hier oft hilfreich) im ganz Alltäglichen zu üben. Auch die Fähigkeit, sich selbst ganz real von anderen Standorten aus zuzusehen, lohnt sich zu üben. So kann ich gerade jetzt eine Vorstellung entwickeln, ein Bild davon haben, wie ich jetzt, leicht gebeugt, vor dem Laptop in meinem Dachzimmer sitze, die Finger an der Tastatur …

Letztlich ist die Fähigkeit, sich zu beobachten, eine Grundlage für innere Distanzierung und damit zur Fähigkeit, verschiedene Perspektiven einnehmen zu können.

2.8 Kontrasterfahrung herstellen

Wöller hat diese Beziehungsgestaltung mit dem »Prinzip der maximalen Kontrasterfahrung« (Wöller, 2020, S. 61) beschrieben. Im Wesentlichen ist damit gesagt, dass sich Gegenwartserfahrungen (nicht nur in der Therapie) von den traumatischen Belastungserfahrungen so verschieden anfühlen sollen, dass sie als klar getrennt wahrgenommen werden können. Erst damit ergibt sich die Möglichkeit, förderliche Gegenwart und belastete Vergangenheitsvorgänge zur trennen, »Gegenwartsanker« einzurichten, innerlich funktionsfähig zu machen und damit zu einer Stressreduktion zu kommen.

Traumatische Situation	Therapeutische Situation
Bedrohung, Unsicherheit	Sicherheit
Kontrollverlust	Kontrolle
Fehlende Entscheidungsfreiheit	Entscheidungsfreiheit, Wahlmöglichkeit
Missachtung basaler Bedürfnisse	Respektieren basaler Bedürfnisse
Ausschaltung der Selbstwirksamkeit	Unterstützung von Selbstwirksamkeit
Unterlegenheit	Gleichwertige Beziehungsgestaltung
Grenzüberschreitung	Klare Grenzen, Regeln
Verwirrung, Intransparenz	Aufklärung, Transparenz
Gefühl, »verrückt« zu sein	Entpathologisierung
Gefühl des Alleingelassen-Seins	Reale Präsenz

Das Prinzip der maximalen Kontrasterfahrung (nach Wöller)

Soweit Therapeuten und Beraterinnen bei allen Interaktionen und Thematiken darauf achten, dass die Erfahrung der Gegenwart sich hinsichtlich dieser in der Tabelle genannten Punkte klar von den belastenden Situationen unterscheidet, können sie sich eines einigermaßen günstigen Fahrwassers sicher sein, wo Missverständnisse aufgelöst und auch Fehler ausgehalten werden können.

2.9 Reden reicht nicht

Wir werden an verschiedenen Stellen noch darauf eingehen, dass existentielle Getroffenheit kein rein geistiger Vorgang ist. Ganz im Gegenteil, existentielle Herausforderungen machen sich unmittelbar körperlich bemerkbar. Die kennt fast jeder schon bei einer Prüfungssituation oder dem Gang zum Traualtar. Umso mehr gilt dies, wenn Menschen in Lebensnot und Todesgefahr gebracht werden oder mit einem schweren Verlust, wie dem Tod eines geliebten Anderen, konfrontiert werden. In vieler Hinsicht führt das körperliche Geschehen und die anderen Dimensionen des Erlebens werden hiervon bestimmt.

So wird es in Zeiten, wo Menschen sich mit existentiellen Fragen ungewollt oder freiwillig konfrontieren, vorteilhaft sein, »etwas mit dem Körper zu machen«. Dies beginnt mit robusten Erfahrungen von Laufen, Schwimmen, Radfahren oder auch passiven Dingen wie Whirlpool oder Sauna. Dies ist nicht einfach »Wellness«. Ich gebe Patienten die Vorstellung des gesunden Stresserlebens mit, bei dem Pulsbeschleunigung und Veränderung von Atemtakt und -tiefe, Schwitzen und rhythmische Bewegungen provoziert werden. Sie werden aber als stimmig und passend, der Tätigkeit zugehörig, erlebt. Dies hilft ungemein zu körperlichem Kompetenzerleben und dazu, nicht von widrigen Körpersignalen überfahren zu werden. Diese selbstregulierenden Erfahrungen sind notwendige Voraussetzung, um sich mit komplexeren und belastenden Körperzuständen befassen zu können.

Hierzu gehören auch Atemübungen, die ja besonders dadurch wertvoll sind, dass sie die Querverbindungen zwischen willkürlicher Steuerung und unwillkürlichen Einflüssen, zwischen somatischem und vegetativem Nervensystem direkt erfahrbar machen. Eine gemeinsame Durchführung hilft nicht nur zu motivieren, sondern sorgt für eine neue Art von Verbindung, für die gemeinsame körperliche Präsenz.

Die weiteren körperlichen Techniken sollten unbedingt an der körperlichen Erfahrungswelt der Betroffenen andocken, dem Fahrradfahren, dem Wandern, Tanzen, Schwimmen …

Von da aus können Berater und Therapeutinnen das einsetzen, wo sie sich am meisten zu Hause fühlen, Focusing, Embodiment-Techniken, aus dem mehr Trauma-bezogenen Arbeiten die somatosensorische Therapie nach P. Ogden (Ogden, Minton, & Pain, 2009) oder das Somatic Experiencing von P. Levine. Häufig genügt es, einige Elemente daraus zu benutzen. Sie sollten für das körperliche Erleben der jeweiligen existentiellen Herausforderung maßgeschneidert sein.

KAPITEL 3

Verlust von Integrität, Verletzlichkeit, Endlichkeit und Tod

Ein grüner Berg, ein dunkles Tal
Da fließt ein Wasser nieder
doch schwimmt, ich weiß nicht, wie es heißt
mein Herz drin hin und wieder
Schneid, schneid, mein Sichel, oh schneid
um Blüte und Frucht ist kein Leid
Schneid, mein Sichel, oh schneid
um Blüte und Frucht ist kein Leid
...
(aus einem Volkslied)

Obwohl uns die Physikalität des Todes zerstört,
rettet uns die Idee des Todes.
(Yalom, 2000, S.56)

Es ist nur konsequent, in diesem Buch den Tod im erweiterten Sinn als ersten Schwerpunkt zu nehmen, denn die nachfolgenden Kapitel sind ganz eng mit diesem zentralen Erleben verbunden. Ganz alltäglich wissen wir, dass der Tod als Tatsache im Leben eng mit diesem verbunden ist und wir nicht ohne ihn auskommen können, wenn Leben und Zusammenleben etwas bedeuten sollen. Für traumatisierte Menschen ist allerdings das Dilemma zu lösen, dass sie durch die Erschütterung und die damit verbundene Überwältigung, ganz im Sinne einer Phobie, die Befassung mit dem Tode unmittelbar scheuen müssen, die emotionalen Anteile der Persönlichkeit, welche die Bürde der Verletzlichkeit tragen. Gleichzeitig gibt es eine nachhaltige Entwicklung der Person nur durch eine Begegnung mit diesem dunklen Bereich. Damit diese gelingt, brauchen Therapeuten und Betroffene möglichst hilfreiche Stützen, wie bei einem Baugerüst, welches so lange die Last mitträgt, bis die Brücke zu einem neuen Ufer sich selbst hält.

3.1 Tod und seelisches Krank-Sein

Tod und Angst sind innig miteinander verbunden. Kinder beschäftigen sich früh damit, bald nachdem sie »Ich« sagen können und einen Begriff ihrer Individualität haben. »Wir werden immer größer, jeden Tag ein Stück – Wir werden immer größer, das ist ein Glück – Große bleiben gleich groß oder schrumpeln ein – Wir werden immer größer, ganz von allein«, dieses Kinderlied spricht die Vergänglichkeit ebenso an wie die Tatsache, dass die Kreaturen unabänderlich in einen Kreislauf von Werden und Vergehen eingebettet sind. Die Erfahrung, dass eine Katze plötzlich überfahren daliegt und sich nicht regt oder Oma eine schwere Krankheit bekommt und nicht mehr die Treppe zum Kinderzimmer hochsteigen kann, solche Erfahrungen tauchen zwingend auf. Im Rahmen sicherer Bindungserfahrungen sind sie aufgefangen, müssen nicht vermieden werden, werden auch dann auf keine Weise toxisch. Die unbewältigte Todesangst der Eltern, insbesondere dann, wenn die Angst mit phobischen Reaktionen und Tabus den Alltag der Familie prägt, scheint nach zahlreichen Untersuchungen zu einer Lernerfahrung zu führen, die den Umgang mit der Vergänglichkeit erschwert. Ganz besonders scheint dies der Fall zu sein, wenn in Familien eine Umwandlung der Angst in Somatisierungen stattgefunden hat. Angst über Körpersymptome zu vermitteln ist ein Vorgang, dem sich Kinder und selbst Erwachsene kaum entgegenstellen können.

Der Mensch ist als »angstvolles Leidwesen« (Yalom, 2000, S. 21) angelegt. Er ist dadurch, dass er als einziges Lebewesen über sich reflektieren kann, ja ständig dabei, seine Position in der Welt zu bestimmen. Damit hat er sich auch nicht nur als Gegenwärtiger vor

Augen, sondern ist mit seiner Vergangenheit und seiner Zukunft verbunden. Wir werden uns noch ausführlich mit dem veränderten Zeiterleben des Menschen, insbesondere im Zusammenhang mit traumatischen Erschütterungen, beschäftigen. Yalom sieht als Grundlage der existentiellen Dynamik zwei Vorgänge. Es gibt zum einen die Bewusstheit, in zwingender Weise auch eine personale Bewusstheit, über die eigene Verletzlichkeit und Vergänglichkeit, also über die letzten Angelegenheiten. Dies führt unausweichlich zu Angst. Um aber im Alltag zu funktionieren, strebt das Individuum danach, den inneren Aufwand, den Kampf, die Verausgabung in die Angst hinein in Grenzen zu halten. Es nutzt also verschiedene Möglichkeiten der inneren Abwehr, um aus dieser direkten Konfrontation herauszukommen. Die Abwehr ihrerseits kann aber Folgen haben. Sie kann zu Symptomen führen, die ihrerseits schwer erträglich sind und mit dem guten menschlichen Zusammenleben unvereinbar werden können.

Jonas Jungvater, ein drahtiger Postangestellter, ist seit vier Monaten krankgeschrieben und hat vergeblich auf die einsetzende Wirkung der Antidepressiva und Sedativa gewartet, die ihm sein Psychiater verschrieben hatte. Ich ermutige ihn, seine gegenwärtigen Beschwerden so zu beschreiben wie bei einem Hausarzt. Aber das fällt ihm außerordentlich schwer. Zappelig fällt er mir ins Wort, wenn ich nur einen Halbsatz formuliert habe. Ich werde ungeduldig und müde. Wieder jemand, der in den durch die Pandemie provozierten Ängsten steckt? Er müsse ständig denken, was er »in Ordnung« zu bringen habe. Mir fällt nun ein, wie er, nachdem er die Praxis betreten hatte, einen etwas schief hängenden Kalender gerade ausgerichtet hatte. Ja, er versuche ganz genau zu sein, alles »richtig zu machen«. Ob das schon immer so gewesen sei? Nein, früher sei er eher schlampig gewesen. Aber diese Verhaltensweisen kenne er nun seit mindestens sieben Jahren. Da er droht, seine Arbeit zu verlieren, ich aber keinen Therapieplatz auf die Schnelle anbieten kann, überlegen wir einen stationären Aufenthalt. Er kann regulierende Übungen gut mitmachen. In der folgenden Sitzung aber ist er genauso in Aufruhr wie zuvor. Was er das letzte Mal nicht berichtet habe, er müsse bei kleinen Anlässen weinen, manchmal schon, wenn er an seinen Sohn denke. Wir gehen zurück zum Beginn seiner Unruhe, die erstmals aufgetreten war, als er beobachtete, wie sein kleiner Sohn vor drei Jahren erstmals selbständig die Haustüre öffnete. Seither könne er das vorher gute Zusammensein in der Familie nicht mehr genießen. Bei der Benennung von Belastungserfahrungen hat er Tränen in den Augen und erzählt von seinem Patenkind, dem Sohn seines besten Freundes. Dieser wurde vor 15 Jahren im Parkplatzbereich vor dem Kindergarten vom Auto einer der Kindergärtnerinnen bei deren Anfahrt überrollt. Die Fahrerin sei aus der Parkbucht gefahren. Er wisse nicht, ob sie den Jungen einfach übersehen habe. Aber in der Erregung habe sie dann noch Gas und Bremse verwechselt und den Buben erneut überrollt, worauf er unter dem Fahrzeug eingeklemmt wurde. Der schwer geschädigte Junge sei noch Jahre bis zu seinem Tod im Wachkoma gelegen. Er habe ihn besucht. Wie verändert dieser gewesen sei, irgendwie schon weitergewachsen, und doch wie ein Baby. Bei seinem letzten Besuch am Grab sei der Grabstein so flach auf der Erde liegend, mit Flechten und Moose bedeckt gewesen. Jetzt wollten auch noch die Eltern das Grab auflösen, das halte er nicht aus. Während er das berichtet, wird er höchst angespannt, braucht anschließend einige Distanzierungsmanöver. Eine Verbindung zwischen seinen Schwierigkeiten und diesen Erfahrungen kann er zunächst nicht erkennen.

Die Betroffenen sind, da die Abwehr unbewusst oder vorbewusst abläuft, im Unklaren über die mentalen und körperlichen Geschehnisse und das oft unfreiwillige Verhalten. Diese Desorientierung führt wiederum sekundär in Ängste hinein, denn allen Kreaturen ist ein Bedürfnis nach Orientierung eigen. Der zweite Kern des existentiellen Konfliktes ist die Grundlosigkeit der Existenz. Woher wir kommen und wohin wir gehen, was uns zustößt oder an uns vorbeigeht, dies ist grundlos und folgt keinem zwingenden Plan. Dies aber erzeugt bei Menschen ein Gefühl von Leere. Leere und Grundlosigkeit sind aber Zustände, denen das Individuum um jeden Preis versucht zu entgehen. Es braucht Grund, Halt und Struktur. Aus dieser Konfrontation entsteht die existentielle Schlüsseldynamik. Wenn wir uns Werkzeuge des Umgangs mit der existentiellen Dynamik schmieden wollen, so wird es hilfreich sein, diese Vorgänge da, wo sie offen zu Tage treten, zu studieren und verständlich zu machen. Nach meiner Erfahrung haben Menschen, welche offene Symptome von Todesangst zeigen, keineswegs Überblick darüber, schon alleine durch die Tatsache, dass sie in einem Stresserleben stehen, was komplexe mentale Handlungen verunmöglicht. Im Gegenteil, sie sind in dem Versuch gefangen, die Grube in die hineinzublicken schwindelig machen muss, mit irgendetwas zuzudecken. Menschen brauchen die Illusion der Unverletzlichkeit und halten daran solange als möglich fest, es sei denn, die Erfahrungen sind so direkt und unabweisbar, dass man sie nicht mehr ignorieren kann.

3.1.1 Die offenen Symptome der Todesangst

Fast jeder von uns kann am eigenen Leib studieren, wie sich die Todesangst entfaltet, wie wir aber auch schnell reagieren, um möglichst nicht von ihr überschwemmt zu werden. »Man begegnet ursprünglicher Todesangst selten in der klinischen Arbeit in ihrem Urzustand. Wie naszierender Sauerstoff wird sie rasch in einen anderen Zustand überführt« (Yalom, 2000, S. 60). Einer der wenigen Träume, die ich aus meiner Kindheit behalten habe, ist einer vom herannahenden Tod. Das war nach einer Klassenfahrt mit der ersten Gymnasialklasse. Auf eine ganz seltsame Weise saß ich im Bus, so verhangen und traurig, dass mich ein begleitender Lehrer auf meine Stimmung hin ansprach. Mir war flau, ich konnte es gar nicht verstehen, hatte ich mich doch so gefreut, den von mir angebeteten Mädchen näher zu sein als sonst. Aber ich war auf eine unverständliche Weise von dem ganzen Trubel getrennt. In der Nacht erwachte ich schwitzend. Im Traum saß ich in einem Linienbus, der immer schneller auf einer Spirale nach unten fuhr, Schwindel erregend, während ich immer regloser in den Sitz gepresst wurde. Vom Fahrer und den Begleitern durch eine dicke Scheibe getrennt, war es unmöglich, mich bemerkbar zu machen. Mit dem Gefühl, wie der

Bus, die Leitplanke durchbrechend, ins Leere stürzte, erwachte ich – mit Kopfschmerzen. Einen Tag später wurde ich mit der Diagnose einer Hirnhautentzündung in die nahe Universitätsklinik eingeliefert. Ich war seltsam ruhig, fast ein wenig fröhlich. Umso einprägsamer war für mich das erregte, angstverzerrte Gesicht meines Vaters im Aufnahmeraum, bevor er weggeschickt wurde. Ich glaube, es war der Moment, an dem ich entschied, mich von den in der Familie verbreiteten Ängsten nie mehr ganz vereinnahmen zu lassen. Wieder gesund, führte ich fast zwanghaft waghalsige Experimente auf Roller und Fahrrad durch, nahm Kurven in Rennfahrermanier, um zu testen, was ich der Zentrifugalkraft entgegenzusetzen hatte. Es gibt viele Parallelen zu solchen Albträumen, am bekanntesten ist Dürrenmatts Kurzgeschichte »Der Tunnel« (Dürrenmatt, 1952).

Menschen können nicht mit der Wucht des Todes in seiner direkten Form leben. Das Miterleben führt zu Gedankenblockaden und Emotionen, die kaum auszuhalten sind. Die nackte Vernichtungsangst führt in eine Leere, die wahrscheinlich nur hier so umfassend auftritt. Trauer ist noch nicht zugänglich, der Organismus verweigert sich allem, was weich und anfällig macht. Der Körper und reflexhaftes Reagieren bestimmen das Geschehen. Bessel van der Kolk, ein Pionier der Psychotraumatologie, hat diesen Kernsatz formuliert: »The body keeps the score« (»Der Körper führt das Geschehen an«).

Menschen, die am Grabe des Liebsten stehen, dessen oder deren Sarg gerade in die Grube abgesenkt wird, spüren regelmäßig einen Sog, eine Art Fallen ins Leere, die Haltlosigkeit, bei der sie oft nicht einmal nach einem Halt bei ihren Begleitern suchen. Der Organismus ist überwältigt von der Erfahrung des Erlöschens aller Handlungsoptionen, der »schutzlosen Preisgabe«, ein Wort, welches sehr treffend traumatische Momente charakterisiert. »Ein vitales Diskrepanzerlebnis zwischen bedrohlichen Situationsfaktoren und den individuellen Bewältigungsmöglichkeiten, das mit Gefühlen von Hilflosigkeit und schutzloser Preisgabe einhergeht und so eine dauerhafte Erschütterung von Selbst- und Weltverhältnis bewirkt« (Fischer & Riedesser, 1998). So haben die beiden inzwischen verstorbenen Denker es gefasst, in einer Zeit, als die moderne Psychotraumatologie noch in den Kinderschuhen steckte. Kann man hier von Bedrohlichkeit sprechen? Die eigene Welt versinkt, das Leben in der bisherigen Form ist zu Ende. Wie sehr wir auf Bewältigungsmöglichkeiten angewiesen sind, um wieder in ein Leben zurückzufinden, konnte mir Olga, eine gut 70-jährige Deutschrussin, greifbar machen.

3.1.2 Olgas Verabschiedung

Olga kam, äußerst gepflegt, in sehr aufrechter Haltung, dezent geschminkt, aber mit scharf gezogenem Lidstrich, in die Sprechstunde. Ihr Mann, den sie als Freund aus Kindertagen früh geheiratet hatte, war am Sekundenherztod gestorben. Sie suchte mich auf, nachdem sie wusste, dass ich auch lange Zeit als Notarzt aktiv gewesen war. Ihre Mimik, etwas maskenhaft, war mir etwas unangenehm in der Strenge, mit der sie mich fixierte. Sie beschwerte sich zunächst über die Treppe zur Praxis, denn sie hatte an den Folgen einer Nervenentzündung in den Beinen zu leiden, hatte kaum mehr Kraft für eine längere Gehstrecke. Nun lebte sie alleine in ihrem Reihenhaus. Etwas umständlich berichtete sie von den Sorgen. So könne sie vielleicht die Heizung nicht mehr einschalten, wenn diese ausgefallen sei. Obwohl die Nachbarn sich immer hilfreich anbieten würden, verschließe sie sich allen Versuchen der Kontaktaufnahme. Sie mache sich Vorwürfe, weil sie die Enkel, die sie doch sehr ins Herz geschlossen habe, anschreie, wenn sie zu laut seien oder am Tisch kleckerten. Erschrocken habe sie festgestellt, dass sie nur noch Erleichterung verspürt habe, als die beiden Enkel wegen Erkältungen ihren Besuch absagen mussten. Eigentlich komme sie aber nicht zurecht mit dem Tod ihres Mannes. Nein, nicht dass er ihr so fehle. »Wissen Sie, er war schon immer ein Eigenbrötler. Meine Literatur, die mir so geholfen hat nach dem Umzug in den Westen, war ihm völlig egal. Aber diese Nacht, als er so dalag« – sie erschauerte – »das halte ich nicht aus. Sie sehen ja, ich kann mich kaum auf den Beinen halten.« Sie klagte nicht, sie jammerte nicht, sie atmete immer wieder tief durch und schwieg dann, als wäre sie ganz woanders. Bei mir machte sich ein Frösteln breit, und ich machte sie aufmerksam auf diesen Umstand. Zunächst hatte ich gedacht, ihre eigenen Gebrechen würden die Trauer hemmen, sie wäre in einer Art Vorwurfshaltung, von ihrem Mann so verlassen worden zu sein. Aber es war viel direkter. Da sie vom Sterben ihres Mannes kaum zusammenhängend berichten konnte, beschlossen wir, in kleinen Abschnitten einen Bericht zu verfassen. Sie würde den Text auf Russisch notieren, mir so vortragen und dann nochmals auf Deutsch. Das Vorgehen kennen wir als sogenannte narrative Exposition. Sie erlebte sich Russisch sprechend auch emotional mehr in Bewegung. Alleine durch die Wahl der Sprache ihrer Kindheit tauchten eine Reihe von Erinnerungen, vornehmlich aus dem eiskalten russischen Winter, auf. Sie berichtete vom plötzlichen Kollaps ihres Mannes, von der Erregung, die Telefonnummer des Rettungsdienstes zu finden, von der so unerträglich langen Zeit, bis die Rettungskräfte kamen. »Und dann haben sie mich einfach in das Nebenzimmer bugsiert, und da saß ich ganz alleine. Diese Bewegungen und Geräusche, das chaotische Piepsen des EKGs. Und dann die Stille …«. Als der Arzt ihr erklärt habe, wie alles vergeblich gewesen sei, habe sie kaum zugehört. »Ich habe nur gesehen, wie sie die Nadeln rausgezogen haben aus ihm.« Olga veränderte sich nun plötzlich, ihre zuvor verhalten leise Stimme wurde schrill. »Er friert doch so. Er liegt so hart …«. Immer wieder wiederholte sie diesen Satz. Wir gingen in der Vorstellung direkt in die Szene. Erstaunlicherweise war sie in der Lage, ihrem Mann in dieser Vorstellung Kissen zu geben, ihn zuzudecken und letztlich auf seine Reise ins Grab zu begleiten. Ihre Erregung ging langsam zurück. Von da ab wurden ihre Berichte flüssiger, es mischten sich Erinnerungen von Jugenderlebnissen mit ihrem Mann hinein, Tanzfeste und Winterschlittenfahrten. Sparsam wurden hier Hilfsmittel u.a. aus Kap. 2, von denen wir speziellere noch im Abschnitt 3.5 kennen lernen werden, reflektiert eingesetzt. Bei Olga sind einige Werkzeuge etwas versteckt untergebracht. Zunächst sichert das Schreiben die Beobachterperspektive, und es führt ja sehr unmittelbar dazu, die Erfahrung in kleine Abschnitte zu unterteilen. Daneben half es Olga immer wieder durch die Notwendigkeit, zu übersetzen, innere Distanz herzustellen, gerade, wenn sie von der elementaren Wucht getroffen wurde. Diese ist eine besondere, die Direktheit der sensomotorischen Erfahrung, welche das Zeitgefühl aufhebt. Bei Olga bestätigte sich die Direktheit der in die Gegenwart geholten sensomotorischen Erfahrung durch das Gefühl von Kälte in besonderer Weise, als sie den Körper betastete, der im Zentrum noch warm, in der Peripherie sich jedoch eiskalt anfühlte. Die Verwendung der russischen Sprache wiederum ermöglichte den Kontakt mit wärmenden, konfliktfreien Erfahrungen aus der Kinder- und Jugendzeit, half dabei, stärkende Ressourcen in das Belastungsnetzwerk einzuweben. Und letztlich meine Neugier und der fehlende Schrecken bei mir, da ich ja viele solcher Reanimationssituationen kenne. Olga durfte annehmen, dass ich sie wissend, emotional präsent, aber gleichzeitig mit einer gebotenen Distanz begleiten würde. Daneben nahmen wir uns die Zeit, die der Notarzt damals nicht hatte, an dem sie daher auch keinen Halt finden konnte, und erreichten so eine korrigierende emotionale Erfahrung. Es muss betont werden, dass gerade bei solchen unmittelbaren sensomotorischen Erfahrungen, die zu einem traumatischen Wiedererleben führen, die therapeutische Beziehung alleine keinesfalls heilt, denn dieser »innere Film« ist mental und emotional nicht bearbeitet und depersonalisiert. Das schonende Durcharbeiten auf dem direkten Weg erst ermöglichte Olga, auch diese schwerste Erfahrung »zu sich zu nehmen«. Letztlich wurde so der Weg wieder frei, die gegenwärtigen Nahbeziehungen zu Enkeln und Nachbarn wieder mit Leben zu erfüllen.

Das Erschrecken vor dem Abgrund ist offene Furcht, auf ein konkretes Geschehen gerichtet, wie Olga es bei der vergeblichen Reanimation ihres Lebensbegleiters hatte. Nur, sie bleibt im Schock und in der Erstarrung gefangen, die Teil der Handlungsautomatismen in der traumatischen Zwickmühle ist, welche Michaela Huber so plastisch als traumatische Zange bezeichnet hat. Kämpfen (Fight), Flüchten (Flight) oder Einfrieren (Freeze), diese drei Reaktionen können einzeln oder abwechselnd auftreten. Sie sind so umfassend beschrieben, dass ich hier darauf verzichten möchte. Die eigentliche Wucht dieser Reaktionen aber liegt nicht in der Reaktion selbst, sondern in dem, was wir, seit Pierre Janet, den psychischen Automatismus nennen. Die Handlungen laufen außerhalb des eigenen Willens, oft genug gegen den erklärten Willen ab. Daher findet sich bei den Betroffenen ein intensives Erleben, die Kontrolle eingebüßt zu haben (Rießbeck, 2013, S. 69 ff.). Von da ab sind Handlungen und Alltagsvollzüge weitgehend darauf gerichtet, etwas im Griff zu haben, und sei es nur in einem ganz kleinen Bereich. Ein besonders gutes Beispiel hierfür habe ich vor einiger Zeit im Museum des KZ Theresienstadt gesehen. Ein Häftling hatte in einer kleinen Kiste, die quasi als Puppenhaus fungierte, aus Teigresten viele Figürchen geknetet, eine Welt im Kleinen also. Mit diesen Figürchen spielte er kleine Szenen. So konnte er in dieser abgeschlossenen Welt der Holzkiste, einem Setzkasten nicht unähnlich, ein Leben außerhalb der akuten Bedrohung, der überwältigenden Ohnmacht vollziehen, eine Gegenwelt, in der er die Kontrolle über die Abläufe hatte. Hier galten seine Regeln. Diese Ordnung war ihm sicherlich die Gegenwelt zu der sonst umfassenden chaotischen Bedrohung und menschenverachtenden Feindseligkeit.

3.1.3 Karl Kupfer – eine Attacke und ihre Folgen

Karl Kupfers Name sehe ich zuerst, begleitet von folgender Notiz meiner Mitarbeiterin in meinem Praxiskalender: »… vielleicht doch Akuttherapie«. Im Wartebereich steht kurz darauf, mit dem vorgeschriebenen Abstand zu einer weiteren Patientin, ein schmächtiger, sichtlich angestrengter 60-jähriger Handwerker. An einem Schultergurt hängt ein Sauerstoffkonzentrator, von dem ein transparenter Schlauch unter die Corona-Schutzmaske geführt ist. Er beginnt den Dialog ohne Umschweife. »Ich habe es bis jetzt ja ganz gut geschafft, aber seit letztem Herbst ist was explodiert. Sie sehen ja, ich habe Sauerstoff, jetzt andauernd, habe chronische Bronchitis und Lungenemphysem (eine irreversible Blähung der Lungenbläschen mit zunehmendem Gewebeverlust). Mein Vater ist mit 76 genau an der gleichen Krankheit gestorben, und glauben Sie mir, es war kein schönes Sterben – er ist langsam erstickt.« Ich beobachte seine angestrengten Atembewegungen, die hoch gezogenen Schultern, flache Bewegungen des Brustkorbes, und werde erinnert an die kleinen Schwalben mit den gebrochenen Flügeln, die wir, in Bastkörbchen gelagert, in meiner Jugendzeit vergeblich versucht hatten durchzubringen. »Aber letzten Herbst, da gab es einen Einschnitt, da scheint noch etwas geschehen zu sein?«, frage ich.

Nun berichtet er so, wie ich es von vielen Betroffenen kenne, fängt an mit den Konsequenzen, dem, was ihn jetzt leiden macht. »Ich habe seitdem einen leichten Schlaf, wache auch plötzlich auf und bin nicht bei mir. Meine Frau sagt, ich schlage so um mich und brülle, wie ich es eigentlich körperlich gar nicht mehr kann. Dann bin ich total erschöpft. Der Psychiater hat mir schon vorher Antidepressiva verschrieben, jetzt auch noch ein Schlafmittel, aber das macht mich morgens so schlapp, dass ich kaum in den Tag komme.« Nachdem ich noch einige medizinische Fragen zur Behandlung gestellt habe, bitte ich Herrn Kupfer, mir, soweit es ihm möglich ist, den Vorgang im Sinne eines Ablaufprotokolls zu berichten. Während er versucht, in nüchternen Worten das Geschehen zu beschreiben, füllen sich die Augen mit Tränen, die er rasch wegwischt. Er berichtet, wie er versucht habe, bei einem nahe am Wohnhaus gelegenen Kreisverkehr die Straße zu überqueren. Da sei ein Sportwagen gekommen, habe nicht geblinkt und sei plötzlich in den Straßenabzweig eingefahren und nur durch eine Vollbremsung zum Stehen gekommen. Hochrot im Gesicht sei der Fahrer ausgestiegen und auf ihn zugestiefelt. Er habe keine Maske getragen, trotz der hohen Corona-Infektionszahlen. Da sei er ganz starr geworden. Immer näher sei der gekommen und habe so angefangen zu brüllen, dass er die Tröpfchen in seinem Gesicht gespürt habe, »die ganzen Corona-Aerosole«. Da habe er ihn weggeschubst, woraufhin dieser ihm Faustschläge auf den Brustkorb verpasst habe. Wären nicht Passanten dagewesen, die das Ganze auch gefilmt hätten, um schließlich dazwischenzugehen, so wäre er wohl niedergeschlagen worden.

Als er versucht habe, Anzeige zu erstatten, habe der Polizeibeamte versucht, ihm die Schuld zu geben, da er ja mit der Provokation angefangen habe. Mit Mühe habe er es geschafft, dass die Anzeige aufgenommen worden sei. Der Sportwagenfahrer habe gleich mit einer Gegenanzeige reagiert. Seitdem käme nicht nur ständig die Erinnerung hoch, sondern er fühle, wie die Atmung immer schlechter geworden sei; und »dazu diese Panik, wie eine Welle, und manchmal schwappt sie über mich weg. Ein paar Mal schon habe ich gedacht, jetzt ist es soweit, jetzt muss ich ersticken. Zuletzt war das an Weihnachten.«

Nicht immer sind die direkten Symptome so offensichtlich mit der Todesangst verbunden wie in dem Beispiel von Herrn Kupfer. Manchmal sind es kleine Handlungen, Ausschnitte von etwas; manchmal wirkt es fast wie ein Tick, etwas, das nicht ganz zur gegenwärtigen Lebenslage zu passen scheint. Ein Problem dabei ist ja, dass diese Handlungen, insoweit sie Symptome sind, die Anpassung der Betroffenen an die Gegenwartswelt erschweren. Zudem haben die Betroffenen, was eben ein Kernmerkmal der posttraumatischen Belastungssyndrome ist, gelernt, Situationen zu vermeiden oder zu entstellen, die in den traumatischen Stress hineinführen würden. Diese Mischung aus Fragmenten des traumatischen Geschehens (im Sinne des Wiedererlebens) und Vermeidungshandlungen kann zu unübersichtlichen Erscheinungsbildern führen. Im Extremfall finden wir z. B. bei meiner Patientin, die als Kleinkind mit einer obdachlosen Mutter auf der Straße aufwuchs und sich von Abfall ernähren musste, Symptome wie diffuse Nahrungsmittelunverträglichkeiten, Kontrollzwänge und eine starke Irritation durch akustische Reize in der Nacht. Sie können aber im Kontext der frühen Belastungssituation als Zeichen der Vernichtungsangst verstanden werden.

Was Menschen nicht in Worte fassen können, stellen sie auf andere Weise dar. Therapeuten werden Mitspieler eines Stückes, welches sie anfangs nur wenig verstehen. Indem sie sich aber beteiligen, möglichst vorurteilsfrei und mit nur einem Minimum an theoretischen Vorannahmen, desto besser können sie Beobachtungen zu den Beweggründen (Vergangenheit), dem Beziehungsangebot

(Hier und Jetzt) und den Intentionen (Zukunft) machen. Dieses gemeinsame Aufschlüsseln kann man als hermeneutischen Zirkel (s. Kap. 1.11) auf allen Ebenen des Erlebens ansehen.

Nicht nur in Therapiesitzungen werden wir Mitspieler in kleinen Enactments. Jeder Wintersportler weiß, dass die gute Ausrüstung bei alpinen Skitouren nicht nur Annehmlichkeiten mit sich bringt, sondern auch Risiken mindert. Stutzig machte mich aber doch das Verhalten eines Kameraden, der einen Rucksack mit einer großen Menge an kalorienreichem Essen mit sich trug. Er könne gar nicht verstehen, wie ich mit so schmalem Gepäck mich in eine solche Unternehmung zu stürzen bereit wäre. Den größten Teil seines Essens brachte er aber regelmäßig wieder mit sich zurück, obwohl er großzügig seine Sportkameraden fütterte. Darauf angesprochen, erklärte er, er sei ja ein Flüchtlingskind aus Ostpreußen. Seine Eltern, die Hungersnot auf der Flucht vor Augen, hätten später immer dafür gesorgt, dass die Speisekammern gefüllt waren. Es habe für ihn noch immer beruhigende Wirkung, wenn er sich vergewissere – alles ist da, im Überfluss.

3.1.4 Kuno Klammer – »Vorbei«, ein Lebensthema

Die direkte Todesangst, chronisch unbewältigt, kann auch in einer Art zu wuchern beginnen, wie ich es mit Kuno Klammer erleben musste. Kuno, ein kleiner rundlich gebauter Techniker, kam mit einer diffusen Angst vor fast allem. Diese äußerte sich regelmäßig gegen das Ende der Sitzungen. Kuno stellte dann immer drängender Fragen, deren Beantwortung keinen Aufschub dulde. Es gebe da immer einen Gedanken bei ihm: »Aus und vorbei – und kommt nie wieder!« Erst vor kurzem hatte sein Instrumentallehrer die Schule gewechselt, habe sich kurzfristig verabschiedet. Das habe er fast nicht ausgehalten, dieses Grundgefühl. Er könne morgens nur mit großer Unruhe aufstehen, denn das bedeute Trennung. Wenn er in der Arbeit nicht genügend Beschäftigung habe, entstehe ebenfalls die Sorge, es gehe alles zu Ende. Seit mehr als zehn Jahren sei er damit beschäftigt, im

Elternhaus der Familie das Dach auszubauen. Er könne es nicht fertigstellen. Im Gegenteil, er beschäftige sich mit kleinsten Fehlern, wie Kacheln, die nicht ganz gerade angebracht seien. Das könne er fast nicht aushalten, fühle den Zwang, alles nochmals wegzureißen. Kuno lebte ohne Unterbrechung in seinem Elternhaus. Die Mutter, noch am Leben, spielt eine große Rolle, auch wenn sie jetzt sehr zurückgezogen lebt. Sie selbst hütet ein Geheimnis , deutet aber immer wieder eigene Verwicklungen an. Unschwer lässt sich aber erraten, dass sie selbst in ihrer Jugend Opfer von Gewalt gewesen war. Sie sei nicht bereit, darüber zu reden. Kuno erlebte vielfach in seiner Vorschulzeit, wie die Mutter mit Anfällen wie tot dalag, während er mit ihr alleine war. Der meistens abwesende Vater habe sich weder für seine Frau noch für ihn sonderlich interessiert. Später habe die Mutter Zitteranfälle entwickelt, habe zu ihrer Beruhigung den Sohn mit in ihr Bett genommen. Kuno bastelte später gerne an Motorrädern, träumte vom Weitwegfahren. Als er begonnen habe, dies umzusetzen, ein einziges Mal nach Amerika geflogen war, hätten die Mutter und seine damalige Verlobte solche »Ausreißer« für die Zukunft unterbunden. Kunos Beschwerden lassen sich unschwer als Todesnot erkennen, übernommen zwar von der Mutter, aber mit grotesken Ausgestaltungen, die sein Erwachsenenleben seit Jahrzehnten massiv hemmen.

3.2 Abwehr verstehen

3.2.1 Die versteckten Symptome der Todesangst

Wir können auch Symptome und Erlebnisse von Patienten, die auf den ersten Blick nichts mit Todesangst zu tun haben, als Versuche sehen, damit zurechtzukommen, und prüfen, ob diese Perspektive für die Betroffenen hilfreich werden kann. Natürlich ist dies nicht der einzig mögliche Blickwinkel, aber Angst ist die führende Emotion im gesamten Spektrum der Psychopathologie, von der Melancholie bis zur Schizophrenie, von der posttraumatischen Belastungsstörung bis zur Hypochondrie, die wir wegen ihres unrechtmäßigen Schimpfwortcharakters besser als somatoforme Störung bezeichnen. Die direkte oder indirekte Konfrontation mit dem Tod ist die ursprüngliche Quelle der Angst. »Um mit diesen Ängsten umgehen zu können, errichten wir Abwehrmechanismen gegen die Bewusstheit des Todes, Abwehrmechanismen, die auf Verleugnung gründen ... die, wenn sie nicht gut angepasst sind, zu klinischen Symptomen führen. Mit anderen Worten, Psychopathologie ist das Ergebnis ineffektiver Modi der Transzendenz des Todes« (Yalom, 2000, S. 42).

3.2.2 Erna Elsters Scheinlösungen

Erna Elster, eine sehr gepflegte Dozentin in der Erwachsenenbildung im Ruhestand, kam zu mir nicht ganz freiwillig. Sie lebte mit ihrem zweiten Ehemann, einem wohlhabenden Geschäftsmann, in gediegenen Verhältnissen. Und doch war sie zum wiederholten Male verurteilt worden, weil sie, für sich selbst auf unverständliche Weise, in Geschäften z. T. kleine, unscheinbare Dinge gestohlen hatte. Obwohl sie bereits eine Haftandrohung bei einem erneuten Rückfall vor Augen hatte, wirkte sie auf eine Weise seltsam unbekümmert und erzählte zunächst wie selbstverständlich über ihre Diebstähle. Sie wäre auch nicht gekommen, wenn die Therapie nicht Bewährungsauflage gewesen wäre. Mit 14 Jahren hatte sie erstmals eine kleine Lampe gestohlen, die sie sich nicht hätte leisten können. »Ich selbst habe eigentlich nie Geldnot erlebt, aber bis jetzt war es so, dass ich beim Einkaufen schon gezielt diese Tasche, die oben so offen ist, dass einfach etwas hineinrutschen kann, mitgenommen habe. Und dabei habe ich immer die Idee gehabt, eine Art Triumph, etwas gespart zu haben. Und das kommt ja alles meinen Kindern zugute, die es einfach besser haben sollen. Es waren zum Schluss ja oft nur so kleine Beträge, Dinge, weniger als fünf Euro wert.« Erna hatte sich nach dem letzten Gerichtsverfahren nicht anders zu helfen gewusst, als ihren Ehemann zum Einkaufen zu schicken. Für mich war irritierend, dass sie über völlig klare Vorstellungen von

Moral verfügte, und auch das Mitgefühl mit anderen Menschen war gut ausgeprägt. Andererseits gab es auch kaum Spannung oder Ängste, erwischt und damit beschämt zu werden. Nur ihrem Ehemann hatte sie nie das ganze Ausmaß ihrer Verfehlungen enthüllt. Sie könne sich das nicht vorstellen, denn so viele gestohlene Gegenstände würden ja in der Wohnung herumstehen. Wenn er das erfahren würde …

Ernas Vater war Schneider in einem Kurort gewesen. Ständig war er von der Sorge getrieben, die Kunden könnten ausbleiben, schon wegen einer längeren Schlechtwetterperiode oder wegen anderer Umstände, die man nicht beeinflussen könnte. Die Mutter, Buchhalterin, habe genau aufs Geld geschaut und dann letztlich dafür gesorgt, dass der Vater seine selbständige Stellung aufgab zugunsten von »etwas Sicherem«.

Zwei Kernszenen schilderte Erna als prägend. »Wir sitzen bei einer Wanderung des Sportvereins in einer Hütte beim Mittagessen. Meine kleine Schwester und ich teilen uns eine bestellte Bockwurst. Die Eltern sitzen dabei und darben, kauen an einem mitgebrachten Brot, während die anderen am Tisch munter verzehren, was die Speisekarte hergibt.« Nach ihrer Erinnerung habe sie bereits mit acht Jahren im Schreibwarengeschäft gestanden und verzweifelt überlegt, wie sie nur an die bunten Drehkugelschreiber kommen könnte. Mit 15 Jahren habe sie wegen Diebstahls erstmal einen Jugendarrest abgesessen. Der Vater sei damals gezwungen worden, ein monatliches Taschengeld einzurichten, welches es vorher nicht gegeben habe. Sie hatte sich dann auch durch Zeitungen austragen Geld verdient, welches der Vater abends am Wohnzimmertisch in einem kleinen Ritual zählte. Als sie volljährig war, sei dann der Vater mit ihr einmal auf einen Markt mit Schmuck gegangen und habe ihr erstmals einen besonderen Ring geschenkt, als Zeichen, dass auch bei ihnen jetzt die Not gewendet sei. »Schon komisch- und jetzt klaue ich zwei Salatköpfe und lasse mich erwischen.« Als sie kürzlich ihren Sohn mit seiner Familie besuchte, habe dieser ganz viel eingekauft. Sie habe Mitleid gespürt: »Mein Gott, für das ganze Essen gibt er tatsächlich so viel Geld aus.«

Erna ist längere Zeit im Zweifel, ob an der Vernichtungsangst in der Familie wirklich etwas dran ist. Die Reflexhaftigkeit ihres Stehlens ist für sie aber so präsent wie ständig irritierend. Wir verstärken diese Irritation gezielt, indem wir die Szenen der Not wiederbeleben. Dies ermöglicht ihr, durch die Augen des Mädchens von damals zu schauen, sich also in den Zustand des jüngeren Ich zu versetzen. Wie der Gedanke aufblitzte – »Ich und meine Familie sollen mal alles haben«.

Natürlich kann Ernas Geschichte auch anders verstanden werden, z. B. als Schamkonflikt oder aber als chronische Selbstwertproblematik. Doch in der direkten Aktualisierung der Schlüsselszenen findet sich nichts davon. Dagegen finden wir ganz klar den Entschluss des Mädchens, das Ganze progressiv zu regeln und Not durch Glück zu ersetzen. Dieser Blickwinkel hat ganz nebenbei den Vorteil, ihr Verhalten vor sich selbst nicht als verwerflich, sondern weiter als Rettungsakt ansehen zu dürfen. Das Mädchen von damals ist aber augenscheinlich nicht in der Gegenwart der gut situierten, reifen Frau angekommen, und es bedarf einiger Kniffe, dies in der Therapie zu lernen.

Wenn Therapeuten die »Vergänglichkeitsbrille« aufsetzen, finden sie viele kleine sprachliche Hinweisgeber. Patienten verpacken in Bemerkungen die Schwierigkeit, der Todesangst standzuhalten. Wenn eine »Hoffnung begraben werden muss« oder wenn jemand berichtet, »vor einem Abgrund« zu stehen.

Auch die Erzählung von einem Wochenende bei der Lieblingsfreundin, wo eine Patientin sich fast nicht trennen kann und auf der Rückfahrt im Zug von Bauchgrummeln und unerklärlicher Trauer über ihr Leben befallen wird, können wir als kurzes Aufblitzen einer Endzeitstimmung verstehen.

Aber auch übertriebene Scherzhaftigkeit oder sarkastische Ironie sind Hinweisgeber. So steckt der Todesgedanke ganz selbstverständlich in dem Slogan »no risk – no fun«.

Kleine Handlungen können sehr aufschlussreich sein. Jonas Jungvater, von dem schon die Rede war, erwähnte nebenbei, dass er wiederholt mit seinem Sohn Weitpinkeln um die Wette geübt hatte.

Der Zehnjährige übertraf ihn mit seinem Bogen. Beunruhigt ging der Vater zum Urologen. Der beruhigt ihn zwar, ergänzte aber: »Ja«, der Zahn der Zeit nagt an uns allen, Sie sind halt nicht der Jüngste.«

Fast alle Menschen kennen Bemerkungen über ergraute Haare. »Sind deine hellen Haare natürlich so – oder gefärbt? … »Nein, nein, ich erlaube mir nur, ein paar Strähnchen einzufärben …«

3.2.3 Die Abwehr der Todesangst

> Ich habe keine Angst vor dem Tod, ich will nur nicht dabei sein, wenn er kommt.
>
> Woody Allen

Wenn wir, was gar nicht so selten geschieht, mit dem Auto an einem Unfallgeschehen mit zertrümmerten Fahrzeugen vorbeifahren, kann es offensichtlich werden, dass Menschen zu Tode gekommen sind. Wir können aber gar nicht anders, als mit innerer Erregung, Unruhe und emotionalem Aufruhr reagieren. Der Kontrast zum scheinbar in so festen Bahnen ablaufenden Alltag, wo doch unser Navigationsgerät minutengenau angezeigt hatte, wann wir am Zielort ankommen würden. Dieser Kontrast ist auch für die Beobachter hart.

Manchmal kommt es zu einer kompletten, schockartigen Ausblendung des Geschehens, ein Nicht-Wahrnehmen. Die Sinneseindrücke werden komplett von einer weiteren Verarbeitung ausgeschlossen, bis auf mehr oder weniger ausgeprägte Stressreaktionen oder unbewusste Kontrollhandlungen. Wird das Geschehen bewusst wahrgenommen, kann man beobachten, wie die Abwehr einsetzt. Es sind nicht wir, denen das zustößt. Wir sind umsichtig, uns kann das so nicht geschehen. Um fast jeden Preis versucht der Mensch die Illusion der Unverletzlichkeit aufrechtzuerhalten. Nicht nur bei Unfällen, auch während der Corona-Pandemie lässt sich diese innere Reaktionstendenz gut beobachten. Auf eine erstaunliche Weise werden die Ereignisse von Tod oder Integritätsverlust erst dann als gravierend bewertet, wenn sie den persönlichen Nahbereich berühren, der aber individuell sehr verschieden abgesteckt ist. Für manche ist es nur die engere Familie und Arbeitswelt, für andere der Nachbarschaftsbereich oder die Firma. Diesen Nahbereich abzustecken ist wohl auch überlebenswichtig. Wenn sich die Grenzen dieses Nahbereiches auflösen, wie z.B. bei Fotojournalisten, die Krieg, Katastrophen und Elend dokumentieren, wird es bedrohlich. Besonders bekannt wurde der südafrikanische Fotojournalist Kevin Carter, der mit 33 Jahren für ein Foto den Pulitzer-Preis erhielt. Es zeigte ein halb verhungertes sudanesisches Mädchen in der Hocke, in einem gewissen Abstand dazu ein Geier in Wartestellung. Etwas mehr als ein Jahr später nahm sich der durch seine Eindrücke traumatisch erschütterte Carter das Leben. In seinen Aufzeichnungen findet sich der Satz: »Schmerz, Leid, das sind Begriffe, die ich nicht mehr verstehe. Ich kenne ihre Bedeutung, ich weiß mit meinem Verstand, was Menschen erleben, wenn sie die Worte sprechen, aber mein Herz fühlt nichts. Dort sind es nur leere Begriffe, die sich an keine Gefühle mehr binden lassen.«

Wenn Vernichtungsangst im Spiel ist, muss die Abwehr entsprechend robust sein. Robust sind für Betroffene aber nur die gewohnten, vertrauten Abwehrstrategien. Daher werden in der Not kaum neue Verhaltensmuster geboren, sondern solche wiederbelebt, die bei einer derartigen Lage zu anderen Zeiten erprobt und hilfreich waren.

Wir haben gesehen, wie desintegrierend die Konfrontation mit der Vergänglichkeit sein kann, wenn es Menschen unvorbereitet trifft. Gerade Menschen, denen, wie Hanna Harmona (Kap. 3.3.2), ein eigentlich sorgenarmes Leben ohne existentielle Erschütterungen vergönnt war, sind dann plötzlich von Vernichtungsangst, die sich in Panikattacken ausdrückt, betroffen. Denn üblicherweise pflegen Menschen eben dieses Gefühl von den Naturgesetzen nicht erfasst zu sein, sozusagen die Ausnahme zu sein. Ja, ich werde älter, aber »man kann ja etwas tun«. Die Unerbittlichkeit des natürlichen Vergehens und die noch größere, dass wir die Bedingungen, zu denen wir leben, nicht selbst erschaffen können, ist eine große Herausforderung. Dieses wirklich zufällige Prinzip, dass den einen eine Punktmutation in den Chromosomen trifft, die nicht repariert wird und dann ein Tumorleiden provoziert. Oder, wie uns die Corona-Pandemie gelehrt hat, ein Mensch einem Virenträger begegnet, der gerade besonders viele Viruspartikel ausscheidet, vielleicht auch noch eine der Mutanten trägt. Man kann sich in gewissem Umfang schützen, aber das Prinzip, den Zufällen ausgesetzt zu sein, wird damit nur bestätigt. Das erinnert uns wieder an Schopenhauer, der es als zentrale Kränkung beschrieben hat, wie der Mensch Natur ist und die Natur über seine Sehnsüchte und Strebungen ignorant hinweggeht.

Vieles an Risikoverhalten lässt sich als ein Versuch verstehen, sich Unverwundbarkeit zu beweisen. Mehr als Abenteuer wird der »Thrill« (Balint 1960, S. 17 ff.) gesucht, die Grenzsituation. Dies hat zunächst schon den Vorteil, dass sich der Abenteurer bestätigt, dass er die Angst aushalten kann, dass er oder sie spüren kann, wie sie nach bestandener Prüfung, oder schon währenddessen, abflaut. Dies ist ja auch Bestandteil jeglicher therapeutischen Expositionstechnik bei Ängsten. Der zweite Gewinn ist dann noch der Triumph des Überlebens, der nach bestandener Prüfung gefeiert werden kann. So hatte Marco, ein 30-jähriger Sprachstudent, den Krebs-Tod seiner Mutter in seinen jungen Jahren nie verdauen können. Als wilder Reiter ritt er, wenn es ihm schlecht ging und er körperliche Taubheitsgefühle erlebte, im Galopp durch Waldstücke mit tiefhängenden Zweigen. Marco, meinen »Absalom«, hat es zum Glück nie erwischt, aber er erzählte mir in den Therapiestunden zunächst mit provozierendem Stolz von seinen Aktivitäten. Der Triumph ist der des unsterblichen Helden Siegfried, der im Drachenblut gebadet hat. Manche Menschen gönnen sich eine Exposition in Miniaturform auf einem Feld, wo tatsächlich nichts Schlimmes passieren kann. So erzählte mir ein älterer Herr, dass er zwanghaft mit Modelleisenbahnen spielte. Es war ihm auch wichtig, dass die Lokomotiven ihren Strom aus der Miniaturoberleitung direkt bekämen, weil es ja dann am Stromabnehmer manchmal so funken würde wie im realen Leben. In seinem realen Leben war der Vater, ein Ingenieur bei der Bahn, an einem Stromunfall mit der Oberleitung gestorben. Er war zu klein gewesen, um eine lebendige Erinnerung an ihn zu haben, kannte aber die dramatischen Erzählungen und den Zustand seiner trauernden Mutter nach dem plötzlichen Tod des Vaters.

Die Abwehrstrategien der Konfrontation mit der Zerbrechlichkeit werden zwar unwillentlich eingerichtet, sie sind jedoch nicht durchgehend unbewusst. Oft werden sie fast augenzwinkernd erklärt. Weniger zugänglich ist aber das Ausmaß des inneren Schreckens, wenn die Betreffenden sich mit den Todesszenen, phantasierten oder realen Erinnerungsfilmen, konfrontiert sehen. Diesem inneren Schrecken und den damit verbundenen körperlichen und emotionalen Reaktionen gilt die Abwehr.

Wir können die Abwehrstrategien unterteilen in offensive, gegen die phobische Reaktion gerichtete, und defensive, welche die Phobie quasi institutionalisieren. So sind Fixierungen auf Alltagsroutinen sowie eine Zentrierung des Denkens auf Sicherheitsaspekte auf der Seite der phobischen Verteidigung. Katastrophisierende Gedanken rechtfertigen rationalisierend die Verhaltensweisen. Es zählt ja auch einfach zu den Grundkonstanten des menschlichen Lebens, dass regelmäßige, ritualisierte Abläufe Halt und Sicherheit geben. Damit sind sie auch unabhängig von Inhalten haltgebend und natürlich noch mehr, wenn sie Ressourcen erweitern, was z. B. Rückzug vom Alltag und Meditation oder Yoga häufig tun.

In der ersten Welle der weltweiten Corona-Pandemie war das Erschrecken groß mit den Bildern, die von Bergamo oder anderen Regionen ausgingen, wo Kranke kaum mehr versorgt und Tote kaum mehr begraben werden konnten. Umso mehr war die Öffentlichkeit erstaunt, wie gleichzeitig wilde »Corona-Partys« gefeiert wurden, ohne jegliche Schutzmaßnahmen. Auch dies lässt sich als kontraphobische Reaktion gut verstehen. Die Ausgelassenheit vieler Karnevalsmasken kann nicht darüber hinwegtäuschen, dass hinter den Fratzen der Geister der Tod steht. Die theatralische Ausgestaltung hat auf der anderen Seite spiegelbildlich Tod und Verderben. Sehr eindrücklich findet sich dies bereits in der Tragödie »Die Bakchen« (Die Bacchantinnen) (Euripides, 1999) des griechischen Dichters Euripides. Die Hauptrolle hat hier Dionysos, der Gott des Weines und der Wollust, der dafür sorgt, dass der Weinrausch in Blutrausch endet. Es ist spannend zu lesen, spielt hervorragend mit Wollust und Entgrenzung einerseits und der Vernichtung auf der anderen Seite.

Wer in der Drogenszene lebt, lebt mit der Todesnähe. Umso mehr finden sich bei Drogensüchtigen, besonders gehäuft bei den Tattoos, schreckliche Gestalten oder auch (pseudo)-religiöse Symbole, welche sie immer mit sich tragen. Mein Patient Peter Pein, der sich Skelettknochen an vielen Stellen des Körpers auf die Haut tätowiert hatte, ja sogar auf seine Musikinstrumente Totenköpfe eingravieren ließ, tat dies, nachdem er bei einem vernichtenden Unfallerlebnis Beteiligter und Zeuge gewesen war. Die Unumkehrbarkeit der schweren Verletzung brachte ihn selbst an den Rand des Lebens. Er verausgabte sich in zwanghaftem sportlichem Drill. Die Tätowierungen, und die damit verbundene Dauerbeschäftigung mit dem Tod, waren damit eine Art Kompromiss. Ausgestaltung und Rituale halfen ihm, nicht Hand an sich zu legen (Müller & Rießbeck, 2019, S. 240 ff.).

Ein Wesen zu haben, welches mich und meine Nöte versteht, nie weggeht, selbst wenn es mir zürnt, diese Gottessehnsucht ist eine wesentliche Grundlage zumindest der drei Wüstenreligionen. Besonders gut ist es in der Bibel im Psalm 23 ausgedrückt: »Und ob ich schon wanderte im finstern Tal, fürchte ich kein Unglück; denn du bist bei mir, dein Stecken und dein Stab trösten mich.« Das Gefühl, begleitet zu sein, wirkt angstmindernd. Die Nähe eines machtvollen Wesens, das durch seine Präsenz beruhigen kann, ist im Kern primär eindeutig die Erfahrung mit den Eltern oder auch älteren Geschwistern oder Mitgliedern der Sippe und damit zunächst ein sehr biologisches Phänomen. Die Erfahrung von einem Gegenüber, der oder die nichts von mir braucht, durch das ich gehalten und ins Gleichgewicht gebracht und versorgt werde, ist wahrscheinlich eine der wichtigsten Elementarerfahrungen. Umso mehr muss der Retter das halten, was sich der auf den Tod Geängstigte von ihm verspricht oder was ihm dieser machtvolle »Heiler« tatsächlich in narzisstischer Selbstüberhöhung versprochen hatte. In die Position des letzten Retters werden Ärzte stärker als Psychologen gebracht, denn Ärzte werden häufig als umfassend zuständig für das Wohl und Wehe von Patienten angesehen.

Selbst bei meinen Einsätzen im Corona-Impfzentrum war das gut zu beobachten. Es gibt eine Gruppe von Patienten die, hochgradig verunsichert, aktiv ablehnen, über die Grenzen der Wirksamkeit des Impfstoffes informiert zu werden. Sie reagieren verärgert, empfinden die Information als Zumutung oder verfallen misstrauisch in pauschale Ablehnung. Die Position des letzten Retters kann schnell kippen. Ein Retter, der versagt, wird möglicherweise als ebenso schlimm wie ein aktiver Täter empfunden. Mein Patient Frieder, ein baumlanger Kleinunternehmer, konnte dem hohen Erfolgsdruck seiner Eltern kaum standhalten. Er war in großer Sorge, sein Geschäft zu verlieren. Durch seine Ängste gefährdete er aber dessen Erfolg immer mehr. Schon zu seiner ersten Vorstellung bei mir hatte er seine zierliche, energische Partnerin dabei, achtete minutiös darauf, dass sie nicht von seiner Seite wich. In der Folge verlangte er von mir ständig Interventionen, welche die Angst ein für alle Mal bannen sollten. Als die Werkzeuge zur Stabilisierung zwischen zwei Sitzungen eine Panikattacke nicht verhindern konnten, stellte er sofort die Therapie in Frage.

Eine Sonderform der Abwehr ist die »Fear of missing out«, ein Phänomen, das seit der Jahrtausendwende zunehmend beschrieben wird. Die Nutzung sozialer Medien scheint diese Angst und Übersorgnis zu verstärken. Menschen sind dann ständig beschäftigt mit der Sorge, etwas zu verpassen, ein Ereignis, an dem sie teilnehmen könnten, einen geschäftlichen Erfolg, den sie verbuchen könnten, ein Treffen, von dem sie vielleicht nichts erfahren. Diese Angst hat Bezug zum Zwangsverhalten, zu Sucht (insbesondere Spielsucht) und Melancholie. Sie wird unmittelbar verständlich, wenn wir sehen, dass Menschen innerlich damit beschäftigt sind, das Leben ganz auszufüllen, damit es eben nicht »verrinnt«. Das Erleben von Muße, ohne feste Beschäftigung zu sein, wird vermieden. Dahinter steht ein Gefühl der »Leere«, und hinter der Leere – der Tod. Naheliegend scheint, dass diese Furcht im Zusammenhang mit unsicherem Bindungsgefühl steht, was aber, soweit ich weiß, bisher nicht untersucht wurde. In der nachfolgenden Tabelle, die eine Übersicht über mögliche Abwehrstrategien gibt, ist diese Angst daher zusammen mit Bindungssucht aufgeführt.

Abwehr der Vernichtungsangst – mentale und manifeste Verhaltensebene	
Offensiv »kontraphobisch«	**Defensiv »phobisch«**
Risikoverhalten, Abenteuer, im Extremfall parasuizidal, Spiel mit dem Schicksal Suche nach »Kick und Thrill« Akrobatische Extreme Bagatellisierung oder Leugnung von Risiken	Fixierung auf Alltagsroutinen Katastrophisieren Ablehnung jeglicher Unberechenbarkeit
Verzicht auf Schutzmaßnahmen	Einengende Sicherheitsrituale, Kontrollzwänge
Theatralische Ausgestaltung	Verzicht auf Kreativität
Magische Rituale zum Bannen der Gefahr Religiöse Überhöhung	Ablehnung von Spiritualität »Vulgärer« Materialismus
Phänomen des letzten Retters	Nihilismus
Workaholismus, sich unverzichtbar machen	Träge Gleichgültigkeit, »Oblomoverei«
Bindungssucht, »Everybody's Darling« »Fear of missing out (FOMO)«	Verzicht auf Bindungen, »einsamer Cowboy« »Steppenwolf«
Körpertaubheit, Schmerzunempfindlichkeit	Somatisierung, Hypochondrie
Stoffgebundene Süchte	Asketismus
Sexualisierung, Sexsucht	Leugnung von Triebimpulsen

Jede Therapeutin findet leicht Beispiele für die in der Tabelle genannten Abwehrstrategien, die natürlich, wenn sie vereinzelt auftauchen, auch anders verstanden werden können. Abwehrstrategien müssen also immer im Zusammenhang mit der Biografie und der jetzigen Lebenslage gesehen werden. Es ist ein Missverständnis der Psychoanalyse, dass das »Bewusstmachen« der Abwehrmechanismen gesünder macht. Vernichtungsangst macht Abwehrstrategien reflexhaft, rigide und unverzichtbar. Die einfache Konfrontation damit kann das Funktionsniveau der Betroffenen allzu leicht verschlechtern. Im Kontext traumatischer Erschütterung wird daher auf diese Strategien ganz anders eingegangen. Die Abwehr wird (selbst bei bizarrem Verhalten) soweit als möglich als Ressource anerkannt und damit gewürdigt. Mehr auf der Ebene der Information (Psychoedukation) erklären die Dialogpartner die individuelle Bedeutung der Abwehrstrategie. Offenbar ist dabei wesentlich zu sehen, ob sich die Patientin kognitiv und emotional anschließen, es ggf. auch erweitern kann. Die Therapeutin gibt aktiv Halt und versorgt die Patientin mit Gegenwartsankern, möglichst ohne sich unverzichtbar zu machen. Im dritten Schritt werden Möglichkeiten für günstigere Strategien gesucht und Werkzeuge (s. Kap. 3.5) hierfür zur Verfügung gestellt. Erst dann kann in kleinen Dosen die dysfunktionale Seite der Abwehr angegangen werden.

3.3 Zwischen Überwältigung und Bewältigung – zwei Patientengeschichten

3.3.1 Sepp Sandbauer

Sepp Sandbauer, ein junger Familienvater mit zwei Kindern, ist verzweifelt: Er will keinesfalls eine Psychotherapie, eigentlich gar nicht in die Praxis, denn er müsse plötzlich dranghaft aufs Klo, welches er immer in der Nähe haben müsse. Schon am Telefon sagt er, »Die Organe machen, was sie wollen«. Und doch kommt er, von der Partnerin gedrängt, einen Aktenordner mit Arztberichten unter dem Arm. Seine Unruhe mit flackerndem Blick und fahrigen, hilflosen Gesten überträgt sich mir unmittelbar. Er nimmt täglich Schmerz- und Beruhigungsmittel, schafft es kaum, sich am Alltagsleben zu beteiligen. Mehrere Schmerzkliniken habe er schon durch. Am besten seien dort noch die Physiotherapeuten. Mit allem anderen sei er jetzt fertig, nach unzähligen Besuchen bei Ärzten, Heilpraktikern, Heilern, Krankengymnasten … »Meine Frau hat mich dann noch zu so einem Hexenmeister geschleift. Der hat mich dann gezwungen, ans Grab meines Kumpels zu gehen, da sind dann alle Sicherungen durchgegangen. Die Schmerzen sind jetzt so, dass ich manchmal nicht mal mehr das Display vom Handy berühren kann – es wird sofort unerträglich an den Fingerspitzen.« Bis vor vier Monaten habe er wenigstens zeitweilig noch im väterlichen Baustoffbetrieb gearbeitet. »Aber der Vater meint, ich bin halt ein Hänfling.« Die seit jeher bevorzugte, ältere geldgierige Schwester, Geschäftsführerin im Betrieb, halte ihn für einen Drückeberger. Dabei gebe es im Betrieb auch solche Sandberge … und dem Vater sei die Sicherheit egal. Wenn man da nicht aufpasse, werde man von der Pressmaschine gequetscht – vorsintflutlich, diese Technik –, aber dem Vater sei es egal. So gehe es schon ganz lang. Ja, genau genommen Jahre – seine Unruhe steigert sich. Die Arztberichte vor meinen Augen enthalten sorgfältige Beschreibungen körperlicher und apparativer Diagnostik zu den Therapieetappen. Kaum überraschend – die Angaben zu früheren Erfahrungen und Erlebnissen fehlen. Darauf angesprochen, fängt Sepp S. zu schwitzen an, kann erst nach ein paar Spannung regulierenden Übungen erzählen (s. Kap. 2). Auch jetzt braucht er noch laufend Hilfen, um die Distanz beim Erzählen zu wahren. Er beschreibt sich als unbeschwerten, sportlichen 17-Jährigen, der gerne mit der Clique am Baggersee gechillt habe. Kein Risiko habe er gescheut, habe schon als Kind wegen seines Draufgängertums eine Reihe von Knochenbrüchen gehabt. Die Mädels hätten sie noch gewarnt, auf den Sandhügel zu gehen, den Aushub des Baggersees. Ganz lockerer feiner Sand sei das gewesen. Oben in der Sonne sitzend habe er plötzlich gesehen, wie sein Freund eingesackt sei. Wie von einem riesigen Staubsauger verschluckt. Er habe noch mit den Händen nach ihm gegriffen, aber der Freund sei so weggerutscht, verschüttet, während er hilflos versucht habe, nach ihm zu buddeln. Vater habe ihn damals nur angeschrien, ob er keine Warnschilder lesen könne, danach sei nie mehr darüber geredet worden.

Sepps Geschichte ist für Therapeuten mit traumatherapeutischer Erfahrung keine so seltene. Eigentlich eine klassische Konstellation. Nur – eine so lange Laufzeit, eine Krankheitsgeschichte von über 20 Jahren, führte zu zahlreichen sekundären Erscheinungen. In der weitgehenden Hoffnungslosigkeit und Demoralisierung sah Sepp sich nicht einmal mehr in der Lage, seinen eigenen Garten zu versorgen. Die Schwere des Schmerzerlebens, mit dem Gefühl, nicht einmal das Display seines Handys berühren zu können. Für Erfahrene kann es gut als stressinduzierte Hyperalgesie (Egle & Zentgraf, 2017, S.45 ff.) mit dissoziativen Einsprengseln gesehen werden. Und damit ist, bleibt man geduldig, eine Wende bei Sepp möglich. Schwierig wird es, wenn der Zug schon in Richtung Berentung abzufahren droht. Aber wenn es helfen soll, so ist ein gestufter Therapieplan nötig. Und die Einsicht, dass bei so vielen Folgeproblemen und sekundären Schäden mehrere Methoden miteinander verzahnt werden sollten. Der langsame Aufbau von Hoffnung und Blick auf eigene Stärken und Kompetenzen. Die Vermittlung von Kenntnissen über die Zusammenhänge von Stress und Schmerzwahrnehmung. Und schließlich die Identifikation von Triggern und letztlich das gestufte Durcharbeiten der Belastungserinnerungen. Dabei kommt es unmittelbar zur Aktivierung der Todesangst, dann aber aus den haltgebenden Gegenwartsankern aus einer beobachtenden Position. Sehr vorteilhaft ist es, wenn Körperpsychotherapie integriert werden kann. Gut möglich, dass Sepp die Vernichtungsangst, die in dem Moment entstand, als er die Hand des Freundes nicht mehr festhalten konnte, nie reflektieren können wird. Das ist aber zum Glück nicht erforderlich, um die »Trauma-Filme« durchzuarbeiten.

3.3.2 Hanna Harmona

»Bis letztes Jahr war doch alles in Ordnung mit mir, ich habe meinen Fünfzigsten gefeiert und gedacht, es geht einfach so weiter. Meine Azubis sind freundlich und willig, ich fühle mich souverän in meiner Arbeit und zu Hause machen wir Musik. Das Leben in der Kleinstadt ist gemächlich. Als Herausforderung reicht mir der Chor, in dem gehe ich ganz auf.« Zum Anfang des Jahres hat sich mein Bauch gemeldet, nicht schlimm, aber irgendwie sehr schmerzhaft. Der Internist stellte eine Divertikulitis fest. Diät und Antibiotika halfen. Aber nicht anhaltend.« Während Hanna, die es gewohnt ist, vor Anderen ausdauernd zu sprechen, erzählt, werde ich ein bisschen müde. Als Internist kenne ich viele solcher Geschichten. Doch etwas reibt sich. Die medizinischen Fakten bringt Hanna überaus klar und geordnet vor. Dabei ist das Gesicht aber seltsam angespannt, sie muss häufig schlucken und Tränen unterdrücken.

Hanna erzählt weiter: »Dass ich operiert werden sollte, habe ich schnell verstanden und es hat mich auch nicht so nervös gemacht. Ich hatte bisher ein bisschen Bluthochdruck, aber man ist ja gut überwacht und mein Krankenhaus gerade für diese Knopflochoperationen gut angesehen. Ich bin geradezu entspannt hineingegangen, mit vielen Musikkonserven am Bett. Allerdings wurde meine Bettnachbarin kurz nach meiner Ankunft schnell aus dem Zimmer gefahren. Später habe ich erfahren, dass sie an ihrer Lungenentzündung gestorben ist. Die Operation bei mir verlief wohl ganz gut, ich bin aufgewacht, und dann kam die Nacht auf der Intensivstation. Ich bin von Lärm und Gerenne aufgewacht, die ganze Zeit blinkte ein roter Alarm am Gang und auch bei mir am Monitor. Dass da eine Reanimation im Gange war, konnte ich noch mitkriegen. Und plötzlich konnte ich nicht mehr. Bis dann jemand kam und mir ein Beruhigungsmittel spritzte, hat es gefühlt Ewigkeiten gedauert.« Der Blutdruck sei dann viel zu hoch gewesen. In der folgenden Nacht, nachdem der Blasenkatheter entfernt worden sei, habe sie dann völlige Panik mit Atemnot erlebt, mit dem Gefühl, dass die Blase platzte. Sie habe nie mehr zur Ruhe gefunden, messe gehäuft den Blutdruck. Die Hausärztin habe nun schon mehrere Medikamente an ihr probiert. Nur die reinen Beruhigungsmittel hätten geholfen, aber auch nur für eine gute Woche lang.

3.4 Verletzlichkeit und Tod in der therapeutischen Beziehung

Warum sollte in einer Therapie, diesem zugegeben recht künstlichen Raum, plötzlich alles anders sein als im Alltag? Dieses Kapitel will zeigen, dass wir gute Gründe haben, eine Therapie, gerade in ihren ersten Stadien, sehr alltäglich zu fassen. Das gilt gerade dann, wenn wir schwere Beeinträchtigungen vermuten. Wir tun gut daran, mit uns selbst zu beginnen, denn das ist es, was wir unserem Gegenüber voraushaben sollten: In der Beleuchtung der Lebensthemen haben wir einen gewissen Vorsprung. Das heißt nicht, dass wir in jeden Lebensbereich der Betroffenen Einblick haben müssten. Das ist ja auch gar nicht möglich. Therapeuten und auch Berater brauchen aber einen Lebensalltag, in dem sie in der Lage sind, sich selbst Herausforderungen zu stellen, sich mit Freude und Leid, Gelingen und Scheitern, Einsamkeit und tiefen Bindungen auseinandergesetzt zu haben. Wer sich in die künstlichen Welten wissenschaftlichen Lebens und sozialer Distanz zurückgezogen hat, wer in einer Glasglocke innerhalb der Welt lebt, wird zum existentiellen Therapeuten nicht gut geeignet sein. Sie müssen also selbst Gebirge menschlicher Erfahrungsmöglichkeiten mit sanften Tälern, verwöhnenden Stränden, heimeligen Behausungen ebenso bereit sein zu bereisen wie schroffe Abbrüche, trockene Steppen und kalte Eisgebirge. Soweit möglich durch Selbsterfahrung begleitet, werden sie kognitiv, emotional und somatisch einige Übersicht haben und ein Wissen über eigene Untiefen. Letztlich machen Betroffene traumatischer Erschütterungen manchmal recht unvermutet, nämlich bereits in einer der ersten Therapiesitzungen, den »Härtetest«, indem sie spekulieren, dass der Therapeut, in seiner Bubble sitzend, von der realen Welt der Zerrissenheit von vornherein nichts mitbekommen habe, oder aber er sei der »verwundete Heiler«, selbst eigentlich Trauma-Überlebender, ein Mythos, welcher gerade in esoterisch gefärbten Therapiezirkeln herumgeistert. So konfrontierte mich Susi, die lange Zeit nur gewagt hatte, telefonisch mit einer Beraterin einen therapeutischen Kontakt zu halten, gleich in der ersten Probestunde. Sie hatte davon gesprochen, dass sie ständig unvermutet von Erinnerungen an inzestuöse Ausbeutung überschwemmt werde, und fuhr dann fort: »Wie Sie jetzt geschaut haben – und Ihre Anspannung im Gesicht! Das sagt mir, dass Sie sowas auch erlebt haben müssen. Geben Sie doch zu, Sie sind auch Opfer von so schlimmen Sachen.« – Ich war in der Klemme, kannte sie und ihre Reaktionen noch gar nicht. Dabei fühlte ich mich insbesondere wegen eines Umstandes höchst ungemütlich. Kannte sie denn etwas von meinen existentiellen Erschütterungen? War ihr etwas weitergegeben worden? Ich entschloss mich in dem frühen Stadium der Therapie bei der emotional faszinierenden, aber ebenso labilen und zur Verstrickung neigenden Frau einerseits dazu, ihre Beobachtung zu validieren, gleichzeitig eine Grenze zu setzen. »Therapeuten reagieren wie andere Menschen direkt und sichtbar. Was Sie an mir zutreffend beobachtet haben, hat Ihnen gezeigt, dass auch ich Leid und Erschütterungen kenne. Dabei sollten Sie sicher sein, dass ich Wege gefunden habe, meine Erschütterungen so zu bewältigen, wie das eben Menschen möglich ist.« Daraufhin ging ihre Anspannung zurück und sie wechselte das Thema.

3.4.1 Was Therapeuten hemmt

Wir nehmen allzu leicht an, dass Patientinnen mit dem Tod nichts anfangen können. Dabei können wir es als Faustregel nehmen, dass wir selbst die schweren Bereiche meiden. Wir sollten also davon ausgehen, dass wir selbst es sind, die Andeutungen oder auch handfeste Hinweise auf das Thema Vergänglichkeit/Zerbrechlichkeit leicht ignorieren, einfach ausblenden oder eventuell nur mit einem gewissen Unwohlsein quittieren, ohne den eigentlichen Bezug zu realisieren. Im Abschnitt 3.2.3 haben wir die Abwehr und Entstellung der Todesangst dargestellt und versucht, einen einigermaßen systematischen Überblick zu bekommen. Wir sind gut beraten, diese Übersicht im ersten Schritt auf uns anzuwenden.

Die Vermeidung der Begegnung mit unserer Zerbrechlichkeit ist uns in den medizinischen Disziplinen nicht fremd. Sie ist mit ein Grund, weswegen Ärzte Angehörige möglichst nicht selbst behandeln sollen. Entweder sie reagieren über oder blenden sehr direkte Hinweise auf ein bedrohliches Krankheitsgeschehen aus. Mit gutem Grund ist dieses Prinzip Gegenstand von ethischen Leitlinien z. B. der American Medical Association (Gerst, 2015).

Wenn wir mit uns hier ins Reine kommen, werden die in den personenzentrierten Therapien geübten Prinzipien besonders attraktiv, erscheinen uns so erstrebenswert und einfach menschenfreundlich für beide Seiten. Kaum jemand kann sich der Meisterschaft, die in den Fallschilderungen von Irvin Yalom sichtbar werden, entziehen, und doch werden wir aus der Trauma-Perspektive einige wichtige Schattenseiten erkennen. Dazu ist es wichtig zu wissen, dass Yalom noch aus einer Tradition von Encounter-Gruppen kommt, wo das Prinzip der radikalen Begegnung, ganz im Sinne Bubers, die Maxime war. Aus dieser Haltung heraus behandelte Yalom z. B. seine an fortgeschrittenem Ovarialkarzinom leidende Patientin Ellie (Yalom, 2015, S. 165–190).

Ellie, eine wenig gepflegte Frau, erscheint Yalom wie ein verblühtes, schwermütiges Hippiemädchen, als sie schwitzend und angestrengt seine Praxis betritt. Da sie zu erkennen gibt, keine lange Therapie machen zu wollen, fordert Y. sie rasch auf, ihre durch die Krankheit bedingte Lebenslage preiszugeben. Yalom zögert nicht, seine eigenen Emotionen zu zeigen, was der kranken Frau die Möglichkeit gibt, Vorbehalte abzulegen. Sie betont, dass sie als Mensch, und nicht einfach als eine Krebspatientin, gesehen werden möchte. Ellie gibt auch recht deutlich an, wie sie sich für den Rest des Lebens eingestellt hat, dass sie bereit ist, ihr weniges Geld auf den Kopf zu hauen, um noch eine letzte Europareise zu machen, als eine Art von Glücksspiel. Diesen Mut zur Konfrontation erkennend geht Yalom einen Schritt weiter, um zu sehen, ob beide sich noch vollständiger aufeinander einlassen könnten. Er fragt Ellie: »Waren Sie im heutigen Gespräch mit mir mutig genug?« Darauf fragt sie zurück, ob er wirklich ein derart hohes Honorar fordern müsse, wozu er so viel Geld brauche? Sie provoziert bei Yalom soziale Scham, woraufhin er das Honorar halbiert, später ganz darauf verzichtet. Yalom will sie zuerst an einen Kollegen verweisen, lässt sich dann aber auf eine Begleitung bis zum Tod ein. Sie konfrontiert ihn mit seiner Schwierigkeit, ein alter Mann zu sein, lässt auch nicht zu, dass er sich hinter klugen Weisheitssprüchen versteckt. So kommt er zu dem Schluss: »Suche nicht nach irgendeiner großartigen Interpretation, die den entscheidenden Ausschlag gibt. Deine Aufgabe besteht einzig und allein darin, ihr deine ungeteilte Präsenz zu schenken. Vertraue darauf, dass sie von der Sitzung alles mitnehmen wird, was sie braucht.« Um den seltenen Sitzungen mehr Wirkung zu geben, schlug Yalom Ellie vor, sie könnten beide, jeder für sich nach jeder Sitzung eine Zusammenfassung schreiben und dann per E-Mail zuschicken, ein Vorschlag, den Ellie mit Freude annahm. Y. hatte diese Art von Kommunikation über eine längere Zeit mit einer Patientin erprobt und den Briefwechsel als Buch herausgebracht (Yalom I. D., 2001). Ellie wurde rasch kränker. Der Austausch erschien Y. immer oberflächlicher, sie redeten immer mehr aneinander vorbei, hatten im Erleben von Y. nie mehr die authentische Beziehung, die er als Therapeut angestrebt hatte. Doch bei der nochmaligen Durchsicht der E-Mails stellt Y. fest, wie viel Beziehungsintensität von Ellie ausgegangen war. Sie schätzte auch seine unvollkommene Art, seine eigene Vergänglichkeit und Todesangst zu bewältigen, und konnte ihren letzten Monaten einen Sinn geben. Sie begann ihr Dasein und ihren zerbrechlichen Körper neu zu mögen, obwohl ihr letztlich die ersehnte Europareise versagt geblieben war.

Ellies Therapiegeschichte habe ich zusammengefasst wiedergegeben, weil sie hervorragend zeigt, wie eine wirksame existentielle Psychotherapie selbst eine so gut integrierte, reflektierte Frau an ihre Grenzen bringt; und den Therapeuten dazu, gerade wenn er heimlich von Ferenczis Konzept der mutuellen Analyse eingenommen ist. Ganz anders sind die Bedingungen bei meiner Patientin Norma, die ich Ellie gegenüberstellen möchte. Sie zeigt, wie anders das Vorgehen im Traumabereich, wenn Persönlichkeiten verletzungsbedingt fragmentiert sind, sein kann.

Über eine lange Zeit war mir nicht klar, weswegen Norma und ich eine lange und auch haltbare Therapie machen konnten. Zu viel sprach dagegen. Als Erstes mein Ekel. Sie betrat den Raum langsam, wortkarg. Eine Wolke von Nikotin, mit beißendem Schweißgeruch gemischt, hüllte mich ein. War es nur mein sportlicher Ehrgeiz, die Tatsache, dass sie bei einer der am besten spezialisierten Kliniken Deutschlands mit ihrer dissoziativen »Störung« Schiffbruch erlitten hatte? Oder Mitleid mit ihren vier Kindern, die mit einer emotional so betäubten Mutter aufwachsen mussten? Alles keine guten Voraussetzungen … Symptome, die jede Therapeutin innerlich stöhnen lassen. Ein kaum kontrollierbarer Alkoholmissbrauch, variantenreiche Selbstverletzungen. Vor allen Dingen nahm sie sich selbst den Lebenssaft – Blut – ab. Vor den Stunden graute mir anfangs. Innerhalb von wenigen Minuten nach Beginn der Stunde befiel mich eine animalische Müdigkeit, die alle Ideen vertrieb, mich förmlich benebelte. Gefolgt von Selbstvorwürfen, denn das ist etwas, was ich mir kaum verzeihe, eine Passivität, welche die Therapiestunde nur vor sich hin dümpeln lässt. Daran gewöhnt, energisch Grenzen zu setzen, versuchte ich mich in Verhandlungen über eine Begrenzung des Alkoholkonsums. Wir feilschten, sie auf eine für mich kaum verständliche Art, die mich fast immer dazu bringt, Betroffene in niederschwellige Kontakte der Suchtberatung weiterzuleiten. Bevor wir aber einen Therapiekontrakt zustande brachten, erfuhr ich mehr von ihrer Geschichte. Sie stammte aus einer Familie mit einer Mutter, die weder sich noch den Umgang mit Alkohol zu irgendeinem Zeitpunkt in den Griff bekommen hatte. Der Vater trank mit und behandelte sie, ebenso wie ihre beiden Brüder mit zynischer Verachtung. In dieser emotionalen Kälte schien der sechs Jahre ältere Cousin der einzige Lichtpunkt zu sein. Was er gründlich ausnutzte, um sie sich sexuell gefügig zu machen. Mit Mühe rettete sie sich in die Pubertät, von keinem der Elternteile unterstützt, nahm Gesangsunterricht – ein adrettes blondes, sexuell vorzeitig reifes Mädchen. Der Musiklehrer setzte die Ausbeutung fort. Sie ließ ihre Entwicklung schleifen, zog sich als Studentin von der Außenwelt zurück, erlebte sich von einem solch untilgbaren Makel gezeichnet, dass sie jegliche Nähe vermied. Ein Freund ließ sich nicht beirren, er wurde ihr Mann und der Vater ihrer Kinder, was nicht verhinderte, dass sie sich über Jahre nur durch Alkohol wärmen konnte.

Norma hatte mehrere stationäre Aufenthalte hinter sich, anschließend waren jeweils ihre Sucht und ihre Selbstverletzung schlimmer, mit langen Phasen dissoziativer Bewusstseinstrübung. Als ich erfuhr, was sie beim vergangenen Aufenthalt erlebt hatte, war mir klarer, was uns verband. Sie musste sich beim letzten Aufenthalt ständig Protokolle von Tonbandaufnahmen anhören, Protokolle über ihre sexuellen Ausbeutungsvorgänge. Dieses Vorgehen ist eine radikale Konfrontation mit den traumatischen Erinnerungen, bekannt als prolongierte Exposition nach Edna Foa. Wirklichkeit oder nicht, sie erlebte sich bei diesem stationären Aufenthalt völlig alleine gelassen. Was uns verband, war also Empörung, Aufruhr gegen die menschliche Kälte. Sie war wegen ihrer Einschränkungen nicht in der Lage, Brücken zur Lebendigkeit zu schlagen. Die Institution Krankenhaus fror sie restlos ein und trieb sie weiter in die Isolation. Nun sah sie sich ständig kurz davor, aus dem Leben zu gehen. Damit machte sie für die Therapie die Vorgabe, ich dürfe nichts tun, was zu einer Gefährdung ihrer Familie, ihres Status quo, führen könnte. Ebenso lehnte sie jegliche innere Exploration ab oder brachte sie nach meinen zaghaften Versuchen zum Stillstand. Es folgten über mehr als zwei Jahre quälende Stunden, vor denen ich meine Ablehnung und Müdigkeit irgendwie zu bändigen suchte. Ab und zu belohnte mich ein kindlicher Anteil mit einem engelsgleichen Lächeln, ansonsten – ein fast endloser Ritt durch eine Steppe. Meine Fähigkeiten, meine Skills, meine theoretischen Modelle, nirgendwo konnte ich landen. Und doch, sie blieb und meisterte ihre Rolle als Mutter. Sie war nie in der Lage gewesen, den Kontakt mit ihrer Herkunftsfamilie zu unterbinden, selbst der Cousin, der Täter aus der Kindheit, verhielt sich ihr gegenüber weiter destruktiv. Wenn ich die Therapie zu beenden suchte, gab sie mir zu verstehen, wie unbedingt sie auf die Stunden angewiesen war. Norma war inzwischen Selbstzahlerin, und ich machte mir Sorgen vor einer masochistischen Dauerbeziehung ohne Ende. Doch wir rückten einander näher, teilten Alltagssorgen, skurrile Beobachtungen in der Corona-Pandemie. Und dann begann sie zu malen, selten, aber ausdrucksstark, und nahm von sich aus Kurs auf eine Durcharbeitung belastender Erinnerungen. Eine neue Stufe war erreicht – nach drei Jahren Auf und Ab, Stabilisierung und erneutem Verlust von Halt. Und wir begannen vorsichtig, einen gewissen Stolz zu teilen und die

Freude, wie Abenteurer einer Polarexpedition, die nach ermüdenden Irrwegen in der Ferne den Rauch aus dem Ofen einer menschlichen Behausung aufsteigen sehen.

Wenn wir uns den Kontrast in den Geschichten von Ellie und Norma vergegenwärtigen, fällt sofort auf, wie unterschiedlich ihre Möglichkeiten im Umgang mit anderen Menschen sind, was fachlich zum Bereich der sog. Ich-Funktionen zu rechnen ist. Ellie kann hervorragend mit sich alleine sein und ihre inneren Signale geordnet wahrnehmen und im Gespräch mit Yalom sogar dann benutzen, wenn er sie provoziert. Norma hält sich leidlich stabil, indem sie jeglichen »Innenkontakt« zu vermeiden sucht. Ellie hat in ihrem Alltag relativ wenig Halt durch Beschäftigungen und nahe Beziehungen, bleibt trotz der lebensbedrohlichen Lage ihren Zielen verpflichtet. Norma muss sehr dafür sorgen, dass ihr Alltagsrahmen mit der Familie erhalten bleibt, kann Veränderungen nicht aushalten. Sie hat kaum eine Vorstellung darüber, was in den anderen vor sich geht (fachlich wird das als Theory of Mind bezeichnet, s. Kap. 2.1). Ellie zeigt ihrem Therapeuten sehr direkt, wie sie ihren Krankheitsbelastungen standhält, Norma kommt bereits im Alltag in Schwierigkeiten, ein Gleichgewicht zu halten, welches das Überleben sichert. Sie versucht, so gut als möglich zusätzlichen Belastungen aus dem Weg zu gehen.

Ich werde in den nächsten Abschnitten versuchen zu verdeutlichen, welche Konsequenzen diese Gegensätzlichkeiten für Beratungen oder einen Therapieprozess haben.

3.4.2 Nähe und Begegnung »titrieren«

Sehr offensichtlich folgen berühmte Therapeuten, allen voran Irvin Yalom, den Maximen personenzentrierter Psychotherapie. Im Vordergrund steht hier als Erstes die bedingungslose **positive Wertschätzung**, eine Maxime, die wir noch am leichtesten bei Betroffenen mit Opfer-Identität verwirklichen können. Doch was passiert im Umgang mit Menschen, die viele Handlungen und Haltungen von Tätern übernommen haben, bei denen Täter imitierende Handlungen oder innere Anteile das Geschehen bestimmen? Alle therapeutischen Schulen sind sich einig, dass die Arbeit mit realistischen Grenzen hier vorrangig ist, um Wertschätzung überhaupt zu ermöglichen. Man muss ja nicht betonen, dass Angriffe auf das Setting oder auch offene Bedrohung unterbunden werden müssen. Nur können die Angriffe auch recht subtil sein, und manchmal ist »der Zug schon durch«, bevor die Therapeutin realisiert, welche Suppe ihr da gekocht wurde. Im Feld chronischer Traumatisierungen kann kaum mit einer Selbstaktualisierungs- oder Selbstheilungstendenz gerechnet werden. Wir haben es auch mit manchmal schwindelerregenden Abwärtsspiralen zu tun.

Schwieriger ist es auch mit der **Empathie**. In einer ganzen Reihe von Beispielen in diesem Buch, am stärksten aber im Kapitel »Tod und Vergänglichkeit«, werden leicht emotionale Zustände von haltloser Traurigkeit und Leere oder auch körperlich kaum tolerable Spannungszustände mobilisiert. Auch positive Emotionen werden zu einem erheblichen Risiko. Wir haben es leichter, wenn wir annehmen, dass die traumatischen Erinnerungen und die mit ihnen verbundenen Trauma-States ständig auf einer nicht klar erkennbaren und benennbaren Ebene, die man nach einem Schichtenmodell besser unterbewusst als unbewusst bezeichnen sollte, mitlaufen. Betroffene kennen es, in welchem Ausmaß freudvolle Zustände zu einem Erleben von Diskrepanz führen können, wenn plötzlich eine spontane innere Konfrontation mit solchen Trauma-States auftritt. Dieses Kippen wird gefürchtet, und Betroffene halten »den Ball flach«, wirken fade, was man nur sehr oberflächlich als Vermeidung bezeichnet. Im Kern ist es eher eine Überlebensschutzhaltung. Hinzu kommt, dass gerade bei Kindheitstrauma, gerade in der sexuellen Ausbeutung, die Gewalt planmäßig ein Vorspiel hatte. Dieses Vorspiel besteht in Sanftheit, Versprechungen, Verwöhnen und damit dem Wecken freudvoller emotionaler Zustände. Damit können positive Zustände Signalfunktion bekommen, ein Alarm werden für das Schlimme, das nachfolgt. Diese beiden Gründe halte ich für ausreichend, um die aus dem tibetanischen Buddhismus bekannte Formel der »leidschaffenden Emotionen« insgesamt einzuführen. Zu viel auch an positiven Emotionen ist überfordernd und sollte beachtet werden. Wir stehen damit für den emotionalen Austausch als »Hilfsbremser« zur Verfügung, so lange, bis Betroffene dies selbst können. Für den Umgang mit negativen ebenso wie mit positiven Emotionen! Die Metapher vom Arbeiten mit Gas und Bremse, wie bei einer Autofahrt in glattem Gelände, ist oft hilfreich.

Noch deutlicher wird dies bei der Haltung von **Kongruenz** bzw. Echtheit in der therapeutischen Beziehung. Hier bringen die Therapeutinnen die offene Wahrnehmung ihres eigenen Erlebens ins Spiel und konfrontieren aus dieser Wahrnehmung heraus die Patientin mit Beziehungsaspekten. Sie treten in gewisser Weise auch aus ihrer Rolle als Fachleute heraus und werden einfach Personen, Alltagsmenschen. Dies kann ungeheuer bereichernd sein, aber nur dann, wenn die Betroffenen über integrierte Vorstellungen von personalen Beziehungen verfügen. Das aber ist bei Menschen mit länger dauernden entwicklungsbegleitenden Traumatisierungen regelhaft nicht der Fall. Trotzdem sind sie, wenn sie in Not kommen, auf die regulatorischen Kräfte von Therapeuten angewiesen, und damit auf Nähe. Damit entsteht eine Gratwanderung.

Bei Menschen, die unter dem Druck anhaltender traumatischer Prozesse stehen und daher in ihren mentalen Funktionen eingeschränkt sind, müssen manche zwischenmenschlichen Vorgänge erklärt und wieder gelernt werden. Das implizite Wissen scheint hier nicht auszureichen. Daher erklären wir das Beziehungsdilemma direkt. Für Betroffene sind die unmittelbaren Reaktionen auf die Nähe von bedrohlich erlebten Menschen: Flucht, Kampf und Erstarrung (die drei »F« – Fight, Flight, Freeze) regelmäßig Teil ihrer Alltagserfahrung, egal ob sie den Sessel beim Therapeuten zurück rücken oder in einer Warteschlange von Panik befallen werden. Der Mitmensch wird zur Gefahr, je aktiver er oder sie auf die Betroffene zugeht. Zieht der Partner der Begegnung sich, auf die Bedrohungssignale adäquat reagierend, zurück, kommt es erneut zum Alarm. Besonders dann, wenn Betroffene schon vielfach die Erfahrung gemacht haben, sich alleine nur schwer im Gleichgewicht halten zu können. Sie sind somit hin- und hergerissen zwischen einer Übertragung von Täteraspekten auf den Helfer und der Angst, in der Einsamkeit das Regulationsgleichgewicht zu verlieren. Besonders eindrucksvoll waren bei mir Beobachtungen in den Lockdown-Phasen der Pandemie bei traumatisierten Menschen mit Suchterkrankungen, die sehr zutreffend einen Rückfall in die Sucht fürchten.

Titrieren ist ein Begriff, der aus der Chemie stammt. Wenn Säuren und Laugen zusammengeschüttet werden, entsteht eine den Ausgangsstoffen entsprechende starke Reaktion. Daher werden zum Zweck der Neutralisierung von den jeweiligen Stoffen tröpfchenweise die Substanzen zugegeben. So kann eine Reaktion gesteuert und gebremst ablaufen. Dieses Prinzip ist sehr hilfreich. Erfahrene Therapeutinnen verwenden es spontan, aus der Erfahrung heraus. Man kann aber nicht davon ausgehen, dass Patienten ebenfalls über diese Strategie verfügen. Die Metapher »Titration« kann konkret eingeführt werden. Betroffene dissoziativer Zustände wenden diese Technik für sich selbst an, weil sie häufig die Erfahrung machen, von einem Zuviel an Wahrnehmungen oder Emotionen überrollt zu werden (z. B. www.dis-sos.com). Diese Technik lässt sich gut für die Bewältigung des Nähe-Distanz-Problems einsetzen. Dabei sollten die Grenzen, wenn es ein Zuviel gegeben hat, z. B. die innere Spannung ansteigt, wahrgenommen und angezeigt werden. Das kann man auch auf Gegenseitigkeit machen. Eine meiner schwer traumatisierten jungen Patientinnen wurde als Pflegekind in eine Familie mit sehr hohen Erwartungen und entsprechendem Funktionsdruck aufgenommen. Sie war ständig mit der Erfahrung beschäftigt, irgendwie nicht zu genügen und nicht mithalten zu können. Mit mir sprach sie ständig gehetzt im D-Zug-Tempo, breitete vor mir ein komplexes Netzwerk von Erfahrungen aus, dem ich kaum folgen konnte. Sie überschritt die Grenzen dessen, was ich auffassen konnte, innerhalb kurzer Zeit, bis wir uns für diese Überschreitung der Grenzen auf Gegenseitigkeit ein Signalsystem entwickelten.

Anders als in der existentiellen Psychotherapie ist der Versuch, mehr Intensität zu wagen, in der Begegnung nicht unbedingt von Vorteil. Es kann schmerzhaft für beide sein, zurückrudern zu müssen. Der »Small Talk«, Beobachtungen aus dem Alltag, die nichts direkt mit Therapeutin oder Patientin zu tun haben, lenkt von der Beziehungsebene ab und hilft, wieder Abstand zu halten und die Intensität zu begrenzen. Dazu gehören auch weitere Methoden, innere Vorstellungsbilder und auch körperliche Gesten und Haltungen, die den Sicherheitsabstand wieder herstellen.

Der Druck, alles in Worte fassen zu sollen, kann überfordernd wirken. In den Grenzbereichen des Lebens erleben es Menschen manchmal auch als nicht angebracht. Gleichzeitig kann lastendes Schweigen überfordernd sein, besonders dann, wenn der Kontakt nicht sicher erscheint. Therapeuten können, je nachdem, welche Möglichkeiten der nonverbalen Kommunikation sie sich zutrauen, mit Malen, Aufstellen von Gegenständen aus der Alltagsumgebung, dabei unterstützen, innere Zustände auszudrücken. Manchmal entwickeln Betroffene dies auch spontan und wir brauchen es bloß zu begleiten.

Gabi, eine Diabetikerin im mittleren Alter, mit schon einigen sekundären Organschäden, hatte Unterzuckerungen als Nahtodereignisse erlebt. Sie reagierte mit vielerlei Hemmungen im Alltag. Beschreiben konnte sie diese Zustände, die nun auch ohne Unterzuckerungen auftraten, nicht. Aber sie schuf eine Art heiße Zone, eine Art Feuerball, durch die sie hindurchgehen konnte. Auf der anderen Seite fand sich ein Ort, freundlich und friedlich mit lebendiger Natur und der Möglichkeit zu Begegnung mit der belebten Welt. Zunächst machte sie allerlei Skizzen, die wir als »Bauplan« nahmen, um dies szenisch nachzustellen. Daraus entwickelte sich eine Wandlung. Nicht nur in der Therapie, auch im Alltag konnte sie mehr auf andere zugehen und Bedürfnisse eindeutig artikulieren. Gabi zeigte damit, wie es bei existentieller Not vorteilhaft sein kann, etwas so zu zeigen, dass es das Gegenüber begreifen, mit Händen greifen kann.

Hier nochmals eine Tabelle der Elemente expliziter Beziehungsarbeit.

Explizite Beziehungsarbeit
Nähe-Distanz Konflikt und seine Entstehung begreifen
Das Prinzip der Titration persönlicher Nähe in kleinen Dosen
Das Erkennen von (Toleranz-)Grenzen im therapeutischen Prozess
Kultivieren von »Small Talk« aus dem gesunden Alltag
Methoden einüben, die den Sicherheitsabstand wiederherstellen.
Verschiedene (auch non-verbale) Kommunikationsmöglichkeiten nutzbar machen

3.4.3 Zwischen Verunsicherung und festen Ankern

Ein Grundprinzip der existentiellen Psychotherapie ist, »den Schauer zu verstärken«, der davon ausgeht, dass allen Menschen, die an die Bruchkante des Lebens geraten, schwindelig wird. Ganz im Sinne der Exposition können Menschen erfahren, dass sie letztlich diesem Erleben standhalten können, ja sogar lebendiger als zuvor in die Alltagserfahrungen zurückkehren können. Damit das aber möglich wird, muss der Betroffene in einem gewissen Umfang mentale Spielräume haben, »Zugang« zu Gedanken, Emotionen, Körpersignalen, Fünf-Sinneswahrnehmungen und Gedächtnisinhalten. Wer an einer Klippe hängt und sich vom Absturz bedroht sieht, kann nur mit elementaren Reflexen arbeiten. Wer einmal erlebt hat, einen kaum überwindlichen Berggrat, an einem Seil gehalten, zu überqueren oder von einer Hand hochgezogen zu werden, kann dies unmittelbar nachvollziehen. Diese Funktion ist im therapeutischen Angebot enthalten. Die Anker sollen Angst vor der Vernichtung so weit reduzieren, dass die Erforschung und Konfrontation mit der existentiellen Dimension überhaupt möglich werden. Dabei können wir verschieden wirkende Anker unterscheiden.

Direkte »materielle« Anker sind z. B. Gegenstände aus dem Verfügungsbereich der Therapeutin, solche, die der Patientin zeitweise oder selten auf Dauer übergeben werden. Sie sind Brücken zur Person

Therapeutin und haben psychodynamisch gesehen die Funktion eines Übergangsobjektes. Sie haben damit auch magische Bedeutung. Mit dem Gegenstand kann die Betroffene sozusagen an den »Kräften der Therapeutin« teilhaben. Wichtiger aber scheint mir, dass diese Gegenstände in Verbindung gebracht werden mit geteilten Erfahrungen in der Therapie, konkreten Zeitpunkten des Erlebens, am besten mit den besonderen Momenten, den zentralen Erfahrungen des Miteinander, ganz im Sinne von Martin Buber. Die Gegenstände müssen aber nichts Besonderes sein. Therapeuten müssen sie nicht mit Bedeutung aufladen, dies tun die Betroffenen von selbst. Bei mir in der Praxis sind es häufig von mir gesammelte Steine, manchmal auch Pflanzenteile von Zimmerpflanzen.

Heiner litt seit der Grundschulzeit an schweren Ängsten und Schlaflosigkeit. Ständig plagten ihn dabei Gedanken, die Schlaflosigkeit müsse unbedingt sein Leben drastisch verkürzen, sodass er nicht mehr lang Zeit habe. Dabei war er von einem Erlebnishunger getrieben, wäre so gerne in den Hochalpen unterwegs gewesen. Ein begeisterter Fahrradfahrer, konnte er lange Strecken zurücklegen, weil er da »Bodenhaftung« spürte. Mit der Bahn schaffte er es aber meist nur bis zum nächsten Haltepunkt, um anschließend schnell wieder in die vertrauten Gefilde umzukehren. Er erbat von sich aus, etwas aus der Praxis mitnehmen zu dürfen, was seine Hand packen könne, um sich gedanklich »in den Therapieraum zu beamen«. Immerhin half ihm der kantige Quarzstein und seine damit verbundene Selbstsuggestion, die erste Hürde zu überwinden.

Die meisten Anker sind allerdings nicht stofflicher Natur. Sie helfen Betroffenen, mehr im gegenwärtigen Erleben zu sein, die Wahrnehmung auf den gegenwärtigen Moment zu richten und sich damit zu ordnen, was weithin als Haltung von Achtsamkeit gilt. Vieles kann zu einem Anker werden: ein Gedanke, Slogan, Gedicht oder Lied, eine Körperübung, ein Auftrag zur Ausführung zwischen den Therapiesitzungen (Hausaufgabe). Die Wirkung entsteht vermutlich, indem die Betroffenen bei der Beschäftigung damit ein Beziehungsgefühl aktivieren und so für einige Momente die Therapeutin als Taschenwerkzeug mit sich führen können.

Manche Patienten haben das Bedürfnis, z. B. am Ende einer Therapie in eine Nachricht etwas Sinnstiftendes, einen Anker zu verpacken, der etwas von Dauerhaftigkeit hat und die innere Verbindung zwischen den zwei Personen als bedeutungsvoll bestätigt.

Besonders erstaunt hat mich aber, dass ein Patient, der, als Säugling von den Eltern weggegeben, emotionale Nähe kaum teilen konnte, mir in einer Lebenssituation, für die es kaum einen Trost geben konnte, diese Gedichtzeilen zukommen ließ. Sie zählen zu den wenigen, die ich auswendig lernte. Er, der solche Mühe hatte, Anker in der Therapie zu finden, konnte in einer komplizierten Lage seinen Therapeuten mit einem Anker versorgen.

You know how one angel smiles there
Then weep not. 't is easy for you
To be drawn by a single gold hair
Of that curl, from earth's storm and despair
To the safe place above us. Adieu.

E. B. Browning

3.4.4 Das »Hier-und-Jetzt-Prinzip«

»Das Hier und Jetzt ist die Hauptquelle der therapeutischen Wirkung, die Goldmine der Therapie, der beste Freund des Therapeuten (und damit des Patienten)« (Yalom, 2002, S. 61). Grundsätzlich ist dieses Prinzip nicht nur bei humanistischen Psychotherapierichtungen führend, sondern in der Psychotherapieforschung weitgehend anerkannt, wenn man an die Ausführungen von Grawe (Grawe, 2004, S. 435 ff.) zur Ressourcen- und Problemaktivierung denkt. Gedanken, Gefühle und Selbstzustände lassen sich nur zuverlässig untersuchen, wenn sie in der aktuellen Begegnung aktiviert werden. Und damit ist gemeint: was in und während einer Sitzung zwischen den beiden »Darstellern« vor sich geht und gegensätzlich zur historisierenden Betrachtungsweise ist. Das heißt keinesfalls, dass die Bedeutung von Lebenserfahrungen ignoriert wird, im Gegenteil.

Das »Hier-und-Jetzt-Prinzip« ist eine Art des szenischen Verstehens, die das Verhalten, welches ja meist gewohnheitsmäßig auftritt, die jedem Menschen individuelle Art, Reize und Situationen zu beantworten, nutzt, nicht nur als Verstehenshilfe, sondern um in diesen Minuten eine neue Erfahrung zu machen. Diese kann mehr sein als ein Aha-Effekt, der Einsicht vermittelt. Manchmal wird es einfach darum gehen, dass beide Partner das Dilemma, in dem die Patientin steckt, auf eine neue Weise begreifen und aus anderer Perspektive ansehen können. Im Feld traumatischer Erfahrung sind die Hier-und-Jetzt-Momente möglichst solche, die den Kontrast zu traumatischen Situationen besonders wirkungsvoll darstellen.

Patricia, eine bis zu ihrer Erkrankung quirlige Kleinunternehmerin, hatte nach einer Notoperation nicht nur ihre Nierenfunktion eingebüßt, sondern auch einen Schlaganfall und mehrere Knochenbrüche infolge ihrer Gangunsicherheit erlitten. Sie verhielt sich weitgehend distanziert und erklärte mir, sie wolle nur wissen, was passiere, wenn sie die Dialyse beende. Sie wollte sicher gehen, dass sie dann wirklich sterbe. Sehr lebhaft erzählte sie mir von ihrem Leben als Unternehmerin, wo die Zeit für den Betrieb nie ein Opfer gewesen sei. Sogar für den Golfsport bei Wind und Wetter habe sie Kraft gehabt. Jetzt sei sie gerade noch vor dem Regen mit ihrem elektrischen Roller zu meiner Praxis gefahren, froh, dass der Regen noch nicht eingesetzt habe. Sie deutete zum Fenster: »Sehen Sie, wenn ich jetzt gehe, wie soll ich wissen, wann es losschüttet?« Dankbar ließ sie sich den Anorak zuknöpfen.

Im traumatischen Bereich ergeben sich Szenen, in denen wir unmittelbar Teilnehmer im Erleben von Ohnmacht und dem Ringen um Kontrolle sind. Wir sehen, was aus Entwertungen und Demütigungen, denen die Betroffenen ausgesetzt waren, geworden ist, indem sie uns darin verwickeln.

In der Regel nehmen die Opfer traumatischer Erschütterung an, die Trauma-bezogene Therapie wirke, in dem man in die Vergangenheit zurückgehe, eine Belastung neutralisiere, quasi lösche, damit sie weiterhin nicht mehr als Last wirke. Die überwiegende Mehrzahl meiner Kursteilnehmer geht ebenfalls davon aus. Wahrscheinlich ist aber die Wirkung doch viel mehr ein »Hier und Jetzt«-Effekt. Die traumatische Erinnerung wird **aktualisiert,** d.h. in die Gegenwart gebracht, und mit einer neuen Erfahrung unterlegt. Die Aktualisierungserfahrung, die konkrete Interaktion mit der Therapeutin, ist wohl die wirksamste Ressource im Vergleich zu denen, die wir mühevoll aus anderen Bezügen versuchen zu aktivieren und einzuweben.

Die Dimension Zeiterleben hat bei traumatisch wirkenden Erfahrungen noch eine ganz besondere Bedeutung. Das innere Zeitgefühl strukturiert in hohem Maße unser Erleben. Pierre Janet, der Erste, der Trauma-zentrierte Therapien systematisch entwickelte, beschäftigte sich mit dem Zeitgefühl und wie es sich unter dem Eindruck traumatischen Erlebens verändert. Er zeigte, dass das Erleben von »Wirklichkeit« daran gebunden ist, dass Menschen Zukunft, Vergangenheit und den gegenwärtigen Moment unterschiedlich erleben und gewichten können. Im gesunden Fall hat das gegenwärtige Erleben die größte Bedeutung und nimmt in der Wahrnehmung den bedeutendsten Platz ein. Wir sind aber bereits in die nahe Zukunft hin ausgerichtet, mit Entwürfen und Projekten, gleichzeitig gebunden an Erfahrungen aus der Vergangenheit. Damit ergibt sich eine Hierarchie des Zeiterlebens, welche Janet in neun Bereiche oder Stufen unterteilt hat (van der Hart & Steele, 1997). Die Existenzbedrohung der traumatischen Erfahrung führt nicht zuletzt zu einer nachhaltigen Erschütterung des Zeiterlebens, verändert die Bedeutungshierarchie. Die Traumazeit wird innerlich unmittelbarer und wirklicher als die Gegenwart. Im ungünstigen Fall wird auch die Zukunft lediglich als Wiederholung der Vergangenheit erlebt. Die traumatische Situation hat den größten Grad an Wirklichkeit. Auch die Zukunft erscheint nur noch im Licht der Vergangenheit mit ihren vernichtenden Erfahrungen. Die Zukunft ist dann der Projektionsort der Albträume der Vergangenheit mit der Erwartung, das Belastungserleben werde sich beständig wiederholen. Dann kann es sogar erleichternd sein, wenn das Zeitgefühl überhaupt aufgehoben ist, was den Betroffenen aber das Gefühl von Richtungslosigkeit und innerer Leere beschert. Phil Zimbardo, der v.a. durch seine Untersuchungen zur Entstehung des »Bösen« bekannt wurde (s. Kap. 6), hat, ohne allerdings Janet zu kennen, eine Zeitperspektiventherapie entwickelt und erprobt, bei der es v.a. darauf ankommt, das verdrehte Zeitgefühl durch Veränderungen des Fokus zu korrigieren. Er schlägt vor, alte positive Erfahrungen außerhalb des traumatischen Erlebens, gesunde aktuelle Tätigkeiten und zukünftige Entwicklungsmöglichkeiten in besonderer Weise zu verstärken (Zimbardo & Sword, 2012). Mir scheint dieses Vorgehen ein wenig schematisch und einfach zu sein. Im therapeutischen Blickwinkel ist der Ausgangspunkt für jegliche Veränderung der Zeitperspektive die Erfahrung einer Gegenwart, welche lebendige Begegnung verkörpert. Die Therapiesitzung stellt dann eine Insel dar, in der zunächst, soweit möglich, Gegenwart herrscht, also Präsenzerleben ermöglicht wird. Damit ist in Trauma-bezogenen Therapien das »Hier und Jetzt« von ganz zentraler Bedeutung. Erst von da aus lassen sich die Verdrehungen des Zeiterlebens langsam auflösen.

Zugegeben, das »Hier-und-Jetzt-Prinzip« im Traumabereich ist empfindlich und heikel, kann sich zur Überforderung auswachsen. Doch gibt es eine Reihe vorsichtiger Möglichkeiten, welche die Beziehung in der Therapie unspektakulär in den Mittelpunkt der Betrachtung rücken können.

Eine kleine Zusammenfassung zum Verlauf der Sitzung, von beiden Seiten aus, kann beziehungsklärend sein, mit einer einfachen Bitte. »Ist es für Sie o.k., wenn wir beide noch einmal beschreiben, was diese Stunde gelaufen ist? Wie ist es Ihnen damit ergangen und was hat sie Ihnen gebracht?«

Wir können uns auch Ziele und Arbeitsweise vornehmen: »Was, denken Sie, haben wir heute erreicht von dem, was wir geplant haben?« Das geht natürlich nur, wenn Therapieziele und Methoden der Bearbeitung gemeinsam geplant wurden.

Wir können auch, gerade wenn wir eine Stagnation oder ein Verheddern sehen, dies direkt ansprechen, ein Unterbrecher in der laufenden Sitzung. Wir fragen z. B.: »Ich weiß nicht, wie unsere Verbindung gerade ist, ob wir noch gemeinsam am Thema sind? Können wir gerade nochmal durchgehen, was in der letzten Viertelstunde gelaufen ist, um wieder Klarheit zu haben?«

Wir können auch eigene Unklarheiten und Unsicherheiten in der Lage der Patientin zugeben, ebenfalls mit einfachen Worten, z. B.: »Mir ist heute recht unklar, wie Ihre Tagesform ist. Können Sie mir sagen, was heute realistisch ist, was wir schaffen können?«

Eine Grundregel mag für jegliche Arbeit mit schwer beeinträchtigten Menschen gelten, damit auch für Patienten aus dem Traumaspektrum. Mit zunehmender Schwere der Einschränkung sind die Inhalte, also geäußerte Gedanken, Bewertungen usw., weniger wichtig. In den Vordergrund tritt dann der Prozess, das, was sich im Wechselspiel der Interaktionspartner entfaltet und Gegenstand der Beobachtung wird. Dies zu beschreiben ist allerdings auch für Therapeuten nicht ganz leicht, umso mehr brauchen Patienten hier regelmäßig Hilfestellungen. Denn es geht nicht um Bewertungen, sondern um möglichst klare Beobachtungen und einen Vergleich der Perspektiven aus Therapeuten- und Patientensicht. Dass wir uns im Traumabereich Deutungen und Zuschreibungen so weit wie möglich enthalten sollten, braucht nicht besonders betont zu werden.

3.4.5 Selbstoffenbarung der Therapeutin

Der Umgang mit Tod und der eigenen Zerbrechlichkeit ist für Menschen ein sensibler intimer Bereich. Doch gleichzeitig ist er zum Teil immer auch öffentlich. Bei einer schwereren Krankheit oder einem Schicksalsschlag muss die Praxis zumindest vorübergehend geschlossen werden. Patienten haben oft ein feines Gespür, wenn etwas bei der Therapeutin »nicht stimmt«, sie mit Krankheit oder einfach den Folgen des Alterns selbst beschäftigt ist. So, wenn Schwächen im Gedächtnis auftreten oder wenn sie mit Müdigkeit kämpft. Man kann das natürlich ignorieren und sich in die therapeutische Neutralität retten. Aber es gibt Gründe, das nicht zu tun. Der wichtigste bei Patienten aus dem Traumaspektrum scheint mir die Tatsache, dass sie oft an ihrer Fähigkeit zweifeln, Körper- und Affektzustände bei anderen adäquat zu erkennen. Tatsächlich gibt es hier oft Verzerrungen. Umso wichtiger, wenn mein Gegenüber meinen Zustand zutreffend erfasst und wir dies validieren können. So können wir durchaus sagen: »Ja, das haben Sie wohl ganz zutreffend beobachtet, ich hatte ein anstrengendes Wochenende mit wenig Erholung und sehe mich nicht ganz so vital. Gerade hatte ich etwas Mühe, Ihnen zu folgen.«

Diese Haltung hat der römische Dichter Terenz in einen Satz gefasst, der vielfach bereits im Altertum zitiert wurde: »Ich bin ein Mensch, nichts Menschliches ist mir fremd.« Wenn der Satz auch sehr bekannt ist, so kann man ihn sich doch nochmals auf der Zunge zergehen lassen, gibt er mir doch die Erlaubnis, mich als Kreatur unter den anderen sehen zu dürfen, keine besondere Position zu beanspruchen. Therapeuten sind oft unsicher, sie könnten etwas von ihrer magischen Wirkung und Autorität einbüßen, wenn sie Alltagspersonen werden mit Untiefen, Kanten, Unsicherheiten und Ängsten. Wozu aber sollten wir den Heldenmythos des Therapeuten bedienen, der allen Lebenslagen gewachsen ist? Es hat für Patienten etwas durchaus Entmutigendes, wenn sie in eine Anbetungshaltung gedrängt werden. Ich hatte durchaus gemischte Gefühle, als mich Helga fragte, ob ich denn keine Ängste kenne. Sie selbst hatte eine Vielzahl von Ängsten: vor Blitzen in Gewittern, aber auch Ansteckung durch Krankheiten oder übertriebene Besorgtheit, in ihrem Beruf als Mototherapeutin zu versagen. Ich erzählte ihr davon, wie mich Höhenangst lange geplagt hatte, wie sich Reste davon auch immer wieder einfänden. Was sie zu dem erstaunten Ausruf veranlasste: »Und ich dachte, Sie müssten doch völlig immun sein dafür, mit der Ausbildung, die Sie haben.« Sie kam immer wieder auf diesen Umstand zurück und forderte sich auf, wohlwollend damit umzugehen, wenn es sie »wieder einmal erwischte«.

Zum Nulltarif ist diese von Terenz verkörperte Haltung nicht zu haben. Therapeuten wird abverlangt, dass sie ihre Schutzhülle, die der sozialen Distanz, durchlässig machen oder vorübergehend auch ablegen. Und doch ist es vorteilhaft, im Zusammenhang mit den letzten Dingen des Lebens Aufrichtigkeit zu erproben.

Siegfried, ein etwas zwanghafter Finanzmanager, hatte durch einen schweren Autounfall mit Schädel-Hirntrauma den Tod schon zu schmecken bekommen. Nach der Entlastung von den schlimmen Bildern und Körperwahrnehmungen des Unfallsgeschehens drängte sich eine ganz andere Thematik in den Vordergrund. Er sah sich beruflich, trotz hoher Leistungsbereitschaft, auf dem Abstellgleis, spürte, wie er nicht mehr so konnte und wollte, die Leistungsziele seiner Vorgesetzten waren ihm zuwider. Dann verlor er noch seinen Vater durch einen Herzinfarkt; dieser hatte sich vorgenommen, im Ruhestand viele seiner ungenutzten Potentiale zu verwirklichen. Er bedauerte den Vater, dass er keines seiner Projekte in Angriff habe nehmen können. Unmissverständlich befragte er mich über meine berufliche Lage. Ich sei doch auch im Rentenalter. Ob ich denn den Absprung nicht schaffe. Er sehe doch, dass dies ein auslaugender Beruf sei. Sein Aufruf zur Aufrichtigkeit verunsicherte mich, und ich entschied mich für das Prinzip der »selektiven Authentizität« und antwortete: »Mein Beruf ist wie andere Berufe auch. Bei aller Routine und bereichernden Erfahrungen zehrt er auch an den Kräften. Ich merke, dass die Frische und die Aufbruchstimmung nachlassen, das Tempo anders wird, die Spannkraft also nicht immer die Gleiche bleiben kann. Was machen diese Beobachtungen mit Ihnen? Kann es sein, dass Sie über Ihre Zukunft und Ihre beruflichen Ziele neu nachdenken? Sie haben ja in besonderer Weise die Erfahrung gemacht, wie schnell sich das Leben verändern kann.«

Mehr als andere hat Yalom sich dafür ausgesprochen, der Therapeut sollte persönliches Vorbild für Patienten sein, auch im Umgang mit seiner eigenen Zerbrechlichkeit. Dies ist das zentrale Thema seines Romans »Die Schopenhauer-Kur« (Yalom, 2005), von dem schon die Rede war. Sein Alter Ego, der Therapeut, wird mit der Diagnose eines malignen Melanoms konfrontiert, mit der Perspektive einer begrenzten Lebensspanne. Er hält weder die Diagnose noch seine Mühe, sich der Todesgewissheit zu stellen, vor der Therapiegruppe zurück, was letztlich seine Patienten in die Lage versetzt, sich noch engagierter ihren Lebensthemen zu widmen. Der Hauptprotagonist muss sich allerdings darum mühen, sich nicht zu sehr in den Mittelpunkt zu stellen, sondern dafür zu sorgen, dass seine Selbstenthüllungen den Therapiezwecken dienen, und nicht der Selbsterhöhung.

Das ist wohl auch das größte Risiko, wenn die Selbstoffenbarung von Therapeuten zur Selbstdarstellung wird, die Patienten zu Beifall klatschenden Bewunderern. Davon scheinen Therapeuten wie Yalom keinesfalls frei zu sein. Einfaches »outing« ist nicht therapeutisch.

Das Mittel der Selbstoffenbarung ist ein scharfes Gewürz in der Hand der Therapeuten. Es gibt gerade bei chronisch traumatisch erschütterten Menschen viele Gründe, damit vorsichtig umzugehen. Die emotionale Präsenz und Ausdrucksfähigkeit des Therapeuten kann als erdrückend empfunden werden bei Menschen, welche die Wahrnehmung innerer Zustände als bedrohlich empfinden müssen. Wenn Menschen ihre Persönlichkeit als nicht geschlossen erleben, werden sie rasch in Ohnmachtserleben abgleiten angesichts der erdrückenden Präsenz des Therapeuten, wenn sie mit der Forderung nach rückhaltloser Aufrichtigkeit und Selbstöffnung die Betroffenen unwillentlich unter Druck setzt. Wir werden daher Formen der Abwehr würdigen, solange es ihrem Kohärenzgefühl und ihren Kontrollerwartungen dient.

3.5 Interventionen zur Ressourcenaktivierung

Wenn Menschen die Konfrontation der Vergänglichkeit in ihrem Nahbereich in Worte fassen können, ihre Geschichte schreiben können, mit welchen einfachen Worten auch immer, so sind sie recht weit gekommen. Ein Narrativ für die lebensverneinenden Erfahrungen zu finden, welches alle Bereiche des Erlebens erfasst, ist nicht Ausgangspunkt, sondern Ziel der therapeutischen Begleitung. Damit bewegen wir uns langsam von den Elementen, die mehr auf Ressourcenaktivierung ausgerichtet sind, zu den Interventionen, welche die inneren Auseinandersetzungen verstärken. Dabei enthalten fast alle Ressourcen erweiternden Werkzeuge selbstverständlich auch konfrontative Elemente.

3.5.1 Annährung an das Unsagbare – Expressivität und Reflexion

In der Begleitung von Menschen, die reanimiert werden mussten, habe ich die Erfahrung machen können, dass natürlich für weite Strecken der Bewusstlosigkeit keine Erinnerungen zugänglich sind, die Phase kurz vor dem Bewusstseinsverlust als sehr verstörend erlebt wird. So sieht ein Mann mit einem akuten Herzinfarkt, der stärkste Brustkorbenge und Atemunvermögen spürt, noch eine Türklinke vor sich, die Türe, hinter der er Hilfe weiß, die er aber nicht mehr erreichen kann. Äußerst verstörende bruchstückhafte Bilder und Körperwahrnehmungen, welche direkt nachfühlbar wortlosen Schrecken verbreiten. Fast ebenso aber beim Erwachen aus dem Koma, wenn das explizite Gedächtnis und die kognitiven Funktionen noch sehr bruchstückhaft sind. Diese Desorientierung kann ein selbständiger Kern traumatischer Belastung werden.

Er wollte gerne mit eigenen Worten die Vorgänge und den Ablauf seiner Reanimation erfassen. Der Kontakt mit dem Ersthelfer, der ihm nochmals erklärte, wie er ihn vorfand, wie die Defibrillation und Wiederbelebung wirkten, was im Krankenhaus vor sich ging, füllte wichtige Lücken.

Biologisch, psychologisch und sozial zu erklären und zu verstehen, was da los ist, gibt Orientierung und hilft einzuordnen – selbst wenn die Tatsachen belastend sind. Orientierung wirkt beruhigend, wenn das Stochern in Ungewissheiten aufgegeben werden kann. Es ist also ohne Weiteres verständlich, welchen hohen Stellenwert die Statements bestimmter Virologen in der Corona-Pandemie bekommen haben, selbst wenn ihre Annahmen und Erklärungsmodelle vorläufig und fehlerbehaftet waren und sind.

Diese Betrachtungsweise hilft aber auch, »draußen« zu bleiben, eine Beobachterposition einzurichten, welche für die Bewältigung schwerer Belastung kaum verzichtbar ist.

3.5.2 Imagination und bildhafter Ausdruck

Es ist nicht verwunderlich, dass ein Bild von Pieter Breughel d. Ä. von 1562, »Der Triumph des Todes«, in der Zeit der Pandemie wieder eine weite Verbreitung in den Medien findet. Das Bedürfnis, dem

Schrecken bildhaft Ausdruck zu geben, ihn damit handhabbar zu machen, ist ein wichtiger Antrieb, sobald Menschen mental Bilder überhaupt nutzen können. Luise Reddemann hat die Wichtigkeit dieses Ausdrucks für die Bewältigung von Erschütterungen mit als Erste erkannt und Anregungen gegeben (Reddemann, 2001, S. 24 ff.). Nach meiner Erfahrung ist es allerdings vielfach schwer möglich, gleich zu einer Imagination zu gehen, denn es verlangt ja, Eindrücke zu registrieren und sie in Worte zu kleiden und eventuell auch noch mitteilen zu können. Es ist schon ein Schritt, zunächst einen Ausdruck für die Erfahrung von Zerbrechlichkeit und Vergänglichkeit zu finden, irgendeinen Ausdruck. Es kann eine Farbe sein, eine mehr oder weniger klare Form, etwas aus der Natur … Wir können helfen und mitgestalten, insbesondere bei Menschen mit intellektuellen Einschränkungen oder Behinderungen. Für mich hat sich das Arbeiten mit Acryl-Farben sehr bewährt, da sie einfach zu handhaben, relativ kostengünstig sind und sich gut mischen lassen. Es lohnt sich, hier sehr offen zu sein und den Betroffenen ganz die Wahl zu überlassen, Collagetechniken zu nutzen, Fotografien oder Land-Art. Im zweiten Schritt suchen wir Gegenbilder zu denen von Tod und Verderben. Der dritte Schritt ist dann das Pendeln zwischen den beiden Eindrücken, woraus sich weitere Bewältigungsbilder ergeben können. Die sehr nützliche Weiterentwicklung einer Pendeltechnik ist übrigens die 4-Feldertechnik von Dorothee Lanksch innerhalb der EMDR-Methodik (Hofmann, 2015, S. 115 ff.)

> Doris konnte sich nach einer notfallmäßigen Bauchoperation nicht aus ihren Zerstörungsgefühlen lösen. In ihrem psychotischen Realitätsverlust erlebte sie sich nur als zerstört und hilflos Angreifern ausgesetzt. Sie malte einen ewig langen Trichter und an dessen Ende ein offenes Maul mit scharfen Zähnen. Zwar war dieses Maul mit zarten Strichen gezeichnet, der Trichter lenkte aber die Aufmerksamkeit des Betrachters ganz darauf hin, sodass der freie Fall förmlich spürbar wurde. Sie konnte die Verzweiflung über ihre Zerbrechlichkeit und die Absurdität der Existenz nicht philosophisch fassen, drückte aber im Bild aus, was Jaspers als Grenzsituation bezeichnet hat (s. Kap. 1.7)

Gerda, ein von Mutter und Großmutter abgelehntes Kind aus einer unehelichen Beziehung in den Wirren der Nachkriegszeit, wurde regelmäßig von Vernichtungserleben gepeinigt. Häufig versuchten Notärzte ihre Panikattacken mit Beruhigungsspritzen zu beenden. Sie war sehr beschäftigt mit Todesgedanken, fühlte kaum einen Halt, dieser war für sie noch am ehesten gegeben durch beruhigende Nachbarinnen oder freundliche Kundschaft in ihrem kleinen Laden, den sie führte. Als große Naturliebhaberin fotografierte sie gerne, und ich lenkte ihre Aufmerksamkeit auf Bäume mit Verletzungen an Stamm und Krone und abgestorbene Zweige. Sie konzentrierte sich anschließend auf aussprossende Blütenzweige in verschiedenen Stadien des Wachstums.

3.5.3 Musikalischer Ausdruck

Ist etwas so mächtig, die Herzen zu gewinnen,
zu binden und fesseln die menschlichen Sinnen,
so ist es die Musik; wird diese gehört,
bewegt sie die Höllen, den Himmel, die Erd.

Valentin Rathgeber (Musikalisches Tafelkonfekt 1733)

Menschen sind zwar schwerpunktmäßig an visuellen Eindrücken orientiert, doch gerade um den Tod herum wird der musikalische Ausdruck ganz wesentlich. Kaum eine Oper kommt ohne den Tod in manchmal extremer Ausgestaltung des Sterbens aus. Man braucht nur an Isoldes Liebestod in Wagners »Tristan« zu denken.

Schon das »passive« Hören von Musik kann uns in andere Zustände bringen, und es wird immer wieder darüber spekuliert, welche Musik zu »Gänsehautmomenten« führen kann, also sehr körperliche erregende Reaktionen provoziert.

Um die Verbindung von Musik mit der Provokation bestimmter States zu erforschen, habe ich eine kleinen Fragenkatalog entwickelt, der Erfahrungen mit Musik zeitbezogen erfragt.

Kleine musikalische Ego State Anamnese
Vergangenheit
1. Welches Kinderlied fällt Ihnen als Erstes ein? Teile davon? Welche Melodie?
2. Welches »Gutenachtlied« wurde Ihnen vorgesungen?
3. Gibt es Melodien oder Klänge aus den letzten Wochen und Monaten, die Ihnen aufgefallen sind und die Sie erinnern – eine oder mehrere?
4. Welche dieser Melodien aus 1.–3. löst jetzt Empfindungen aus, z. B. wenn Sie diese summen und/oder den Text dazu denken?
5. Welche Körperempfindungen, Emotionen erleben Sie dabei?
6. Welche Bilder/Szenen tauchen bei Ihnen auf? Wie alt sind Sie in dieser Szene?
7. Für welche Musiker/ Komponisten/Bands haben Sie besonders geschwärmt? In welchem Alter?
Gegenwart
1. Gibt es eine Melodie, die Ihnen ständig im Kopf herumgeht? Ein Ohrwurm?
2. Wenn Sie besonders froh/traurig sind – welches Stück legen Sie auf?
3. Welches Musikinstrument würden Sie gerne ausprobieren?
Zukunft
1. Was würden Sie einem traurigen oder kranken Kind vorsingen?
2. Welche Musik würden Sie sich an einem runden Geburtstag wünschen?
3. Mit welcher Musik würden Sie einen großen Erfolg feiern?
4. Wenn Sie Abschied nehmen von einem geliebten Menschen – welche Musik wählen Sie?
5. Welche Musik könnte an Ihrem Grab, bei Ihrer eigenen Trauerfeier gespielt werden?

Der Katalog weist darauf hin, dass Musik nicht, weil sie schön oder kunstvoll ist, irgendeine heilsame Bedeutung hat. Als eine Art überwiegend positive Intrusion, als ein innerer Link, der zu Schlüsselszenen im Leben gehören kann, ist sie geeignet. Da sie ein nicht stoffliches Paradies sein kann, wirkt sie oft unzerstörbar, anders als Bilder, wird ihr oft etwas Bleibendes, Dauerhaftes zugestanden.

Dadurch ist sie als Trösterin für die Vergänglichkeit vielleicht besonders geeignet.

Man muss ja wenig Zweifel haben, dass Musik bei Abschied, Trennung und menschlichem Verlusterleben eine große Rolle spielt. Schwieriger ist es aber, Musik gezielt therapeutisch wirksam zu machen. Wenn Menschen mit der Welt der Musik nichts zu tun hatten in den Tagen ungestörten Wohlergehens, ist es nicht allzu wahrscheinlich, dass sie diese Welt entdecken, während das Leben durch die bedrohlichen Erfahrungen eingeengt ist.

3.5.4 Trost, eine unterschätzte Ressource

Wer sich den Gedanken existentialistischer Philosophen stellt, muss eigentlich sehr gesund sein. Die Radikalität der Position des Sisyphos lässt die Frage stellen: Braucht er nicht Trost, wenn er den Felsbrocken den Berg hinabrollen sieht? Brauchen die beiden Liebenden aus Sartres Stück »Das Spiel ist aus«, die das erneute Scheitern realisieren, keinen Trost? Wahrscheinlich haben sie diese Dimension nicht eingebaut, denn Trost wurde in der Entstehungszeit dieser existentialistischen Schriften zu sehr mit dem Glauben an ein höheres Wesen in Verbindung gebracht. Trost war daher suspekt, könnte er doch die Durchdringung der Absurdität des Daseins und damit die Revolte verhindern.

Dies ist aber ohne das menschliche Maß gedacht. Ohne Trost erfriert der Mensch in der Kälte eines leeren Raumes. Um die Ausgesetztheit, die Traumatisierte in allen Dimensionen erleben, aushalten zu können, ist Trost zu bekommen, sich selbst zu geben und zurückzugeben eine wichtige Voraussetzung. Vom komplexen Bereich der Trauer möchte ich ausschnittweise den Trost etwas näher betrachten. Wirksam wird Trost als Kommunikation, als Zwei- oder Mehrpersonengeschehen. Der Trostgebende ist immer auch Nehmender. Trost ist nicht unkompliziert im Traumabereich, braucht Nähe und Bindungsbereitschaft. Viele Interventionen in Traumatherapien setzen viel zu breite Möglichkeiten der Emotionsregulation bei Betroffenen voraus. Daher gilt auch für Trost – er muss titriert werden.

Trost ist aber immer das Angebot von vorbehaltloser Präsenz, auch dann, wenn der ungetröstete Mensch die bürgerlichen Konventionen sprengt, maßlos wird in Trauer und Schmerz. Trost ist damit auch weitgehend frei von hierarchischen Beziehungen. Dies erscheint gerade im Traumabereich wichtig, sind die traumatischen Erfahrungen bei »man made trauma« regelmäßig von Demütigungen durchsetzt. Das Wissen oder auch die Selbstverständlichkeit, dass Menschen im Extremen mehr aus Kindzuständen heraus reagieren, dass diese präsenter sind und mehr Einfluss haben, ist hilfreich. Für wirksamen Trost ist eine Haltung vorteilhaft, die diese Kindzustände einbezieht, aber auf Augenhöhe bleibt.

Trösten ist individuell und vorgestanzte Formeln verbieten sich. Was nicht heißt, dass das gemeinsame Aufsagen von Sprüchen, gemeinsam singen usw. schlecht wäre, im Gegenteil.

Im Trösten gibt es keine Ge- oder Verbote, sondern eine möglichst umfassende Wahrnehmung, welche Form von Präsenz im gegebenen Moment richtig ist.

Wer nicht an höhere Wesen glauben kann, muss dies durch den Glauben an die menschliche Gemeinschaft ersetzen. Trost ist damit das Versprechen, dass niemals die ganze Welt versinkt, dass Menschen in die Rückerinnerung, in die traumatischen Szenen, in die Flashbacks etwas einbauen können von dem Versprechen, dass die nährende und haltende Welt nicht auf Dauer verloren geht.

3.5.5 Anregungen aus der griechischen Antike nutzen

Zur Weisheit zu kommen gilt den meisten griechischen Denkern als eigenständiger Wert, noch mehr, wenn Menschen die Weisheit der Nachwelt mehren können. Wir haben das auch für die westliche Zivilisation übernommen, dass eine Mehrung von Weisheit die Welt besser, das Leben weniger traumatisierend machen könnte. Damit kommt dem, was die Weisheit stört, der Erregtheit einerseits und dem Aufruhr von Gefühlen eine Störungsqualität zu. Der inneren Unabhängigkeit, dem Freisein von Affekten und Gleichmut wird eine große Kraft zugesprochen, weil der innere Raum des Denkens auf diese Weise frei werden kann. Bei Sokrates kommen noch die unbedingte Neugier und vorurteilsfreie Erforschung aller Widersprüche hinzu. Tatsächlich verbessert sich das Gleichgewicht vieler traumatisierter Menschen, wenn sie die Erfahrung machen, dass sie sich in irgendeinem Bereich gedanklich frei bewegen und diese Gedanken auch mit anderen teilen können. Die Hypnotherapie hat in diesem Sinne die »innere Weisheit« geradezu zur Institution gemacht.

Doch hat die griechische Philosophie uns auch mit der Vorstellung der unsterblichen Seele beschenkt, und man realisiert nicht ganz leicht, dass es sich durchaus um ein zwiespältiges Geschenk handelt. Im christlichen Glauben ermöglichte es die Vorstellung nicht endender Höllenqualen, wo der Tod keine Ruhe verspricht. Denker wie Kierkegaard wurden sehr davon gepeinigt, keine Erlösung zu finden. Alle Trauernden und Menschen, die auf den Tod zugehen müssen, brauchen aber fast ausnahmslos die Vorstellung, dass der Tod Ruhe und Abwesenheit von Kampf sein wird. Am weitesten gehen die Epikureer. Sie lehnen die Vorstellung einer unsterblichen Seele ab. Damit gibt es auch keine Pein aus dem Jenseits, allerdings auch keine Erlösung, denn sie ist überflüssig. Wohl und Wehe des Menschen liegen ganz im Diesseits. Befriedigung in Form von Freundschaft, kulturellem und geistigem Austausch, Teilen von Genuss und Befriedigung in einem ganz weiten Sinn (keinesfalls mit Hedonismus zu verwechseln) sind Lebenszweck, man könnte auch sagen: die Schönheit der Welt.

Wenn aber im Tod die Person weder physisch noch als »Seele« anwesend ist, ist der Mensch einfach nicht anwesend, wo der Tod ist. Warum also den Tod fürchten, wenn ich nicht dabei bin? Yalom hat dies das »ultimative Nichts« des Todes genannt (Yalom I.D., In die Sonne schauen, 2008, S.84). Man mag es an sich selbst testen – eine gewissen Beruhigung geht von dieser Logik aus.

Von den Epikureern geht noch eine weitere Vorstellung über den Tod aus. Der Tod ist nichts anderes als der Zustand vor der Zeugung. Unser Ursprung liegt im Dunkel, ebenso die Zeit nach unserem Leben. Dies ist eigentlich eine Symmetrie mit der Lebensspanne in der Mitte. Für die meisten Menschen ist aber die Zeit vor der Geburt kein Problem. Meist fragen nur Kinder danach. Immerhin können

Menschen ganz gut über diese Vorstellung meditieren, und einige meiner Patientinnen erreichten damit ein gewisses Maß an Gelassenheit. Ob die Erleichterung genau von der Idee der Symmetrie ausgeht, ist damit nicht gesagt. Verschiedene Ideen, die die Sphäre des Todes zugänglich machen, sorgen immerhin dafür, dass wir uns nicht so ausgeliefert sehen. Der Wert liegt vielleicht nicht so sehr darin, eine bestimmte Perspektive einzunehmen, als verschiedene Blickwinkel überhaupt zu erproben. Dies verleiht ein wenig Souveränität.

3.5.6 Der Welleneffekt von Yalom

Die Vergänglichkeit anzunehmen lässt sich durch ein gedankliches Experiment erleichtern, welches wir zunächst nicht gerne anstellen. Der Mensch ist zu sehr von der Vorstellung eingenommen, dass sein Leben immer besser und reicher werden müsse. Weniger Möglichkeiten zu haben und zerbrechlicher zu werden, ist eigentlich nicht vorgesehen, obwohl es gewiss und bei genauer Selbstbeobachtung ständig gegenwärtig ist. Die zweite Vorstellung, von der die Rede war, ist die, dass wir uns selbst von den Naturgesetzen ausgenommen sehen, dass die Naturgesetze des Vergehens nur andere treffen, uns nicht. Wenn man das gedankliche Experiment macht, sich auf ewig daseiend vorzustellen, unser Leben immer zu wiederholen, führt dies zu tiefer Ernüchterung. Die einfache Tatsache, dass das Leben nur dadurch für wertvoll gehalten werden kann, dass es einzigartig ist, lässt sich trotzdem kaum aushalten. Aber es ist Alltagserfahrung. Die anstehende Blüte der Obstbäume gibt uns eine innere Spannung von Erwartungen, wenn wir die schwellenden Knospen betrachten. In diesem Blick ist das Wissen, dass die Blüte nach wenigen Tagen zu Ende sein wird, enthalten; dass es eine Zeit gibt, in der der Busch oder Baum nicht so spektakuläre Eindrücke bereithält. Mit der Frucht aber wird er wieder etwas Besonderes für uns sein. Bei den Naturphänomenen trösten wir uns noch mit dem scheinbaren ewigen Kreislauf der Natur. Dabei ist aber der Klimawandel auch durch die Beobachtung schmerzhaft, dass auch hier nichts auf Dauer hält – und der Mensch in seiner materiellen Existenz dem Verfall preisgegeben ist, dann nicht mehr ist. Das Nicht-Sein bleibt aber abstrakt, und leider ist der Mensch das einzige Wesen, das von dieser Abstraktion geplagt wird und dem damit seine Existenz zum Problem wird. Daher muss man sich Brücken bauen, die uns doch irgendwie unsterblich machen. Das Wissen, Spuren zu hinterlassen und zu wirken, fängt den Menschen auf. Nach Yaloms Meinung ist die beste der Brücken der Welleneffekt (Yalom I.D., In die Sonne schauen, 2008, S. 86 ff.). Wir können uns unsere Wirkungen auf andere, auf die Welt, in konzentrischen Kreisen um uns herum vorstellen, ganz so, wie bei einem Stein, der in ein ruhiges Wasser geworfen wird, Wellen entstehen, die sich fortpflanzen, weitere Wellenbewegungen anstoßen, bis hin zu einer Ebene, die vorhanden, aber nicht mehr wahrnehmbar ist.

Für viele Menschen ist es äußerst beruhigend, sich vorzustellen, ihre Kinder, biologischer Teil ihrer selbst, tragen etwas von ihnen selbst weiter, zu Kindeskindern und eben in die Welt mit dem Einfluss, den sie ausüben. Letztlich geht es darum, Spuren zu hinterlassen im Leben anderer oder in der Natur eine Wirkung zu haben. Diese Wirkung wird durch innere Vorstellung sogar tragfähiger, als wenn uns jemand diese Wirkungen zeigt.

Menschen sind es gewohnt, ihre Welleneffekte zu spüren, wenn sie kreative Leistungen vollbracht, wenn sie etwas wissenschaftlich geleistet haben, ihre Gipfelbesteigungen aufzählen können. Es gibt aber weit subtilere Welleneffekte, die Wirkung auf andere in jeder Begegnung. Auch die Wirkung auf die Natur mag dazu gehören. So berührt es mich, wenn ich eine Rose oder einen Obstbaumzweig in der Hand halte, aus einer Züchtung, die schon viele Jahre alt ist, locker mit dem Namen des Züchters verbunden. Zu den glücklichen Momenten des Lebens kann zählen, wenn von den Wellenbewegungen, die man ausgelöst hat, etwas wieder zurückkommt. Vor einiger Zeit erhielt ich Nachricht aus einer chirurgischen Abteilung. Einer meiner früheren Patienten hatte eine Familie gegründet. Das wäre ja nicht weiter ungewöhnlich. Der junge Mann war aber nach einem schweren Unfall in fast hoffnungslosem Zustand gewesen, ständig von bakteriellen Infektionen überschwemmt. Damals hatte ich auch einige Zähigkeit entwickelt, mich für bestimmte erfolgversprechende

Behandlungen einzusetzen, und mich mehrfach mit meinen Vorgesetzten deswegen angelegt. Solche Effekte sind aber selten. Um den Welleneffekt auszukosten, sind sie auch nicht notwendig. Mein Vorschlag ist, mit konkreten Visualisierungen zu beginnen. Beginnen Sie mit der einfachen Vorstellung, einen Stein in einen Teich zu werfen und alle Wellenbewegungen zu beobachten. Und dann denken Sie an Ihre Gespräche von gestern, Ihre Spatenstiche im Garten, die E-Mails, die Sie geschrieben haben, das Essen, welches Sie zubereitet haben, bis die Idee, zu etwas Ganzem dazu zugehören, aufkeimt.

3.5.7 Dankbarkeit

Menschen mit traumatischen Erschütterungen haben dem Nicht-Sein direkter in die Augen schauen müssen als andere. Davon geblendet verdecken diese Erfahrungen die innere Sinngebung. Ich bin immer wieder beeindruckt, wie Menschen, die einen schweren Unfall, eine fast tödliche Krankheit mit sogar wenigen bleibenden Beschädigungen überwunden haben, keinerlei Gefühl von Dankbarkeit für das Überleben, für das Leben selbst haben können. Diese Position und Haltung scheinen sich angesichts des drohenden Nicht-Seins kaum spontan einzurichten. Wie aber kann man sie lernen? Wenn man dies systematisch untersucht, so kann man zwei Richtungen unterscheiden, die Dankbarkeit dem eigenen Organismus gegenüber, dem eigenen Leben gegenüber und gegenüber bedeutungsvollen Anderen.

Wir können, wenn wir z.B. einen Berg besteigen, selbst schon während der Mühe und Anstrengung, uns bewusst machen, was unser Körper für uns leistet. Ich kann meinen Muskeln, meiner Lunge, meinem Gleichgewichtssinn danken, dass er mir diese Erfahrungen beschert. Das einfache Anhören einer Musik, noch nicht einmal einer sonderlich komplexen, macht mir die Fähigkeit des Hörens, der Unterscheidung von Klängen bewusst, dass eine Trompete anders klingt als eine Klarinette, auch wenn ich vielleicht den Unterschied nicht benennen kann oder die Instrumente nicht kenne. An der Stelle werden die Daseinsfragen wieder ganz einfach. Die fünf Sinne sind das Tor zur Welt. Wer sich sinnlich verschließt, schlägt in diesem Moment das Tor zur Welt zu. Nun ist es zwar verständlich, nach eingreifenden Erfahrungen, die als zerstörerisch von außen kommend erlebt wurden, die Sinne verschließen zu wollen, nur noch in den »inneren Räumen« leben zu wollen, gleichwohl ist es eine Sackgasse.

Meine Frau beschäftigt sich seit langen Jahren mit sinnesbehinderten Menschen, insbesondere Menschen mit Taubblindheit. Fast nichts kann ich mir grausamer vorstellen, gerade die Erfahrung, wenn bei bestehender Gehörlosigkeit auch noch die Sehreste schwinden. Dabei scheint meine Frau als Begleiterin immer am stärksten davon beeindruckt, mit welcher Freude und Dankbarkeit die Betroffenen ihre Haut, Berührungs- und Bewegungssinne wahrnehmen, und damit dann ein Gefühl der Verbundenheit mit der Welt. Das Prinzip – Dankbarkeit für die Sinne – ist ganz zentral und eine Strategie, welche für lange Zeit Trauma-fokussierte Therapien begleiten kann. Daher finden Sie an dieser Stelle, wie man eine Trance mit dem Ziel, die Dankbarkeit für die Sinne zu vertiefen, anleiten kann:

Nachdem Sie sich wie gewohnt Ihren Platz genommen und sich eingerichtet haben, möchte ich Sie bitten, sich Ihre Sinne vorzustellen. Beginnen Sie, während Sie den Blick auf einem Gegenstand im Raum ruhen lassen, sich Ihr Auge vorzustellen. Und beginnen Sie mit den Augenlidern. Kleine Bewegungen der Lider können Ihnen helfen, sie genau zu spüren. Die Farbe und Form der Wimpern, und wie Sie diese dann deutlicher wahrnehmen, wenn sich die Lider aneinanderlegen. Stellen Sie sich den Augapfel vor und wie er in der Augenhöhle ruht und gleichzeitig so beweglich ist. Wenn Sie in Gedanken um die Pupille herumwandern, die weiße Fläche des Augapfels bis zu der Grenze der Pupille beobachten, sehen Sie die feinen Äderchen, die am inneren Lidwinkel das Tränenpünktchen rot färben. Sie können den feinen Film der Tränenflüssigkeit spüren, und wie er das Auge bei jedem Lidschlag neu benetzt. Wenn Sie jetzt gedanklich auf das Zentrum der Pupille zuwandern, sehen Sie die Grenze der Iris, in Ihrer persönlichen Augenfarbe und Fiederung. Und stellen Sie sich ruhig die

Wölbung der Hornhaut darüber vor, und wie sich der Raum, in dem Sie sich befinden, auf der Hornhaut spiegelt. Wie sich die Iris mit der Helligkeit verändert und das Zentrum der Pupille umschließt. Stellen Sie sich nun vor, wie die Lichtstrahlen durch das Zentrum der Pupille wandern und die Eindrücke von Licht und Farbe auf der Netzhaut entstehen. Und machen Sie sich bewusst, welche Farben Sie sehen können, wie reichhaltig das ist, und was es bedeutet, diese Farben um Sie herum wahrzunehmen. Und dass Sie dankbar dafür sein dürfen, dass es geht, unwillkürlich, ganz von alleine.

Suchen Sie jetzt im Raum fünf Gegenstände, die eine blaue Farbe haben, zählen Sie diese auf. Dann kehren Sie gedanklich zum ersten Gegenstand zurück, zählen vier blaue Gegenstände auf, dann drei, dann zwei. Und konzentrieren Sie sich zum Schluss auf einen Gegenstand mit blauer Farbe und nehmen Sie ihn mit geschlossenen Augen nochmals wahr.

Und zählen Sie sich dann die anderen Sinne auf, das Hören, das Riechen, das Schmecken und das Hautgefühl. Machen Sie sich bewusst, dass, noch während Sie sich jetzt ganz auf Ihren Blick konzentriert haben, die anderen Sinne Sie beständig mit Eindrücken versorgen.

Sie können sich ein wenig zurücklehnen und eine Minute, während Sie den Blick auf dem Zeiger Ihrer Uhr ruhen lassen, alle Geräusche und Klänge, die Ihnen Ihr Ohr schenkt, wahrnehmen. Die nahen und die weiter entfernten. Die lauten und die gerade noch hörbaren. Und zählen Sie nach dieser Minute alle Geräusche und Klänge jetzt nochmals auf. Sie werden staunen, wie viele es sind, selbst in ruhiger Umgebung. Und es werden welche dazukommen, wenn Sie die Übung wiederholen. Und benennen Sie jetzt fünf Geräusche, dann vier, dann drei, dann zwei, bis Sie, jetzt am Ende der Übung, ganz bei einem Geräusch bleiben.

Machen Sie sich bewusst, dass Sie mit Riechen, Schmecken und mit dem Hautgefühl genauso üben können. Wie Sie sich Ihre Nase, Ihre Zunge, Ihre Haut genau vorstellen können, um sich dann in die Eindrücke zu vertiefen. Sie können sich auch bei Ihrem Körper bedanken, der Ihnen all diese Erfahrungen schenkt, ständig und verlässlich.

Dann stellen Sie jetzt wieder die Füße mit Nachdruck auf den Boden, dehnen und strecken Arme und Beine und kommen so wieder in die Alltagsgedanken zurück.

Die zweite Richtung der Dankbarkeit ist die anderen Wesen gegenüber, und ich meine damit ausdrücklich nicht nur Menschen. Schwer traumatisierte Menschen zeigen mir, manchmal auch auf recht schmerzhafte Art, dass sie ihrem Hund, ihrem Pferd für deren Nähe und sinnliche Beziehung weitaus dankbarer sind als anderen Menschen oder auch mir als Therapeuten. Jo, eine besonders mutige Frau, die als Kind schwerst gefoltert worden war, schrieb das folgende Gedicht:

Tiere geben Geborgenheit, das tut gut.
Tiere geben Liebe, egal wo auch immer.
Tiere sind nicht nachtragend.
Tiere sind einfach gesellige Wesen.
Tiere tun kranken Menschen gut.
Tiere sind etwas für die Seele.
Tiere sind das Beste auf der Welt.

Wir würden uns vielleicht wünschen, dass die Beziehung zum menschlichen Gegenüber wichtiger sein sollte. Und doch kann es bei hochgradigem Misstrauen Menschen gegenüber kaum anders sein. Zu den klinischen Tatsachen gehört leider, dass Betroffene zwar ihre traumatische Erschütterung überwinden, in ihrem sozialen Leben aber häufig eingeschränkt bleiben, was mich sehr für Gruppenarbeit in diesem Bereich sprechen lässt.

Dankbarkeit ist nicht einfach etwas, das eintritt oder nicht, sondern sie kann gelernt werden. Die direkte Möglichkeit, sie zu lernen, ist, einem Menschen zu begegnen, der Dankbarkeit zeigt gegenüber dem Leben, sich selbst oder anderen. Luise Reddemann hat in ihrem bekanntesten Buch ein Beispiel gegeben, wie sich über Dankbarkeit meditieren lässt. (Reddemann, Imagination als heilsame Kraft, 2001, S. 174 ff.) Dankbarkeit ist etwas sehr Persönliches in Therapien. Wir können Menschen dazu ermutigen, denn sie will auf irgendeine

Weise gezeigt werden, und einmal gezeigt, kann sie spontan weiterwachsen.

Dankbarkeit auszudrücken und gezeigt zu bekommen, ist die Fortführung des Welleneffektes.

Es gibt nun viele Vorschläge aus dem Bereich der positiven Psychologie, beginnend bei Martin Seligman, wie wir das praktisch mit Patienten anregen können. Bis man dahin kommen kann, gibt es eine Vielzahl von Sperren, die, kaum umgehbar, gewürdigt werden müssen. Man kann bereits in einer Frühphase der Therapie Ideen aussäen, die in spätere Dankbarkeit münden. Wenn wir Ressourcen und Belastungen beschreiben, ist die Fokussierung positiver, in der Gegenwart noch fühlbarer Lebenserfahrungen ein wichtiger Schritt. Man kann dies sehr direkt tun als Lichtpunkte unterschiedlicher Helligkeit auf dem Lebensweg bei einer life-time-Betrachtung. Die Dankbarkeit gegenüber diesen Erfahrungen kann genutzt werden; später kann dafür eine Ausdrucksform gefunden werden. Für viele sind Briefe an Menschen, die mit wichtigen Erfahrungen verbunden sind, eine gute Ausdrucksform, auch dann, wenn sie nicht abgeschickt werden. Daraus können auch fiktive Dialoge werden. Ein nächster Schritt ist, einen Besuch zu wagen und im direkten Kontakt die Dankbarkeit auszudrücken, einen solchen Brief vorzulesen oder die Dankbarkeit nochmals frei zu formulieren. Erfahrungen mit Dankbarkeit auszutauschen, sind in Gruppen oft emotionale Highlights. Die Resonanz der Gruppe steigert die Wirkung nochmals. Denn hier sind nicht nur die Dankbare und die Empfängerin der Botschaft, sondern die Zeugen um sie herum, die auch ohne dass sie etwas sagen bestätigend wirken. Nach meiner Erfahrung ist es oft erleichternd, Menschen klarzumachen, dass es bei Dankbarkeit nicht um die großen Dinge des Lebens gehen muss. Um dankbar zu sein, muss ich nicht gerettet worden sein. Wer mit mir geduldig bestimmte erleichternde Griffe auf dem Saxophon eingeübt hat, eine Stelle in einem Buch oder ein aussagekräftiges Poster gezeigt hat, dem kann ich meine Dankbarkeit ausdrücken.

Die Angst vor dem Nichts kann nur durch Beziehung und die Vergegenwärtigung von Beziehungserfahrungen überwunden werden. Eine gute Möglichkeit ist die Betrachtung der eigenen Spuren, die wir im Leben hinterlassen und die sich mit den Spuren anderer zu einem Geflecht verbinden.

> Immer wieder
>
> Immer wieder, ob wir der Liebe Landschaft auch kennen
> und den kleinen Kirchhof mit seinen klagenden Namen
> und die furchtbar verschweigende Schlucht, in welcher die anderen
> enden: immer wieder gehn wir zu zweien hinaus
> unter die alten Bäume, lagern uns immer wieder
> zwischen die Blumen, gegenüber dem Himmel.
>
> Rainer Maria Rilke, Ende 1914 (Insel-Almanach 1923)

3.6 Konfrontation – Nutzung des schmalen Grates

Der Tod beendet die Möglichkeiten, die ich mit demjenigen im Leben habe. Wenn es auch gelingt, die Beziehung mit dem geliebten Menschen umzuwandeln – die Schwierigkeit, die Erschütterung der Existenz an sich hinzunehmen und in etwas Lebensförderliches umzuwandeln, bleibt. Jeder Besuch an einem Grab bezeugt die Bereitschaft zur Konfrontation, und manche Rituale dämpfen nur die Kälte und das scharfe Erleben der endgültigen Trennung, wie Kerzen anzünden oder Blumen pflanzen. Betroffene glauben uns kaum, dass die Konfrontation mit der Vergänglichkeit sie vorwärtsbringen kann. Die Lebendigkeit einer therapeutischen Begegnung ist, wie wir beschrieben haben, der haltgebende Anker, von dem aus getestet werden muss, ob der Tod lebendig machen kann. Hierzu eignet sich der Begriff des Weckrufs. Ein Handwerker mittleren Alters versuchte den Test erst einmal auf eine andere Weise. Seine Frau hatte ihm lange eine intakte Beziehung vorgetäuscht, so lange, bis sie sich sicher sah, auf eigenen Füßen stehen zu können. Dann trennte sie sich abrupt, woraufhin mein Patient in lähmende Trauer versank. Nach der Überwindung einer suizidalen Phase versuchte er sich auf die direkteste Weise lebendig zu machen, indem er eine sexuelle

Affäre nach der anderen startete. Fast überrascht war er, dass er zwar noch den Geschlechtsakt hinbekam, unmittelbar danach aber versuchte, die Frau so schnell wie möglich loszuwerden. Es dauerte eine Weile, bis er sich seinem Weckruf, für Beziehungsfähigkeit die Augen zu öffnen, stellte.

3.6.1 Das Prinzip des »Weckrufes«

Die Bereitschaft, die Konfrontation mit der Vergänglichkeit auszuhalten, ist die Voraussetzung, dass man mit dem Prinzip des Weckrufs arbeiten kann. Der Therapeut hat die Aufgabe, dabei mit einer gewissen Hartnäckigkeit

- Tatsachen wachzurufen, die die Vergänglichkeit bestätigen, möglichst direkt aus der Erfahrung des Patienten,
- Zustände wieder wachzurufen, wo der Patient von der Wucht der Erfahrung schon berührt wurde,
- mit Weisheiten zu arbeiten, welche diese Erfahrung verdichten (Aphorismen, Gedichte …),
- mit Träumen oder Symbolen zu arbeiten, die für Vergänglichkeit stehen.

Wenn der Kontext aktiviert werden kann, Patient und Therapeut sich vergewissert haben, dass sie nicht mehr ausweichen müssen, kann die Frage des Weckrufs gestellt werden.

Wofür will ich die potentiell desintegrierende, lebenswidrige Erfahrung nehmen?

Sie kann im Grunde in mindestens vierfacher Form beantwortet werden. Keine der Antworten hierauf ist schlechter, denn in diesem Bereich gibt es keine Urteile von richtig oder falsch, von schlechter oder besser.

Manchmal gelingt es, das Erlebte auszublenden und einfach den Blick nach vorne, auf wärmende Quellen des aktuellen Lebens hin auszurichten.

Menschen können versuchen, sich zu stabilisieren, versuchen, im Licht der Erfahrung einfach Überlebende zu sein, mit dem Risiko, sich auf Dauer als Schiffbrüchige zu erleben. Sie können sich in dem

Trotzdem einrichten und sich vom Stolz der eigenen Überlebenskräfte tragen lassen.

Sie können sich fragen, welche Veränderung die für sie geeignete Antwort ist, was an ihrem Handeln, in Beziehungen, im Umgang mit Projekten sie in Angriff nehmen könnten. Sie können die Erfahrung also als Motor persönlicher Veränderung benutzen.

Menschen können den Weckruf aufmerksam studieren, gegenwärtige Hemmungen erkennen, würdigen. Dann können sie den Weckruf konservieren und unter günstigen Umständen darauf zurückkommen und die Hemmungen für die Veränderung in Angriff nehmen.

Letztlich steht hinter dem Weckruf eine sehr einfache Erkenntnis. Menschen können sich mit dem Tod befassen und auch leichter sterben, wenn sie das Leben als befriedigend ansehen können. Etwas salopp ausgedrückt, wenn sie das Leben als geglückte CD-Aufnahme ansehen können und im Alter erleben, dass da noch einige Bonus-Tracks abgespielt werden können. Das Gefühl ungelebten Lebens aber, diese zentrale Unzufriedenheit, macht die Todesfurcht schwer bewältigbar (Yalom, 2008, S. 55).

3.6.2 Disidentifikationsübung

Besonders schwer wird der Umgang mit der Vergänglichkeit dann, wenn Menschen sich durch eine einzige Facette ihrer Persönlichkeit definieren, wenn ihnen ein State so unverzichtbar ist und sie ihn für den einzigen Quell der Lebenskraft halten.

Ein knapp 40-jähriger erfolgreicher Geschäftsmann kam, nachdem ihm sein Orthopäde erklärt hatte, er müsse wegen seines kaputten Knies auf sein Hobby als Triathlet verzichten. Er schnaubte schon, als er das Wort »Hobby« aussprach. »Nein, es bedeutet alles für mich.« Das Geschäft sei nur die Basis, liefere ihm nur die Voraussetzungen für den über alles geliebten Sport. Auch die Familie lebe schließlich nur dafür. Er wies kühl von sich, dass er unbedingte Bestätigung brauche. Bevor wir diese Einseitigkeit verächtlich machen, ist es gut, sich die eigenen Einseitigkeiten vorzuhalten. Die Übung der Disidentifikation kann, obwohl sie anstrengend ist, hier den Raum erweitern.

Die Übung baucht für jeden Teilnehmer 8 Karten. Sie schreiben die 8 wichtigsten Antworten auf die Frage »Wer bin ich?« oder »Was macht mich aus?« auf je eine Karte. Wichtig ist es hier, ganz konkrete Rollen zu nehmen oder geliebte Tätigkeiten, die zur Person gehören, mit der sie identifiziert ist. Sie ordnen die gefundenen Antworten der Wichtigkeit entsprechend auf einem Stapel, die wichtigste zuunterst. Meditieren Sie von der obersten Karte aus darüber, »wie Sie dieses Attribut aufgeben«. Nach einer festgelegten Zeit von einigen Minuten (ein Gong ist nützlich) gehen Sie zur nächsten Karte über, bis hin zur letzten, wichtigsten. Dann gehen Sie wieder rückwärts und benennen Momente, in denen Ihnen dieses Attribut besonders gute Dienste geleistet hat, nehmen diese Eigenschaft wieder zu sich.

Bei Menschen mit einer Krebserkrankung, chronischen Autoimmunerkrankungen, manchmal aber auch bei sehr umfangreichen Persönlichkeitsproblematiken, wird dieser Prozess durch die Krankheit selbst eingeleitet. Sie sind dann oft erstaunt, wenn sie beobachten, wie selbstverständlich ihre Umgebung über Fähigkeiten zu verfügen scheint. Am meisten scheinen sie zu leiden, wenn sie sich mit der früheren körperlichen Verfassung vergleichen müssen, dazu verurteilt sind, ständig ihre defizitäre Buchführung zu wiederholen.

Nicht vergleichen und an nichts mit Absolutheit hängen, stattdessen den immer kleineren Raum zu schätzen und ihn groß zu machen, das wird ideal kaum gelingen. Dem einen wird es leichter durch das Verständnis der Absurdität des Daseins, dem anderen mehr dadurch, dass er aufmerksam gemacht wird auf etwas Nahes Gutes. Die Pandemie mit ihren Einschränkungen hat schöne Analogien hervorgebracht. Sie hat deutlich gemacht, dass es den Menschen, die Ideen, freundliche Stimuli, ja sogar kleine Abenteuer im Nahbereich aktivieren konnten, besser geht als denjenigen, die gegen die Gegebenheiten anrennen und die Lebensvollzüge einfordern, wie sie es bisher gewohnt waren.

3.6.3 Kann man sich gegenüber dem Tod desensibilisieren?

Wenn wir diese Frage stellen, so reihen wir die Todesfurcht in die üblichen phobischen Reaktionen ein. Dies ist eine ziemlich mechanistische Vorstellung, nur hat sie doch einiges für sich. Man kann dies gerade bei den Versuchen sehen, Tod und Verletzlichkeit zu leugnen. Einer meiner Patienten (s. a. Kap. 3.2.3), der den Beinahetod seines Nachbarn und Fußballkameraden in Form einer hohen Querschnittslähmung miterlebt hatte, hatte anschließend eine Fülle posttraumatischer Symptome mit Phänomenen, die man auch als anhaltende peritraumatische Dissoziation bezeichnen kann. Er ließ sich in der Folge auf die sichtbaren Stellen des Körpers, Arme und Beine, seine eigenen Knochen tätowieren (Müller & Rießbeck, 2019, S. 240 ff.). Gefragt wozu, gab er an, er wolle, da er sich für den Unfall verantwortlich machte, eigentlich tot sein. Da er es aber nicht wage, Hand an sich zu legen, führe er sich den Tod ständig vor Augen. Selbst auf seine Musikinstrumente hatte er Totenköpfe eingravieren lassen. Diese Gravuren ließen sich auch nicht entfernen, weder am Griffbrett seiner Gitarre noch von seiner Haut. Man kann dies natürlich im Zusammenhang mit Selbstvorwürfen sehen. Die andere Möglichkeit ist jedoch, darin die Selbstbehandlung einer Phobie zu erkennen, eben eine Desensibilisierung. Immer an den Tod denken, ohne ihm ganz anheimzufallen. Dies ist eine Möglichkeit, den Tod auf einer elementaren Ebene zu bannen. Dieser Mann profitierte nach seinen eigenen Aussagen am meisten davon, dass er die Abschottung von dem schwer behinderten Nachbarn überwand. Zunächst nahm er indirekt mit ihm Kontakt auf, dann folgte die innere Vorstellung der Begegnung. Letztlich begleitete ich ihn zu einem Besuch, dem dann viele weitere folgen sollten.

Sehr viele Menschen können kein Krankenhaus als Besucher aufsuchen. Sie geraten interessanterweise durch Sinnesreize von Desinfektionsmittel oder Geruch von Körpersekreten in Aufruhr. Es gibt also die direkt konditionierenden Reize im Zusammenhang mit Verletzlichkeit und Vergänglichkeit. Man kann auch die Phobie vor toten Körpern und Leichen (Nekrophobie) so verstehen. Es gibt da auch einige Mythen, wie z. B. die Vorstellung eines spezifischen Leichengiftes, die unsinnig ist, aber trotzdem in der modernen Welt weiter besteht. Auch das Gruseln scheint eine Form von Desensibilisierungsversuch zu sein. Man könnte dies über die Vampirgeschichten bis hin zu den neueren Horrorfilmen weiterführen.

Eine nennenswerte Gruppe von Menschen mit traumatisierenden Verletzungen in Kindheit und Jugend nutzt Tattoos, die mit Tod und Verderben zu tun haben, oder kleidet sich wie z. B. bei der Gothic-Subkultur. Diese nutzt die Zugewandtheit zum Tod zu bis ins Groteske gehenden Selbstinszenierungen. Hier findet man sie also wieder, die nicht geglückte Bewältigung der Todesangst, welche kompromisshaft umgewandelt wird.

In der Corona-Pandemie scheinen solche Darstellungen überflüssig geworden zu sein. Zu direkt werden die Bilder der Vergänglichkeit in jede Nachrichtensendung des Fernsehens oder in die Printmedien eingebaut. Nicht der Informationswert ist hier das Entscheidende. Es fesselt die Aufmerksamkeit, aber gewöhnt die Bevölkerung an das Bedroht-Sein mitten in einer friedlich scheinenden Zivilisation. Allerdings verwischt die Berichterstattung das Todesthema in einer besonderen Weise. Wenn z. B. berichtet wird, dass der lebensbewahrende Impfstoff fehlt, unsichere Atemmasken in Umlauf sind oder unwirksame Medikamente, so wird Versagen gebrandmarkt. In modernen, auf glatte Abläufe getrimmten westlichen Gesellschaften ist der Tod dann letztlich nur durch Versagen im Gesundheitswesen oder der Politik insgesamt erklärt. Damit verschwindet erneut die ontologische Dimension.

Wenn auch die Desensibilisierung ein wichtiges Werkzeug ist, so führt sie aber noch nicht zu einer Integration des Prinzips der Vergänglichkeit ins Gegenwartsbewusstsein. Aber sie kann, menschenfreundlich angewendet, gute Voraussetzungen hierfür schaffen.

KAPITEL 4

Wille, Freiheit, Verantwortung

Der Panther
Im Jardin des Plantes, Paris

Sein Blick ist vom Vorübergehn der Stäbe
so müd geworden, dass er nichts mehr hält.
Ihm ist, als ob es tausend Stäbe gäbe
und hinter tausend Stäben keine Welt.

Der weiche Gang geschmeidig starker Schritte,
der sich im allerkleinsten Kreise dreht,
ist wie ein Tanz von Kraft um eine Mitte,
in der betäubt ein großer Wille steht.

Nur manchmal schiebt der Vorhang der Pupille
sich lautlos auf –. Dann geht ein Bild hinein,
geht durch der Glieder angespannte Stille –
und hört im Herzen auf zu sein.
Rainer Maria Rilke, 1902

4.1 Der Wille

Wenn der Mensch reflektiert und handelt, nimmt er mit großer Selbstverständlichkeit für sich in Anspruch, Gedanken nach seinem Willen lenken zu können und Handlungen selbst zu bestimmen. Bis heute aber wird der Wille in Therapiemodellen, in den theoretischen Konzeptionen weitgehend ausgeblendet. Wenn Sie sich die Mühe machen, in Stichwortverzeichnissen nachzusehen, finden Sie den

Begriff »Motivation«, suchen den Willen aber vergeblich. Praktisch ist es aber genau umgekehrt, denn fast jede Psychotherapie appelliert an den Willen. Vieles weist darauf hin, dass der Wille ein belasteter Begriff ist. Sich selbst einen Willen zuzugestehen, Willensfreiheit zu fühlen, ist verantwortlich dafür, dass wir eine Idee, eine Vorstellung von Freiheit überhaupt haben können. Und erst wer sich Willensfreiheit zugesteht, kann für seine Handlungen verantwortlich sein und schuldig werden. Verantwortung und Schuld sind aber gerade im Traumabereich besonders anstrengende und in der Therapie die anhaltend schwierigsten, gleichwohl unumgänglichen Stolpersteine.

4.1.1 Der Wille – ein belasteter Begriff

Bis weit in die Zeit der Aufklärung hinein wurde der Mensch als dem göttlichen Willen unterworfen angesehen. Auch im Protestantismus konnte und kann der Mensch nur auf die göttliche Gnade hoffen, nicht aber durch seine guten Werke Einfluss auf sein Schicksal nehmen. Bei Immanuel Kant ist der Wille sehr eng mit der Vernunft verbunden. Die Freiheit gehört demjenigen, der seinen Willen erklären kann. Die Willenserklärung ist in Rechtssystemen unverzichtbar, und wir gehen davon aus, dass, von der Eheschließung bis zur Abfassung eines Testamentes, der Mensch über eine freie Willensbildung verfügt. Schopenhauer (s.Kap.1.4) sah den Willen anders, mehr als inneres Wollen, als eine Kraft, welche dem Leben selbst innewohnt, in keiner Weise intellektuell bestimmt und auch nicht steuerbar. Dieses Wollen kann auch durch nichts veranlasst werden. »Der Mensch kann zwar tun, was er will, aber er kann nicht wollen, was er will.« (Schopenhauer & Meiner, 1978, S. 58–59) Damit ist Schopenhauers Willensbegriff nahe am zentralen Trieb der Psychoanalyse, der »Libido«. Freud aber machte aus dem Wirken der Triebe ein deterministisches Gebäude. Der Wirkung der unbewusst wirkenden Triebe kann man nicht entkommen. Freud hielt den Glauben an die psychische Freiheit und Wahlmöglichkeiten für unwissenschaftlich, bei ihm wird das menschliche Wesen von chemisch-physikalischen Kräften aktiviert und kontrolliert. Seine mechanistische Denkweise ist vielleicht der Grund, weswegen heute manche Psychoanalytiker so unkritisch neurobiologische Modelle und Untersuchungsergebnisse in psychotherapeutische Strategien versuchen umzumünzen. Freuds Mensch ist, wie R. May sagte, »nicht mehr derjenige, der antreibt, sondern er wird getrieben« (Yalom, 2000, S. 343). Er konnte nie erklären, wie dann Veränderung in Therapien zustande kommen sollten.

Schon einige seiner engsten Mitstreiter waren mit Freuds Konzeptionen nicht zufrieden, allen voran der von ihm später abgestrafte Otto Rank. Rank gab dem Willen des Kindes eine besondere Rolle für die Entwicklung, als Gegenwille zu dem der Eltern. Das Entwicklungsziel bei ihm ist die Entfaltung des kreativen Willens – der Mensch kann wollen, was er braucht. Gegenüber Freud war er richtiggehend emanzipatorisch, mit seinem Respekt für die selbständigen Regungen von Patienten. Bei ihm wären vermutlich noch Schätze für die Zukunft der Psychotraumatologie zu heben. Durch seine Emigration und Freuds vernichtende Angriffe ist er aber aus dem Blick geraten. Der »Wille« findet sich dann wieder in anderer Form bei Harald Schultz-Hencke, einem Berliner Psychoanalytiker, der sehr in Opposition zu den Anhängern Freuds stand. Der von ihm geprägte Begriff »Antriebserleben« konnte nur allzu leicht in die Nähe nationalsozialistischer Ideologie gerückt werden. Wer den Film von L. Riefenstahl, »Triumph des Willens«, über den Nürnberger Reichsparteitag von 1936 gesehen hat (im Internet frei verfügbar), kann nachvollziehen, dass es sich bei dem hier verwendeten Willensbegriff um eine pervertierte Version der Philosophie von F. Nietzsche handelt, der so für psychodynamisches Denken weitgehend unbrauchbar wurde.

Die Frage des freien Willens hat vor Freud schon in ganz anderer Form die Hypnosetheoretiker beschäftigt, mit der Frage, ob und inwieweit man einem Menschen in Hypnose den Willen des Hypnotiseurs aufzwingen kann. Die Unsicherheit, ob. z. B. Menschen unter Hypnose Verbrechen begehen können, war am Ende des 19. Jahrhunderts brisant. Sie blieb es, wurde bespielhaft im Heidelberger Hypnoseprozess von 1936 (Peter, 2015) geführt und ist auch heute nicht ganz gelöst.

Die Vorstellung des freien Willens ist in den letzten Jahren durch Befunde der Neurobiologie erschüttert worden, insbesondere solche, die zeigen, dass bei Entscheidungen Aktivierungen von Hirnarealen eine gut messbare Zeit von bis zu acht Sekunden vor der bewussten Wahrnehmung des Vorgangs erfolgen. In den neuronalen Netzwerken ist also der Prozess schon vorbereitet, bevor der Betreffende es merkt (Haynes, 2008). Diese Untersuchungen haben schon Vorläufer im Jahre 1979 durch den Physiologen Benjamin Libet, der festgestellt hatte, dass der Wahrnehmung eines spontanen Bewegungsimpulses die Aktivierung im EEG etwa eine halbe Sekunde vorangeht. Von manchen wurde dies als Beweis für den fehlenden freien Willen gesehen, eine eindeutige Überinterpretation, die zeigt, wie hier mechanistische Grundannahmen die Interpretation beeinflussen.

4.1.2 Der Wille als Phänomen

Der Wille ist einerseits eine konkrete, andererseits auch eine unscharfe Eigenschaft, die wir zunächst dem Einzelnen zusprechen. Wille wird als Kraft verstanden, hat also etwas unbedingt Energetisches, eine gerichtete Kraft, einen »Vektor«. Er ist eine Kraft, die auf Bewegung, auf Veränderung gerichtet ist. Immanuel Kant hat den Willen als den »verantwortlichen Beweger« bezeichnet, und da haben wir schon wieder die Verbindung des Willens mit der Verantwortung. Weit überwiegend lässt sich der Wille mit offensiven Strebungen assoziieren, mit einem Zugehen auf etwas. Wille ist also ein »Hin-Zu« und gleichzeitig ein »Um-Zu«, eine Kraft, die auf etwas gerichtet ist, und sie ist damit grundsätzlich konstruktiv. Wenn wir jetzt die klinische Tatsache nehmen, dass Menschen mit traumatischer Erschütterung in oft endlosen Zyklen defensiver Handlungen verweilen, bekommen wir einen Eindruck, wie lohnenswert die Beschäftigung mit dem Willen ist. Die Willenlosigkeit ist oft die Folge lange dauernder traumatischer Erschütterungen mit zunehmender Demoralisierung. Pierre Janet, der große und vernachlässigte Pionier und Theoretiker der Psychotraumatologie, fasste es so: »Diese Patienten … setzen eine Handlung fort, vielmehr den Versuch einer Handlung, die damals begann, als sich die Situation ereignete, und sie erschöpfen sich selbst in diesem beständigen Wiederbeginn« (Janet, 1919/1925, S. 663). Man kann täglich an Zeugnisse erschöpften Willens geraten. Es ist wahrscheinlich wenig hilfreich, hierfür einfach das Etikett »Depression« zu vergeben. In einem mir eben zugegangenen Entlassungsbericht eines Patienten über einen dreimonatigen Aufenthalt in einer Trauma-spezifisch arbeitenden Fachklinik steht: »Herr W. zog sich auf sein Zimmer zurück, verbrachte die gesamte freie Zeit der Reha durchgehend dort oder machte alleine Ausflüge … in den Gruppentherapien war Herr W. ein sehr ruhiger, passiv innerlich arbeitender Gruppenteilnehmer … Die Ergotherapeutin berichtet: Herr W. zeigt sich in der Konzentration reduziert und redet im Flüsterton vor sich hin … als die Anspannung schon sichtlich hoch ist, nimmt er eine Pause.« Herr W. ist offensichtlich um Anpassung bemüht, versucht eine sehr hohe innere Spannung zu regulieren, bleibt aber in der Zwickmühle von defensivem Rückzug und Anpassungswunsch gefangen. Die spannende Frage ist aber – wo ist der Wille? Entsprechend gibt Herr W. auch als Resümee des Aufenthaltes an: »Er habe sich verstanden, gesehen und ernst genommen gefühlt und die Erfahrung gemacht, er könne noch etwas spüren …« Es ist der sechste mehrmonatige stationäre Aufenthalt in acht Jahren. Erkennbar ist seine Strategie ganz auf Bewältigungsschritte nach innen gerichtet. Hierzu sagte bereits Pierre Janet »Das Vergessen der Vergangenheit (m. a. W. die Bewältigung-H.R.) ist in Wirklichkeit eine Veränderung des Verhaltens in der Gegenwart.« (übers. H. Rießbeck) (Janet, 1923, S. 123).

4.1.3 Der »verantwortliche Beweger«

Irvin Yalom hat sich einen Begriff Immanuel Kants, das Wort vom Willen als dem »verantwortlichen Beweger«, zu eigen gemacht (Yalom, 3. Aufl. 2000, S. 347). Es geht also um Bewegung, was Berater und Therapeuten natürlich besonders interessieren muss, denn Veränderung ist ohne Bewegung nicht denkbar. Ohne die Widersprüche bei Kant näher zu beleuchten, bleibt aber der Gegensatz von Schicksal und Verantwortung praktisch zu lösen. Im Willen als »verantwortlichem Beweger« steckt die Übernahme von Verantwortung und der Glaube an die Freiheit, dies tatsächlich tun zu können. Hier hilft uns übrigens die Position der Existentialisten, insbesondere die von J.P. Sartre, der die radikale Verantwortungsübernahme für das eigene Leben empfiehlt. TraumatologInnen folgen dem auch, wie M. Huber mit dem Buchtitel »Leiden hängt von der Entscheidung ab« (Huber & Frei, 2006).

Für traumatisch Getroffene ist der Zwiespalt besonders brisant, zwischen der Erfahrung, willenlos in etwas Katastrophales oder Zerstörerisches hineingeraten zu sein, und der Forderung, das Leben mit dem eigenen Willen zu gestalten. L. Reddemann hat sich vielfach mit dem Gegensatz von Willenskraft und Geschehenlassen beschäftigt (Reddemann, 2008, S. 59) und zu Meditationen über Gegensätze angeregt.

Für die existentielle Position zwischen dem Ausgeliefert-Sein gegenüber dem Schicksal und der freien Willensentfaltung, dem Annehmenmüssen, und der freien Selbstbestimmung auf der anderen Seite, können wir Bilder finden, die beides versuchen zu integrieren.

Für mich passt ein abgewandeltes Bild vom Lebensfluss. Sie können sich einen Fluss vorstellen, dessen Kraft so stark ist, dass es nicht möglich ist, sich gegen den Strom zu bewegen oder die Fahrt dauerhaft anzuhalten. Menschen, einzeln oder gemeinsam, sind auf einem Floß ständig damit beschäftigt, Gleichgewicht zu halten und ihr Fahrzeug in der Strömung auszurichten. Sie können stranden an diesem Strom, dann ist die Reise schneller zu Ende. Sie können die Strömung mehr oder weniger geschickt nutzen auf ihrer Reise. Aber Sie bestimmen nicht die Stärke der Strömung, die Turbulenzen, Engen oder Wasserfälle. Und Sie wissen, dieser Strom ist endlich, Sie kennen nur Ausschnitte einer Landkarte, nicht viel mehr als bis zur nächsten Biegung. Und irgendwo bringt Sie der Strom an eine Mündung ins Meer. Dies kann man auch direkt als Vorstellungsübung verwenden. Wie schon im Kap. 2 beschrieben, ist es vorteilhaft, solche Bilder mit Betroffenen gemeinsam zu entwerfen, sie finden oft für sich eine noch passendere Version. Einfach ist hier die Entwicklung von drei Bildern über Vergangenheit, Gegenwart und Zukunft in Form eines Tryptichons, eine Anregung von S. Lücke (Reddemann, 2001, S. 151–152). Man kann auf der linken Seite etwas aus der haltgebenden Vergangenheit malen, in die Mitte die kritische Erfahrung (am besten in einem abgrenzenden Rahmen) und rechts etwas, auf das der Wille zusteuert, eine irgendwie erlebenswerte Zukunft. Wer solche Vorstellungsbilder entwickeln kann, ist schon recht weit gekommen.

4.1.4 Wille, Kraft und Energie

Wenn Sie sich Wörter, die mit »Wille« zusammengesetzt werden können, suchen, fallen Ihnen auf jeden Fall solche wie Willensstärke, Überlebenswille, Willensentfaltung … ein. Um uns therapeutisch den Willen verfügbar zu machen, ist es vorteilhaft, die Kräfte näher zu beschreiben und zu verstehen, die im Willen stecken. Eine Einteilung, die klinisch auch bei noch so schweren Beeinträchtigungen hilfreich ist, hat die holländische Arbeitsgruppe um Onno van der Hart (van der Hart, Nijenhuis, & Steele, 2006) eingeführt. Sie stammt ursprünglich von Pierre Janet. Die beiden bestimmenden Energien für das Handlungsniveau sind mentale Kraft (»la force« bei Janet) und die mentale Effizienz (»la tension«).

»La force« ist so etwas wie eine grundsätzliche Kraft, Antrieb, beinhaltet aber auch die Fähigkeit, eine Aktion zu starten, sowie die Ausdauer, diese abzuschließen, ein quantitativer Begriff also. »La force« ist auch verantwortlich für die Geschwindigkeit psychischer Prozesse, wie auch für die Fähigkeit, Wahrnehmungssysteme zu aktivieren. Patienten sprechen davon, wenn sie z.B. sagen: »Mein Akku ist leer …« Diese Kraft ist mit den phylogenetisch älteren Systemen des Gehirns verbunden (»The elementary and old tendencies have, as a rule, a great deal of energy; the higher-grade and recently aquired tendencies have usually less energy« (Janet, 1919/1925, S. 682). »La tension«, am besten mit »mentale Effizienz« übersetzt, ist ein mehr qualitativer Begriff. Er bezeichnet die Fähigkeit, psychische Energie zu benutzen. Sie versetzt das Individuum zum einen in die Lage, mehrere Aktionen auszuführen bzw. mehrere Phänomene zu nutzen, gleichzeitig eine Synthese zwischen Aktionen so herzustellen, dass das höchstmögliche Handlungsniveau erreicht wird. »The higher on's mental level, i.e., the more operations one can synthesize, the higher one's psychological tension« (van der Hart, 1989, S. 12).

Zwischen der Kraft und der Spannung gibt es Oszillationen. Das Individuum benötigt ein Gleichgewicht zwischen diesen beiden Einflüssen für die Gesundheit. Ein Ungleichgewicht führt letztlich zu Einschränkungen der psychischen Syntheseleistungen, damit einer Verhinderung der Realitätserfassung und -anpassung. Dies setzt den Prozess der Dissoziation in Gang (s. auch Schema bei (Wolfradt, 2006, S. 188).

Dieses Modell hat eminente Folgen für die klinischen Beobachtungen wie auch für die Therapie. Wenn eine Person unter dem Einfluss von reichlicher »force« steht, ohne jegliche mentale Effizienz, entstehen Reflexhandlungen, Impulsivität, triebhaftes Handeln. Dieses ist nicht angepasst an die Umgebungsbedingungen, nimmt keine Rücksicht auf Kontexte, auf soziale Bezüge oder zeitliche Zusammenhänge. Fehlt dagegen der »tension« die nötige »force«, so werden Handlungen nicht ausgeführt oder nicht komplettiert, man könnte auch sagen, es fehlt der Weltbezug zu den inneren Ideen und Tendenzen. Ideen und Vorstellungen werden nicht erprobt, damit fehlt ebenfalls die Möglichkeit zu einer Synthese auf einer höheren Ebene.

4.1.5 Stadien einer Handlung

Bleiben wir noch ein wenig bei den Überlegungen, wie Wille sich in Handlungen übersetzt. Janet hat auch hier gut brauchbare Begriffe entwickelt (Rießbeck, 2013, S. 73–74). Wie kommt es überhaupt zum Handeln? Am Anfang steht eine Art von Aktivierung. Wir merken etwas bei uns, einen Drang, gepaart mit irgendeinem Wunsch. Dazu passen die positiven Emotionen Neugier und Interesse.

Etwas in unserem Wahrnehmungsfeld ruft eine Reaktionstendenz hervor, im elementaren Sinn ein »**Hin zu** oder ein **Weg von**« – eine offensive oder defensive Haltung. Die Wahrnehmung wird erweitert, etwas in uns sagt »Untersuche das genauer!«. Dabei ist schon eine Flut an möglichen Verhaltensweisen angelegt. Der innere Entwurf einer Handlung wird mit dem, was wahrgenommen wird, abgeglichen. Nun kommen die Ausführung und die Anstrengung hierfür. Während der Durchführung müssen wir »am Ball bleiben«, uns evtl. immer wieder aufraffen, bis zu einem gewählten Abschluss, bis zur Komplettierung »bei der Sache bleiben«. Dann folgt das Gefühl des Triumphes, ein sehr plastischer Begriff bei Janet. Die Selbstbestätigung – ja, ich habe es geschafft –, ein personales Gefühl. In einer Gruppe habe ich nur dieses Motto ausgegeben – »im Triumph zu baden«. Jeder sollte sich eine befriedigend geglückte Tätigkeit vorstellen. Das Motto war so wirksam, dass es zum geflügelten Wort im Gruppengeschehen wurde. Im günstigen Falle aktiviert der Triumph wieder die nächste Tat.

Nachfolgend sehen Sie hier nochmals die Stadien einer Handlung als Kreisprozess:

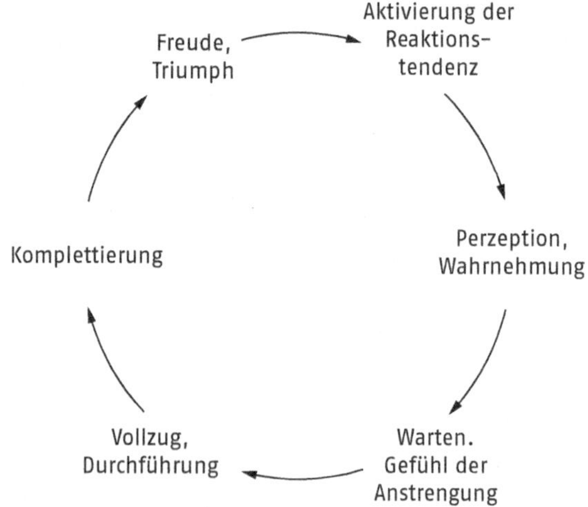

4.2 Was die Willensentfaltung hemmt

»Der Therapeut kann den Willen weder erschaffen noch den Patienten mit Willen inspirieren oder ihm diesen einflößen; was der Therapeut tun kann, ist den Willen zu befreien – die Lasten auf dem auf dem gebundenen, erstickten Willen des Patienten zu beseitigen

(Yalom, 2000, S. 348). Nun gibt es natürlich vieles, was auf dem Willen liegen kann und Willensregungen unsichtbar werden lässt. Die meisten sogenannten neurotischen Konflikte können den Willen lähmen. Wir konzentrieren uns aber hier auf die hemmende Wirkung traumatischer Belastungen.

Um Willen zu entfalten, muss ein Mensch sich erlauben, die Aufmerksamkeit nach innen zu richten. Dies ist im Alltag auch bei unbelasteten Menschen nur in geringem Umfang üblich. Für traumatisch Belastete ist es immer mit einem Risiko verbunden, in die Nähe Stress provozierender Erinnerungen zu geraten. So müssen Anfragen nach innen eingeschränkt werden. Der Preis dafür kann hoch sein. Menschen sind dann hinsichtlich ihrer Bedürfnisse und Strebungen desorientiert. Wenn Menschen aber nicht umhinkönnen, die Aufmerksamkeit nach innen zu richten, so werden sie das Erlebte annullieren, sodass hierfür rasch wieder Amnesie besteht. Diese Gefühlstaubheit kann dann eine quälende Leere hervorrufen, die diese belasteten Menschen bis an den Rand der Existenz bringen kann.

Mit dieser Schwierigkeit stehen die Selbstüberzeugungen in Verbindung, die sich bei traumatisch Belasteten (führende Kindheitstrauma) gebildet haben. Sie sprechen sich die Möglichkeit der Initiative ab. Sie halten Erfolge, wenn sie diese auch mit aller Kraft herbeigeführt haben, für Zufälle. Sie glauben insbesondere, sie hätten es nicht verdient, den »Triumph« eines Erfolges auszukosten, denn zu anderen Zeiten erfolgte oft Strafe statt Bestätigung.

Wer es sich erlaubt, innere Zustände, die über Initiative verfügen, aufzurufen, also etwas zu fühlen, hat noch keine Wünsche explizit, also ausformuliert, zur Verfügung. Im Inneren haben wir aber eher selten ausformulierte Gedanken. Es herrscht viel mehr ein »ständiges Geplapper eines automatisch ablaufenden inneren Monologs« (Metzinger, 2011, S. 177). Wird aber ein Wunsch, eine Regung, wörtlich ausformuliert, so hat diese Präsenz ungleich mehr Wirkung. Es ist allerdings ein Wagnis, Wünsche auszuformulieren, denn sie werden nur allzu rasch die Opfer einer Debatte, die zu nichts anderem führen soll, als diesen aufgekeimten Wunsch zu neutralisieren. Denn Wünsche drängen zu Entscheidungen. Damit wird es erst richtig ungemütlich im Innern.

Im traumatischen Kontext werden Entscheidungen leicht zu Bestandteilen einer Assoziationskette. Wer in katastrophale Erlebnisse verwickelt war, kann in die folgende Spirale geraten, die am Ende ausweglos erscheint. »Ich hätte es wissen müssen … ich hätte die Anzeichen anders verstehen müssen … ich habe das getan, was in die Katastrophe führte … also ist das, was ich tue, falsch … jedenfalls immer dann, wenn ich es nicht bis zum Ende absehen kann. Wenn ich es nicht bis zum Ende absehen kann, dann bin ich dumm und unfähig … also darf ich keine Entscheidungen treffen.«

Dies ist der Ausgangspunkt für ein absurdes Schulderleben, worauf wir zurückkommen werden. Die Kompromisslösung ist dann, nur noch Handlungen zu akzeptieren, die alltäglich erprobte Routinen wiederholen.

Es gibt zudem eine Realität, die auf längere Zeit für chronisch traumatisierte Menschen bitter ist. Die kognitiven Funktionen verschlechtern sich durch traumatischen Stress, was die Betroffenen auch wahrnehmen. Etwa 40 % meiner traumatisierten Patienten fragen mich, ob sie eine Demenz hätten, nicht wenige lassen sich testen, bringen dann manchmal uneindeutige Testergebnisse, was das Erleben von Selbstwirksamkeit nicht eben verbessert.

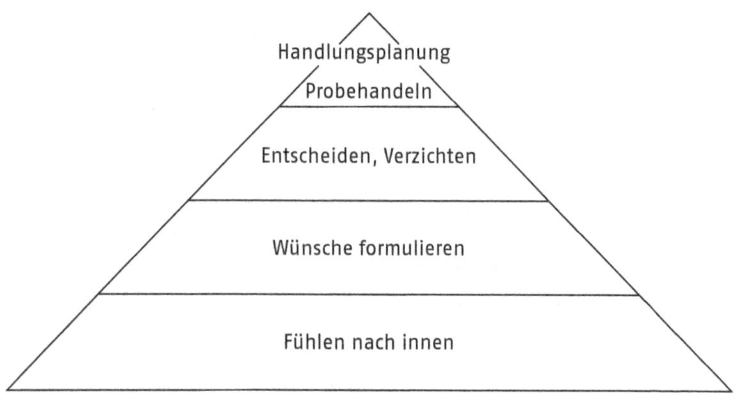

Pyramide der Handlungen

Zu den erschütternden Tatsachen aus der Geschichte gehört, wie mit Menschen umgegangen wird, denen der Wille durch Traumatisierung geraubt wurde. Sie werden fast durchgehend gedemütigt, angeklagt für ihre Weichheit (Nijenhuis, 2015, S. 47), ihre »Abulie«, an den Rand der Gesellschaft gerückt – der Begriff hierzu, »Viktimisierung«, beschönigt noch die Härte, die dieses Phänomen von Ignoranz auszeichnet. Helfer können solche Vorgänge verzweifeln lassen. Selten war ich so traurig wie auf einer Fahrt nach Tuzla im Bosnienkrieg. Mit meiner Hilfsorganisation brachten wir Nahrungsmittel zu Überlebenden der Massaker von Srebrenica. Wir mussten sehen, wie diese gequälten Menschen, kaum unterstützt von der internationalen Gemeinschaft, eng kaserniert in kalten Gebäuden ausgegrenzt lebten und, kaum zu glauben, wiederum Hunger litten.

4.2.1 Helga Schweiger – Alles verboten

Helga Schweiger hat die erste Sitzung lange vor sich hergeschoben, Termine abgesagt, weil sie die Entfernung zur Praxis mit dem Auto nicht schaffen könne. Auch als ich versuche, ganz einfache Dinge zu fragen, ob das Fenster gekippt oder geschlossen sein solle, zuckt sie nur mit den Achseln. Später berichtet sie, sie habe überhaupt Angst, etwas Falsches zu sagen. Noch mehr, sie müsse sich bestrafen, wenn sie etwas Falsches sage. Sie berichtet, dass sie beim letzten Klinikaufenthalt die Mitpatientinnen so beneidet habe, wenn sie abends in die Stadt gegangen seien: »Einfach so tun, wozu sie Lust hatten, das könnte ich nie. Ich brauche immer jemand, der mir sagt, was ich tun soll, und dann frage ich noch mehrmals nach.« Die Frage, wozu sie auf so viele Dinge verzichte, beantwortet sie etwas umständlich. »Ja, manchmal einfach so, wenn ich das Denken ganz abschalte, wenn es so über mich kommt, dann fahre ich mit dem Fahrrad los oder gehe Schwimmen. Aber nachdenken darf ich nicht.« Nach einiger Zeit erst werden die Zusammenhänge bei dieser Patientin mit einer umfänglichen dissoziativen Problematik klarer. Sie kommt aus einer schwer belasteten Familie mit einem extrem despotischen, übergriffigen Vater, der sie zur Dienstmagd abgerichtet hatte. Immer dann, wenn sie, statt Gefügigkeit zu zeigen, eine eigene Initiative startete, wurde sie mit Gewalt, sexueller Gewalt und

Demütigung bestraft. So formten sich innere Anteile aus, die schon im Vorfeld ihre Wünsche filtern konnten und fast nichts mehr erlaubten. So verzichtete sie auf unkomplizierte Erfahrungen und Freiräume, unterwarf sich dem fremden Willen beliebiger anderer Menschen, versuchte schon im Vorfeld herauszufinden, wie sie denn für andere richtig wäre.

Die Lernerfahrung, bestraft zu werden, wenn der eigene Wille sichtbar wird, diese elementare Form von Autonomie, ist das genaue Gegenteil von Entwicklungsförderung. Sie kann zu der inneren Gleichung führen: Du bist nur sicher, wenn du nicht handelst. Also unterdrücke alle Wünsche und Regungen von Neugier und Bedürfnissen. Du darfst nur das wiederholen, was du ohnehin immer machst, die Routinen des Alltags, oder das, was mächtige Figuren anordnen. Diese Figuren waren früher reale Peiniger, in der Gegenwart gibt es innere Anteile, die das Verhalten der Täter, Gebote wie Verbote, nachmachen. Wir nennen sie »Täter imitierende Anteile«. Ein besonderes Problem ist, dass diese inneren Anteile keine guten Erfahrungen dulden. Sie versuchen in der Regel auch zu verhindern, dass die Betroffenen wirklich gute Erfahrungen machen. Sie möchten damit natürlich auch Therapien verhindern oder wenigstens lähmen. Der mächtigste Täter-bezogene Anteil von Helga sagte auch immer »Den (Therapeuten) kannst du aussitzen. Irgendwann geht ihm ja doch die Luft aus.«

Auch nicht traumatisierte Menschen haben solche inneren Instanzen, die aber den Willen in der Regel nicht derart rigide rauben können.

4.2.2 Die Konfliktebene

Nun könnte der Eindruck entstehen, bei Menschen mit traumatischer Belastung drehe sich alles um die Belastungserinnerung, und tatsächlich gibt es Menschen, wie die gerade vorgestellte Helga, wo das gegenwärtige Handeln sehr weitgehend durch die Erschütterungen der Vergangenheit bestimmt erscheint. Dabei bleiben so belastete Menschen vor den mühseligen Auseinandersetzungen, die das

Zusammenleben mit schwierigen Anderen prägen können, keineswegs verschont. Hier sind sie in den gleichen Mustern und Schemata wie wir alle gefangen, werden erfasst von Zuversicht und Resignation und in die Klemme gebracht von gegensätzlichen Wünschen. Sie können es sich aber nicht leisten, darin allzu sehr einzutauchen. Schon die alltäglichen Partnerschaftskonflikte, Rivalitäten, Kämpfe um Autonomie lehren Menschen, dass es sich fast nie um Auseinandersetzungen handelt, die im eigentlichen Sinne gelöst werden. Sie werden »ausgesessen«. Menschen mit einem guten »Sitzfleisch« für Konflikte, mit einer guten Konflikttoleranz, haben hier eindeutig Vorteile. Und leider ist das genau nicht die Stärke Traumatisierter. Sie sind oft ungeheuer starke und ausdauernde Kämpfer, achten dabei fast nie auf ihren Energievorrat. Aus den traumatischen Erschütterungen kommt immer das Gefühl, »es geht ums Ganze«. Im ungünstigen Falle verheddern sich Betroffene in kleinen Auseinandersetzungen und verschleißen sich im Grabenkrieg, wenn reflexhafte Reaktionen auf eine vermeintliche Bedrohung geweckt sind. Die therapeutische Begleitung hat hier eine wichtige Aufgabe, die aber außerordentlich heikel werden kann. Es geht darum, überflüssige Verausgabungen zu verhindern. In einer vertrauten Arbeitsbeziehung gibt ein Patient seiner Therapeutin Einflussmöglichkeiten. Er gibt ihr damit auch die Möglichkeit, stellvertretend Entscheidungen zu treffen. P. Janet, der sich mit den Zuständen erschöpften Willens umfassend beschäftigt hat, sah es, vereinfacht gesprochen, so: Der Patient gibt seiner Therapeutin quasi »procura« für sein Energiekonto. Es komme darauf an, »die Kranken aus den Verflechtungen zu befreien, d.h. viele der komplexen Situationen, in die sie sich verheddern zu lösen« (Janet, 1923, S. 140). Die Therapeutin entscheidet im Sinne des Patienten, wofür er seine Kräfte einsetzen soll. Dies scheint auf den ersten Blick manipulatorisch und das krasse Gegenteil von dem, was die existentielle Psychotherapie sich auf die Fahnen geschrieben hat, nämlich die absolute Verantwortlichkeit des Individuums. Und doch, behaupte ich, die meisten Therapeutinnen handeln so, und modern verstanden ist es nichts anderes, als dafür zu sorgen, dass die Lage des Patienten nicht überfordernd wirkt. Simplify your life ist also hier das Motto, oder etwas vornehmer gesprochen – sorge für so viel Komplexitätsreduktion, dass der Betroffene fähig wird, Willen und damit Entscheidungsfähigkeit einzusetzen.

Die Einsicht, dass Menschen, die in traumatischem Stress gefangen sind, Konflikt schlicht »nicht können«, führt dazu, ein ebenso einfaches wie machtvolles Werkzeug zu entwickeln. Therapeuten wagen es oft nicht, so direktiv zu sein, und doch kann es unvermeidlich werden. Wer Konflikte nicht produktiv austragen kann, muss sie verlagern in eine Zeit, wo dies möglich ist. Sinnvollerweise ist dies Teil der Information (»Psychoedukation«) für Traumatisierte, Konflikte so lange ruhen zu lassen, bis Betroffene konfliktfähig sind. Das gilt für Ehekonflikte, Auseinandersetzungen mit Arbeitskollegen, praktisch für alle Aktualkonflikte nach der Regel »trauma first«. Es hat sich bewährt, dieses Vertagen in den Therapievereinbarungen mit festzulegen.

Sabine, die junge Mutter eines kleinen Sohnes, sah sich in einer ausweglosen Lage. Sie hatte sich mit großer Zielstrebigkeit ihre Partnerschaft erarbeitet, dabei die Hürden durch ihre sexuelle Traumatisierung als Kind überwunden. Doch die Lage schien wieder aussichtslos zu werden. Die Eltern, von denen die Gewalt und Vernachlässigung ausgegangen waren, drängten und versuchten Kontakt mit der Familie zu bekommen. Der Ehemann sprach sich, Harmoniewünschen folgend, für Einladungen aus. Nun stand der Geburtstag des Sohnes an. Er wünschte sich den Besuch seines Opas. Immer tiefer geriet die junge Mutter in Selbstvorwürfe, Sie wünschte ja auch, die Vergangenheit hinter sich zu lassen, erlebte sich gleichzeitig in einem Maße bedroht, dass sie sich selbst verletzte. Die Therapeutin stellte sich auf die Seite des verletzten Anteils der Patientin und entschied, stellvertretend, sie müsse alles vermeiden, was den verletzten Anteil überfordern könnte. Sie ermutigte die Patientin also, in der Gegenwart jeden Kontakt mit den Eltern zu unterbinden. Die Therapeutin kam aber anschließend selbst in schwieriges Fahrwasser, machte sich Vorwürfe, Familienleben zerstört zu haben. Sie konnte diese Übertragungsproblematik (Täterübertragung) dann in der Supervision auflösen.

4.2.3 Die Macht der Kopiervorlagen

Sabines Fall zeigt, welche Macht gerade ausbeuterische, gewalttätige Eltern- oder andere nahe Beziehungsfiguren haben, auch wenn sie nicht mehr im Leben der Betroffenen gegenwärtig sind. Sie bleiben mächtige »steuernde Objekte« und können eigenen Willen und unabhängiges Leben sehr weitgehend unterminieren. Die Konflikte der Betroffenen haben nur noch wenig gemeinsam mit den üblichen Auseinandersetzungen, die sich z. B. bei der Ablösung aus einer Familie ergeben. Lorna Smith Benjamin hat es sehr griffig formuliert (Benjamin, 2003, S. 33 ff.). Kinder machen ein Liebesgeschenk an ihre Bindungspersonen, das der bedingungslosen Liebe, selbst dann, wenn die Erwachsenen grausam und ablehnend sind. Dieses Liebesgeschenk, gespeist aus der Kraft der Bindung, sorgt für weitgehende Loyalität. Die Gewalt der Erwachsenen verstärkt die Loyalität sogar. Die Kraft der Bindung sorgt dafür, dass, wie Benjamin sagt, Schlüsselfiguren den Betroffenen »Kopiervorlagen« quasi unter der Tür durchreichen, deren Aussage die Adressaten nicht erkennen und nicht überprüfen können. Anstatt eigene Perspektiven für das Leben und für die Beziehungen aufstellen zu können, halten sie sich an diese Anweisungen. Diese sind eigentlich sehr direkt.

»Sei so wie er oder sie!« ist die erste Vorlage, man könnte auch sagen, es ist der Zwang zur Imitation, der lebenslang stärkste Lernmechanismus. Kinder können noch keine alternativen Handlungskonzepte entwickeln, ihre Welt ist die ihrer Schlüsselfiguren.

Für die Heranwachsenden gilt die zweite Kopiervorlage: »Handle so, als ob die Person (Schlüsselfigur) noch genauso da wäre und dich kontrolliert.« Die Anweisungen sind also internalisiert, scheinen zu einem selbst zu gehören. Die reale Anwesenheit der Schädiger ist nicht mehr erforderlich.

Die dritte Kopiervorlage gilt der inneren Beziehung des Menschen mit sich (Selbstverhältnis): »Behandle dich so, wie er oder sie dich behandelt hat.« So kommt es nicht nur dazu, dass Betroffene ein schlechtes Selbstwerterleben entwickeln, sondern dass sie die verletzenden Handlungen in vermeintlich eigener Autorschaft fortsetzen oder manchmal auch weiter ausbauen.

Die Wirkung der Kopiervorlagen lässt eigenen Willen, authentisches Handeln kaum zu. Aus den recht allgemeinen Kopiervorlagen formieren sich die spezifischen Muster im Umgang mit den Schlüsselfiguren. In einer Therapie ergeben sich daher dann die folgenden Schritte:

1. Identifizieren der Muster für die einzelnen Schlüsselfiguren.
2. Klare Trennung zwischen Verhaltensweisen, die auf persönliches Wachstum (grüner Bereich) oder Fortsetzen der alten Loyalitäten (roter Bereich) gerichtet sind.
3. Lernen, auf die Wiederholung der Vergangenheit gerichtetes Verhalten zu blockieren.
4. Veränderungswillen stimulieren.
5. Neue günstige Verhaltensmuster lernen und erproben.

Diese fünf Punkte sind Teil eines Therapieprozesses, der nur dann funktionieren kann, wenn der therapeutischen Beziehung Einfluss gestattet wird, wenn in irgendeiner Form die Therapeutin in den gleichen Rang wie die Schlüsselfiguren erhoben wird. Die größte Klippe in diesem meist Jahre dauernden Prozess ist, dass die Patientin lernt, die Wünsche und Hoffnungen, die anhaltend auf die Schlüsselfiguren gerichtet waren, aufzugeben. Sabine wünschte sich so sehr, dass der Tätervater ihre Fähigkeiten und ihre Besonderheiten anerkennen und schätzen würde, sie zart und respektvoll behandeln würde. Was sie aber erfuhr, war das Gegenteil. Er, inzwischen schwer krank, versuchte mit den Kindern in Kontakt zu kommen. Dabei suchte er wieder die Nähe der Tochter. Er fasste sie zwar nicht mehr an, verlangte aber Unterwerfung unter seine Pläne, die er mit der Familie hatte. Sabine war gezwungen zum Verzicht, Verzicht auf die Hoffnung, dass es doch nochmal ganz anders würde, ihre bedingungslose Kinderliebe erwidert würde. Der Verzicht und die Aufgabe der alten unmöglichen Wünsche ist etwas viel Umfassenderes, als es sich Nicht-Betroffene vorstellen können. Die alte, vertraute Welt mit ihren Regeln und Gesetzen muss aufgegeben werden. Erst dann werden die Kopiervorlagen unwirksam. Häufig ist dies ein Prozess intensiver Trauer.

4.2.4 Willensübungen

Wenn wir Yalom folgen, müssen wir demütig feststellen, dass Therapeuten nichts im Bereich der Willenstätigkeit neu schaffen können. Sie können Hemmnisse beseitigen und die Lasten, die auf dem erstickten Willen der Patienten liegen, reduzieren. Doch gleichzeitig ist nach seiner Erfahrung eine Therapie nur insoweit effektiv, als sie den Willen des Patienten beeinflusst. Yalom hatte hier sehr den von Konflikten eingeengten Patienten vor Augen, der z. B. einfach nicht handelt, um keine ablehnenden Rückmeldungen zu bekommen.

Die Willenlosigkeit, mit der wir es aber zunächst zu tun haben, ist eine elementare. Wir haben mit Menschen zu tun, die kein Gefühl für eigene Initiative, für Handlungsentwürfe und die Autorschaft eigener Handlungen haben. Zwanghafte Routinen bestimmen dann den Alltag, Handlungen, die mit dem kleinstmöglichen Aufwand durchgeführt werden können. Sie sind auf »Autopilot« geschaltet, die Handlungen sind kaum mehr mit dem personalen Bewusstsein »Ich tue, ich mache …« verbunden.

Sehr bewährt hat sich für solche Zustände in meiner Praxis, dass der Kreisprozess (Janet) unterbrochen wird, ein etwas schematisches Vorgehen. Wir schließen zunächst alle Tätigkeiten aus, die in irgendeiner Weise absehbar in den Belastungsbereich hineinführen könnten.

Zunächst wird dann der »Energiehaushalt«, z. B. nach dem Muster einer »Energieampel« (Potreck-Rose & Jacob, 2003, S. 198 ff.) untersucht. Steht sie auf »Rot«, so werden selbstfürsorgliche Tätigkeiten vorangeschaltet oder gezielte Langsamkeit eingeführt. Steht sie auf »Gelb«, so werden nur kürzere Tätigkeiten geplant. Man kann dann drei Arten von Tätigkeiten unterscheiden: Solche, die anders sind als das Vertraute und Gewohnte, was die Patientin noch nie gemacht hat. Ein Beispiel kann sein, mit dem Auto zu fahren, an einem zufälligen Ort auszusteigen und dort die Gegend zu erkunden. Die zweite Möglichkeit ist die, eine gewohnte Tätigkeit auf eine andere Weise zu machen – statt mit dem Aufzug zu fahren die Treppe hinunterzugehen, immer zwei Stufen auf einmal. Oder zum Dritten eine gewohnte Tätigkeit zu unterlassen, also z. B. das gewohnte Einschalten der Fernsehserie auszulassen. Es geht dabei um Musterunterbrechung, insbesondere für Tätigkeiten, die eigentlich Ersatzhandlungen darstellen, persönlich den Menschen aber nicht um Erfahrungen bereichern. Dabei kann man auch Spielerisches einschalten: Gemeinsam mit der Therapeutin kleine Tätigkeiten, die etwas mit dem Bereich neuer Erfahrungen, Selbstfürsorge oder Selbstzuwendung zu tun haben, auf Karteikärtchen schreiben. Wenn die Betroffenen in einen Zustand gelähmter Handlung kommen, können sie nach einer festgelegten Regel Karteikärtchen ziehen, z.B. mit der Erlaubnis, zwei zu verwerfen, spätestens aber den dritten Vorschlag durchzuführen. Eine abgeschlossene Handlung braucht in jedem Falle Bestätigung. Lob durch die Therapeutin, und ein Auskosten, ein »Baden im Erfolg«, und sei es nur durch eine kleine Geste.

4.3 Entscheidung und Beziehung

»Entscheidungen sind sehr kostspielig. Sie kosten Dich alles übrige.« (Yalom, 2000, S. 378) Dieses leicht dahin geworfene Wort aus einer Therapie verknüpft den Weg der Entscheidung zentral mit zwei anderen Bereichen, die dadurch angestoßen werden. Wer entscheidet, verzichtet auf die Alternativen und übernimmt für die eigenen Belange Verantwortung. Existentiell sind die Entscheidungen genau die Grenzsituationen, von denen Karl Jaspers (Kap. 1.7) spricht. Entscheidungen treffen können scheint für das subjektive Erleben gerade Traumatisierter genauso wesentlich wie ihre Anerkennung durch andere. Wer entscheidet, wählt, hat Wahlfreiheit. Wahlfreiheit ist ein zentraler Aspekt von Gesundheit. Wir können Gesundheit sogar so definieren: Gesundheit heißt wählen können, und damit natürlich auch die Grenzen anerkennen zu können, die mit der Wahlfreiheit verbunden sind. Wer jetzt in der Corona-Pandemie nur gelähmt verharrt, in der Wiederholung der auf Selbsterhaltung gerichteten Routinen, wäre damit ebenso krank wie derjenige, der die Grenzen der Handlungsmöglichkeiten nicht respektieren kann und gegen sie Amok läuft.

4.3.1 Entscheidung und Hoffnung

Für Menschen im traumatischen Prozess ist das Entscheiden-Können ein großer Schritt zur Gesundheit. Daher ist der Titel des Buches von Pauline C. Frei und Michaela Huber gut gewählt, das in Gedichtform Hilfen für einen Weg aus langem Trauma-bedingtem Leiden anbietet: Leiden hängt von der Entscheidung ab:

Man erzählt mir,
der Dalai Lama sagt:
»Schmerz ist unvermeidlich.
Leiden hängt von der Entscheidung ab.«

Doch ich durfte lernen:
Das Leben bietet keine Entscheidungen
Für oder gegen Schmerzen und Krankheit an.

Aber ich kann mich entscheiden:
Ob mein Leben,
ob das was ich aushalte und trage,
Leid oder Weg ist.

Ich kann wählen
zwischen Leiden und Lernen!
»Leiden hängt von der Entscheidung ab.«

Pauline Frei

(Aus: Pauline C. Frei und Michaela Huber, Leiden hängt von der Entscheidung ab, S. 23, Junfermann Verlag)

Wenn Menschen in traumatischen Nachhallerinnerungen gefangen sind, ist die Ebene der Entscheidungen in der Regel noch nicht zugänglich. Sie sind in den sensomotorischen Zyklen, dem Wiedererleben der Belastungssituationen arretiert, jedoch nie vollständig. Der innere Stress wiederholt sich zwar mit jedem Wiedererleben und es kann zu schwerer Aushöhlung und Erschöpfung kommen, doch auch hier gibt es Entscheidung.

Dum spiro spero
Dum spero amo
Dum amo vivo –
Solange ich atme, hoffe ich
solange ich hoffe, liebe ich
solange ich liebe, lebe ich.

– sagt Cicero, und dieser Satz ist fast zum Sprichwort geworden. Ob Menschen sich der Hoffnung zugänglich machen oder nicht, ist ihre Entscheidung. Es ist noch ein fast »passives« Handeln, mehr das Öffnen einer Tür, und innerhalb von Beratungen oder Therapien die Anerkennung – ja, da ist eine Art von personaler Verbindung – ich lasse es zu, ich erteile die Erlaubnis. Das ist, genauer betrachtet, ein riskanter Akt, denn Betroffene geben damit anderen die Möglichkeit, auf sie einzuwirken und verzichten damit darauf, alles kontrollieren zu müssen. Doch nur so ist es möglich, Erfahrungen zu machen, die wahrscheinlich für die Entwicklung von Gesundheit Traumatisierter unverzichtbar sind. Wolfgang Wöller hat dies das Prinzip der maximalen Kontrasterfahrung genannt (Wöller, 2006). Nur wer die gegenwärtigen Erfahrungen als hinreichend gegensätzlich zu den traumatischen Situationen erleben kann, kann unterscheiden und kommt voran. Bezogen auf die Entscheidungen heißt gesunde Gegenwart: Heute kann ich entscheiden – heute kann ich es gezielt tun. Damals war ich nicht Herrin meiner Entscheidungen, hatte nur impulsive Handlungsmöglichkeiten. Allerdings ist diese Kontrasterfahrung unvermeidbar damit verbunden, ein Gegenüber als Subjekt anerkennen zu können, einen Menschen mit verschiedenen Facetten, auch mit seinen Macken und Schwächen. Diese »Ganzobjektsbeziehungen« sind eine außerordentliche Hürde für schwer erschütterte Menschen.

4.3.2 Die Verschiedenheit von Entscheidungen

Wer Menschen bei ihrem Weg zu Entscheidungen unterstützen will, ist gut beraten, die verschiedenen Arten von Entscheidungen auseinanderzuhalten. William James (James, 1890/1918, S. 508 ff.), der in Europa zu wenig Berücksichtigung erfahren hat, hat fünf Typen eingeteilt. Es lohnt sich, mit Betroffenen einzuordnen, welcher Typ von Entscheidung vorliegt, zu verstehen, was einen bestimmten Typ von Entscheidung provoziert und mit welchen Konsequenzen dies verbunden ist. Dieses Konzept ist deutlich besser handhabbar, als sich auf das dynamische Unbewusste zu beziehen. Über dieses können wir trefflich spekulieren, leider führt es aber zu sehr in Determinismus und Lähmung. Für Traumatisierte ist es nicht gut akzeptabel, das Unbewusste als »weise Instanz« einzuführen, denn sie haben direkt erlebt, wie dieses angeblich weise Unbewusste in der traumatischen Situation jämmerlich versagte.

Der erste Typ ist **die vernünftige Entscheidung**. Sie ist rational, reflektiert. Sie erfordert innere Distanz, um verschiedene Perspektiven einnehmen und gegeneinander abwägen zu können. Ein hohes Niveau mentaler Handlungstendenzen ist Voraussetzung. Sie verlangt die Möglichkeit, verschiedene Optionen durchspielen zu können, das, was bei unterschiedlichen Entscheidungen letztlich zu erwarten sein könnte. Dabei müssen die Betreffenden auch aushalten, dass Vorhersagen unsicher sind und Risiken beinhalten. Wer dies kann, hat ein Gefühl von Freiheit. Menschen mit traumatischer Belastung kennen zu gut Lebenserfahrungen, die mit nichts an Vorerfahrungen vergleichbar waren, die daher der Reflexion zunächst auch einfach nicht zugänglich sind. Der zweite Typ ist **die mühsame, mit dem Gefühl von Anstrengung einhergehende Entscheidung**, bei der Menschen auch der Unentschlossenheit müde werden, d. h., sie nicht mehr mit dem Selbstbild vereinbaren können. Diese Entscheidung ist weniger angepasst an die realen Erfordernisse. Der Mensch will die Kraft der Willenstätigkeit spüren oder hält die Unentschlossenheit nicht mehr aus. **Zielloses Entscheiden**, der dritte Typ, verlagert die Entscheidung gleichsam nach außen, macht sie von äußeren Gegebenheiten abhängig. Die Verantwortung der Entscheidung liegt nicht mehr bei mir, sondern bei einem Vorgang, mit dem ich eigentlich ursächlich nichts zu tun hatte. **Impulsive Entscheidungen**, der vierte Typ, kommen aus verdeckten inneren Motiven, sind wenig angepasst an die Situation. Nach traumatischen Erschütterungen sind impulsive Entscheidungen v.a. solche, die in der damaligen Situation bei der Bewältigung geholfen haben, schnell und reflexhaft. Sie halfen zu überleben oder Verletzungen in Grenzen zu halten. Beim fünften Typ von Entscheidungen haben sich **wichtige äußere oder innere Bedingungen verändert**. Sie verändern das Leben an einer Stelle fundamental und erzwingen mehr oder weniger Konsequenzen, so z.B. durch die Information, dass Metastasen einer Krebserkrankung gefunden wurden. Oder die inneren Tatsachen haben sich verändert, wenn z.B. bestimmte Karriereziele als nicht mehr wichtig oder als unerreichbar eingestuft werden können. Eine handwerkliche Arbeit scheint hier ganz einfach. Hilf deiner Patientin oder Klientin zu erkennen, um welchen Typ von Entscheidungen es geht.

4.3.3 Widerstand gegen Entscheidungen

Nicht entscheiden ist unmöglich. Wenn Menschen sich dem passiven, dem Leidemodus, überlassen, habe sie auch eine Entscheidung getroffen. Bei Spinoza (Spinoza, 1961) hat der Leidemodus damit zu tun, dass wir uns Affekten überlassen, von denen wir keine klare Idee haben, Ursachen in uns oder außerhalb von uns gedanklich nicht fassen können. Wenn wir also handeln, Entscheidungen treffen, ist für die Souveränität, psychologisch gesprochen für die Stimmigkeit von Entscheidungen, wichtig, die Quellen zu kennen und damit die Widerstände, die gegen die Entscheidungen gerichtet sind.

Die klassische Entscheidung ist die zwischen zwei Möglichkeiten. Wir können leicht in Gegensätzen denken, im Stil des »Entweder – Oder«, während die multipolaren inneren Konflikte, solche mit vielen widerstreitenden Motivationsbündeln, viel schwerer zugänglich sind. Gerade Menschen, die durch Traumatisierungen in ihrer Mentalisierung eingeschränkt sind, tun gut daran, Entscheidungen auf zwei gegensätzliche Pole einzuengen. Die zusätzliche Möglichkeit ist der Aufschub der Entscheidung, weil entweder der passende Zeitpunkt (der Gott »Kairos« in der griechischen Mythologie) nicht gekommen ist. Oder es gibt die grundsätzlichere Haltung des Verzichts auf persönliches Handeln, eine bewusste Enthaltsamkeit, wie sie im Tao Te King (Lao-tse, 1961) formuliert ist: »Alles wird getan im Ohne-Tun.« Das klingt sehr theoretisch, aber solche grundsätzlichen Fragen stellen sich ja direkt, ob z.B. ein Therapieabschnitt im Rahmen einer Traumatherapie begonnen werden soll oder ob eine Traumakonfrontation passend ist. Aus dem Blick existentieller Therapie lohnt es sich, die Handlungen des Ausweichens zu kennen und zu prüfen.

Yaloms Gedanke, dass Entscheidungen kostspielig sind, führt zu der Überlegung, dass wir mit jeder Entscheidung das Andere, die Alternative, ausschließen, also auf etwas verzichten. Er folgert, dass das »Nein« sagen zu etwas viel schwerer ist als das »Ja« sagen. Im Alltag dominieren gerade bei entwicklungstraumatisierten Menschen Haltungen, Grenzsituationen des Entscheidens zu vermeiden zugunsten bewährter Routinen, denn Entscheidungen werden tendenziell als gefährliche Abenteuer betrachtet. Wer hier weiterkommen will als Beraterin oder Therapeutin, kommt nicht umhin, die Strategien der Vermeidung und des Verzichts durchleuchten zu helfen.

4.3.4 Abwehrstrategien

Der natürlichste Weg ist der, Entscheidungen überhaupt zu entschärfen, den Kontrast zwischen den Polen weniger hart und anstrengend zu machen.

Karin, eine nicht mehr ganz junge Kosmetikerin, die von einer schädlichen Partnerschaft in die nächste gerutscht war, erkannte ganz klar, dass ihr gegenwärtiger Partner sie schon verlassen hatte, nur die Bequemlichkeit des Alltags mit ihr weiter pflegte und den gelegentlichen z.T. gewalttätigen Sex. Doch sie konnte es sich nicht vorstellen, alleine zu sein, hatte weitgehende Phantasien, wie zerstörerisch die Einsamkeit für sie würde. Sie träumte zudem davon, dass ein neuer Freund sie für das Erlittene entschädigen müsste. Zu guter Letzt trennte sie sich von ihrem Peiniger, als sie emotionalen Halt in einer Gruppe verspürte, in der zudem zwei Männer ihres Interesses teilnahmen. Die harte Alternative, der Einsamkeit standhalten zu müssen, hätte sie als überfordernd erlebt.

Die zweite Möglichkeit ist, die Alternativen zu entwerten, gerade dann, wenn sie schwer erreichbar erscheinen. Die Fabel des Aesop vom Fuchs mit den sauren Trauben steht dafür.

> Ein Fuchs, der auf die Beute ging,
> fand einen Weinstock, der voll schwerer Trauben
> an einer hohen Mauer hing.
> Sie schienen ihm ein köstlich Ding,
> allein beschwerlich abzuklauben.
> Er schlich umher, den nächsten Zugang auszuspähn.
> Umsonst! Kein Sprung war abzusehn.
> Sich selbst nicht vor dem Trupp der Vögel zu beschämen,
> der auf den Bäumen saß, kehrt er sich um und spricht
> und zieht dabei verächtlich das Gesicht:
> Was soll ich mir viel Mühe nehmen?
> Sie sind ja herb und taugen nicht.
>
> Karl Wilhelm Ramler (1725–1798)

Raimund, ein entwicklungstraumatisierter Sachbearbeiter mittleren Alters, gab vor, ganz viele kreative Möglichkeiten zu erproben. Nur legte er bereits vorab fest, dass er bei keiner Aktivität bleiben werde. So war er im Holzschnitzen ein hochbegabter Gestalter. Doch vor dem Hintergrund seines extremen Perfektionismus und tiefer Insuffizienzängste machte er alle Bemühungen zunichte. Langfristig würden ihm die Beschäftigungen nichts geben, sie wären doch nur Zeitverschwendung. Und so wartete er auf eine Eingebung, was ihn letztlich erfüllen könnte, sah sich weder in der Lage, bei etwas zu bleiben, noch auf eine abgewählte Alternative klar zu verzichten. So machte er fast alle Aktivitäten gleichmäßig schlecht. Wenigstens erreichte er so zunächst eine Minderung der kognitiven Dissonanz.

Um Entscheidungen zu entgehen, kann – und das geschieht häufig unbewusst – die Entscheidung an eine Sache abgegeben werden.

Frieder, ein Computerspezialist, war genial im Umgang mit EDV-Systemen. Doch in der Organisation des Alltags kam er kaum zurecht, während seine dominante Frau souverän Familie und Betrieb leitete. Er wagte es nicht, ihr ihre Wünsche abzuschlagen, hatte aber Ängste, sobald er das Haus länger verließ. So bekam er vor jedem Wochenende schwere Kopfschmerzen und musste sich in das abgedunkelte Souterrain flüchten. Urlaubsfahrten wurden, da er sich gerade in der Urlaubszeit regelmäßig bei der Abwicklung von Projekten verspätete, kurz vorher wegen der »ausweglosen Lage« abgesagt.

Die Delegation der Entscheidung auf andere kann man regelmäßig zu Beginn von Gruppensitzungen beobachten, gerade dann, wenn nur wenig an Struktur vorgegeben ist, an die man die Verantwortung delegieren könnte. Wer mit einem Statement beginnt, der nutzt einen Freiraum, riskiert aber auch, haftbar gemacht zu werden für sein Tun. Und unmittelbar konfrontiert es diejenigen, die sich aufraffen oder die Initiative übernehmen, mit einer eigentlich existentiellen Position, und sei es im Kleinen. Diejenige hat die Freiheit, so oder anders zu entscheiden, sich zu präsentieren, Einfluss zu nehmen. Sie wird ja auch nicht ganz selten attackiert, sie spiele sich in den Vordergrund, manipuliere die Gruppe. Grundsätzlich aber ist es zunächst eine Konfrontation mit der eigenen Verantwortlichkeit. In Einzelberatungen und -therapien findet es natürlich ebenso statt. «Sie sind doch der Fachmann fürs Psychologische … wie kann ich denn das wissen. Lassen Sie mich doch nicht so hängen« – jeder Therapeut kennt dies regelmäßig. Manche Menschen brauchen ja auch tatsächlich »Ratschläge« oder auch konkrete Handlungsanweisungen. Doch dabei muss immer klar sein, es ist eine Flucht vor der Freiheit. Es taucht in zugespitzten Situationen besonders auf, wenn die Therapeutin sich genötigt sieht, ein Machtwort zu sprechen. »Sie sind ja völlig erschöpft … es geht jetzt nicht anders, ich werde Sie jetzt krankschreiben.« Dies ist im Hinblick auf Mentalisierung ungünstig, im schlechtesten Fall entmündigend.

4.4 Verantwortung – Konsequenz der Freiheit

Traumatische Belastungen führen, oft mehr als psychische Leiden anderer Art, zu so langdauernden und tiefgreifenden Einschränkungen im Erleben, dass Jahre des Lebens als unerfüllt und leer erscheinen. Viele Lebensentscheidungen wurden immer weiter vertagt oder ganz vermieden, sodass die Entwicklung des Lebenslaufes ganz eingefroren sein kann. »Eingefroren in der Zeit« – der Begriff hat da seine tiefere Bedeutung. Der Mensch ist nicht nur in der traumatischen Stressreaktion wie eingefroren, in gewisser Weise bleibt die Uhr des Lebens tatsächlich stehen. Beziehungen werden nicht geknüpft, Schwangerschaften von vornherein unterbunden, berufliche Entwicklungen verhindert.

Lena, eine Bauerstochter, die sich infolge familiärer Beziehungstraumatisierungen verordnet hatte, einfach nur noch angepasst zu funktionieren, wiederholte immer zwei Sätze: »Die bunteste Farbe meines Lebens ist grau« und »Wenn ich einen Willen haben sollte, dann würde ich nur ganz zerbrechen«. Sie arbeitete in einem Unternehmen für Telefondienste, in dem die Vorgesetzten sie ständig immer mehr reglementierten, hatte dabei aber das Gefühl, sich keinesfalls auflehnen zu dürfen oder auch nur ihre Wünsche formulieren zu können.

Wer Halt in einem religiösen Glauben gefunden hat, kann die Versagungen, die schweren Verluste ganzer Lebensetappen durch die Hinwendung zu der anderen Welt, die kommen wird, leichter ertragen. So wie im Gospel gepeinigter schwarzer Sklaven, die das paradiesische Glück schon imaginieren können, nach der Überquerung des Grenzflusses zum Jenseits, den der Jordan symbolisch darstellt. Im Gesang heißt es: »Jordan River is deep and wide, Hallelujah!/Milk and honey on the other side, Hallelujah!« Die Trauer über das nicht Erfüllte drückte sich bei Lena in dem verzweifelten Ruf aus: »Ich möchte doch nur normal sein, nichts Besonderes, einfach nur sein wie die Anderen«. Die Anklage, auch dann, wenn es konkrete Peiniger und Widersacher gibt, geht aber ins Leere.

4.5 Verantwortung und existentielle Schuldfrage

Zwischen Schuld und Schuldgefühl unterscheiden zu können, ist eine manchmal recht aufwändige Arbeit. Viel ist schon erreicht, wenn Opfer von Gewalt den Peinigern, Tätern, denen, die weggesehen haben, sich nicht kümmerten oder vernachlässigten, die Schuld anheften können. Dazu braucht es ein übersichtliches Konzept des »Bösen«, die Erarbeitung einer Position, wie wir es im 6. Kapitel versuchen werden. Das ist deshalb besonders wichtig, weil bei fast allen Übergriffen die Beschuldigung des Opfers gebahnt wird, z. B. mit der Frage »Wie konnte das nur passieren?«. Opfer sind tatsächlich auf eine Weise verantwortlich, aber im Zusammenhang mit den Vernichtungsversuchen nur noch für ihren Überlebenswillen, mit welchen Mitteln auch immer. Das kann auch die bedingungslose Unterwerfung sein.

Aus den traumatischen Erschütterungen entstehen regelmäßig Schuldgefühle, die denen, die als Betroffene oder Therapeuten damit umgehen müssen, nur allzu bekannt, oft auch wegen ihrer Hartnäckigkeit und Irrationalität gefürchtet sind. Sie werden regelmäßig durch internalisierte Selbstanteile vermittelt, verlangen oft lange Arbeit mit den verzerrten Selbstüberzeugungen. Daneben kommt es manchmal in den tragischen Verstrickungen zum Versagen oder tatsächlichen Untaten, verübt durch die Opfer, welche ein Schuldeingeständnis erfordern. Traumaopfer sind auch keine besseren Menschen als andere und können eigene Destruktivität mitbringen. In der existentiellen Perspektive gibt es aber eine dritte Dimension von Schuld, für die ich das Wort »Verantwortung« vorziehe. Radikal formuliert ist es die Zuständigkeit des Individuums für sich selbst, für sein eigenes Handeln. Sartre hat die Position der radikalen Verantwortlichkeit am radikalsten formuliert. Es ist die Position, wo ich mit mir alleine bin, nur »Ich mit mir«, eine Fokussierung auf die Perspektive der 1. Person. Verantwortlich bin ich für Handeln und Unterlassen, für die Bewertung meiner Vergangenheit und die in meine Zukunft gerichteten Entscheidungen. Das Leugnen dieser Verantwortung heißt, schuldig werden an sich selbst und der eigenen Lebendigkeit mit ihren möglichen Entwicklungen. Dieser Blickwinkel hält an der Vorstellung fest, dass der Mensch zur Freiheit verurteilt ist, auch wenn er weitgehend Zwängen unterworfen ist. So ist die Bewusstheit seiner selbst die eigentliche Freiheit. In den 70er-Jahren wurde diese Debatte vor allem mit dem Schlagwort »authentisch sein« geführt. Daraus ergab sich die triviale, oft hedonistische Haltung, nur durch Selbstverwirklichung werde das Leben wertvoll.

Der existentielle Blickwinkel ist das genaue Gegenteil der deterministischen Haltung der Psychoanalyse. Freud ging davon aus, dass der Mensch seinen Trieben letztlich völlig unterworfen ist. Er konnte nicht erklären, auf welchem Weg der Mensch dann seine Wahlmöglichkeiten erlangt, wenngleich ja jegliche Therapie die freie Willensentfaltung fördern will. Auf gleiche Weise versuchen neurobiologisch-mechanistische Vorstellungen derzeit die Freiheit des Handelns traumatisierter Menschen in Frage zu stellen. Wer solche neurobiologischen Vorstellungen konsequent weiterdenkt, dem bleibt nichts anderes übrig, als die möglichst weitgehende Anpassung an die herrschenden Bedingungen zum einzigen Therapieziel zu erklären.

Die Existentielle Psychotraumatologie folgt hier anderen Grundsätzen und Zielen. Im traumatischen Geschehen (v. a. bei »man made trauma«) wird der Mensch auf die elementarste Weise zum Objekt des anderen, zur Sache, zum erleidenden Teil einer Ich-Es-Beziehung, wie Martin Buber sagen würde. Wenn der Getroffene, Betroffene dies überwinden will, so muss er Erfahrungen machen, die in eindeutigem Kontrast stehen zum traumatischen Erleben (Prinzip des maximalen Kontrastes nach Wöller). Der Mensch muss sich als Subjekt, als Bestimmender, als Handelnder, selbständig Entscheidender erfahren können. Er muss sich seiner Ich-Position wieder innewerden und Macht ausüben dürfen, auch wenn das dem Berater und Therapeuten nicht leichtfallen dürfte. Oft ist es die »Rache« der Traumatisierten, den Spieß umzudrehen. Zumindest vorübergehend werden Therapeuten als Objekt, nur als Mittel zum Zweck, behandelt. Raimund, von dem im Kapitel 4.3.4 die Rede war, provozierte mich regelmäßig mit folgenden Sätzen: »Sie sind für mich nur Funktionär – irgendwie notwendig. Wenn wir zusammenarbeiten, heißt es aber noch lange nicht, dass wir eine persönliche Beziehung haben. Die würde mich nur kaputt machen.«

Das scheint noch theoretisch, hat aber für praktisch therapeutische Arbeit weitreichende Konsequenzen. Wie bei Rudi Hurtig, einem drahtigen Lagerarbeiter eines großen Logistikunternehmens:

Er war nach einem Herzinfarkt erfolgreich reanimiert worden. 30 Jahre lang hatte er sich für die Firma verausgabt, den ständig wachsenden Arbeitsdruck gerne in Kauf genommen, »Konnte ich doch zeigen, was für ein agiler Kerl ich bin.« Er war durch ein Reha-Programm geschleust worden. Nun erwartete die Firma seine bruchlose Wiedereingliederung, die Hausärztin stellte die Krankschreibung ein. Die schon bestehende klinisch umfassende posttraumatische Belastungsstörung eskalierte nun immer weiter. Nachdem die Krankenkasse ihn noch versuchte gefügig zu machen, kam es zu haltlosen Unruhezuständen. Wir verzichteten nun eine Weile darauf, die traumatischen Fragmente um Herzstillstand und Wiedererwachen zu integrieren. Meine ganze Unterstützung ging dahin, Rudi wieder in die Lage zu versetzen, mit dem Arbeitgeber die berufliche Zukunft neu auszuhandeln. Wir verwendeten viel Zeit auf das Abwägen, welche Risiken in der vorliegenden zweiten Phase der Corona-Pandemie er selbst tragen wolle. Zusammengefasst waren alle Interventionen darauf gerichtet, ihn wieder zum Meister seines eigenen Schicksals werden zu lassen. Im Anschluss daran konnten die Erfahrungen aus der kardiologischen Intensivbehandlung, wo eine Behandlung als Objekt ja sachlich zwingend war, problemlos integriert werden. Die Reflexion über sein sich verausgabendes, wenig selbstfürsorgliches Verhalten bei der Arbeit führten aber zu der nächsten Ebene früher Traumatisierung, den Erfahrungen mit einem gewalttätigen alkoholkranken Vater und einer haltlosen Spielerin als Mutter. Rudi Hurtig entschied, diese Belastungserinnerungen nach erfolgter beruflicher Wiedereingliederung zu bearbeiten, um der alten selbstausbeuterischen Reflexe Herr zu werden.

Für eine existentielle Psychotraumatologie ergeben sich aus dem vorliegenden Abschnitt einige Konsequenzen:

- Die Therapie ist nicht Behandlung, sondern Hilfe zur Selbstermächtigung.
- Berater und Therapeuten sind vom Selbstverständnis her in einer Coaching-Position.
- Macht und Ohnmacht in der Therapie muss gerade bei direktivem Vorgehen ständig reflektiert werden. Das Arbeiten auf gleicher Augenhöhe ist so weit wie möglich anzustreben.
- Begriffe, welche eine Hierarchie begründen (Psychoedukation …), müssen in kooperative umgewandelt werden.
- Die Delegation an Institutionen stationärer oder ambulanter Versorgung und Begleitung bedarf der Begründung. Bei der Begleitung und Versorgung in einem Netzwerk verschiedener Aktivitäten sollen Betroffene so weit als möglich die Position des selbständigen Entscheiders haben.
- Die Etikettierung der Traumafolgestörung als Krankheit (Medikalisierung) ist wiederholt in Frage zu stellen. Maßgebend ist der Nutzen für die Betroffenen.
- Therapietechniken sind nur insoweit gut und notwendig, als sie Betroffenen helfen, reflexhafte Automatismen und Fixierungen zu begrenzen oder zu überwinden. Dabei muss immer geprüft werden, ob sie die personale Beziehung fördern oder behindern.

4.6 Entscheidungen üben

Wer lange in einer passiven Haltung verharrt, hat gewissermaßen verlernt, wie es sich anfühlt zu entscheiden. Dieses Verharren ist recht ähnlich dem Einrosten der Gelenke, wenn Menschen lange gelähmt oder in Zwangshaltungen eingezwängt waren. Wenn auch die vorangegangenen Abschnitte Betroffenen Hilfen bieten, ihre Handlungstendenzen neu zu begreifen, so geht der Wert des Übens über den der Initialzündung hinaus. Für die Begleiter eröffnen sich dabei gleichzeitig Selbsterfahrungsmöglichkeiten über ihre eigenen Tendenzen von Verharren und Bewegen, Entscheiden und Vermeiden. Diese Haltung der Begleiter scheint im hohen Maß in das Übertragungsgeschehen einzufließen oder es sogar weitgehend zu bestimmen.

4.6.1 Ermutigung zu Abenteuern »im Kleinen«

Dass Lob den Menschen bestätigt und stimuliert, kann jeder an sich selbst erleben. Der Partner des Lobes ist die Ermutigung. Sie ist auf das Kommende, auf das zukünftige Handeln ausgerichtet. Mit Ermutigungen stellt sich die Therapeutin im Geiste an die Seite der Patientin. Es lohnt sich für Therapeuten, am Ende des Arbeitstages einmal aufzuzählen, wie oft sie Ermutigungen ausgesprochen haben. Traumatisierte Menschen haben oft den katastrophalen Ausgang, die fatalen Konsequenzen eigener Initiative erlebt. Daher ist nicht nur deren Hemmung im Handeln und deren Vermeidung von Situationen mit Handlungsdruck grundsätzlich verstehbar. Für sie eignen sich daher Entscheidungen nach dem Prinzip der »kleinen Abenteuer«. Dies sind Aktionen, die nach ihrem Ende keine weiteren Konsequenzen erwarten lassen, Entscheidungen, die man wieder rückgängig machen kann. Am besten sind sie weit entfernt von den Situationen traumatischer Erfahrung. Es kann bei solch elementaren Tätigkeiten wie dem Pflanzen einer Staude beginnen. Oder einen Weg in ein Tal zu gehen, dessen Eingang die Beobachterin anspricht. Wichtig ist dabei die Vorüberlegung, die Entscheidung, welches Ausmaß die Hürde darstellt (Ampelprinzip), die körperliche Reaktion bei der Vorstellung, es zu tun, und die Erwartung, welche Entscheidungsmöglichkeiten während des »kleinen Abenteuers« auftreten – nicht zuletzt, wie sich das bestandene Abenteuer anfühlt.

4.6.2 Darstellungen nutzen

Um die Vorstellungsmöglichkeiten zu verbessern, ist es fast durchgehend hilfreich, zur Darstellung zu greifen. Mir ist die Flip-Chart im Therapieraum besonders nützlich, aber natürlich gehen auch größere Zeichenbögen. Dann können wir mit der Metapher des »Weges der Entscheidungen« arbeiten, alternativ geht natürlich auch ein Entscheidungsbaum oder etwas Vergleichbares. Der erste Schritt ist die Analyse einer vergangenen Entscheidung mit den verschiedenen Alternativen als Abzweigmöglichkeiten. Man kann jede Abzweigung weiterverfolgen, mit den Spekulationen, was der alternative Weg weiter ergeben hätte, welche weiteren Erfahrungen oder Entscheidungen. Mit der »Film-zurück-Methode« kann man sich im Geiste nochmals an eine Abzweigung stellen. An geeigneten Abzweigungen lassen sich auch kleine Bilanzen nach dem Zweispalten-Prinzip erstellen. Auf der einen Seite können Gewinne, auf der anderen Verluste erforscht werden. Ziel dieser Darstellungen ist in jedem Fall, herauszufinden, dass es immer mehrere mögliche Alternativen gibt und dass es die rein negative selbstzerstörerische Entscheidung nicht gibt (Yalom, 2000, S.401), sondern dass jede Entscheidung »in der Erfahrungswelt des Patienten Sinn macht, und dass sie auf eine sehr persönliche oder symbolische Weise selbsterhaltend ist«.

4.6.3 Beispiele zum Vergleich und zur Imitation

Um Imitation zu fördern und eigene Perspektiven mit etwas zu vergleichen, kann man an dieser Stelle die »Uncle-John-Methode«, wie sie in der Hypnotherapie genannt wird, verwenden. Wir erzählen eine kleine Geschichte, einer Patientin, eines Therapeuten, einer Nachbarin, und flechten darin die Herausforderung, die Entscheidungsfindung, die Erfahrungen, die gemacht wurden und die Konsequenzen ein. Wir regen an zu fragen, sich und die eigene Haltung mit diesem Beispiel abzugleichen. Insbesondere für Patienten, die unterstrukturiert erscheinen, bieten solche Beispiele gute »Hilfs-Ich-Funktionen«.

4.6.4 Visualisierungen – Imaginationen

Visualisierungen sind bildhafte Umsetzungen realer Situationen oder Begebenheiten, im Nachhinein oder auch im Voraus. Sie werden natürlich auch bei der Exposition in sensu eingesetzt. Für Entscheidungen können Patienten die Stationen der Entscheidung durchspielen, mit Steigerungstechnik die schlimmste Variante, die optimale oder verschiedene alternative Wege. Wir können helfen, in einer kleinen Zeitprogression einen Moment einzustellen, wie die Situation »im Kasten«, wo der schwierigste Moment überstanden, die Zweifel beseitigt sind, und uns auf die Emotionen und Körpersignale, funktionale und dysfunktionale Kognitionen konzentrieren lassen. Wenn dabei ein heißer Moment, ein innerer »hot spot« entsteht, kann man die Konzentration ganz darauf lenken, assoziative Bilder oder Wortketten und Gedanken durchspielen lassen. Diese Techniken sind altbewährt und von A. Lazarus eingehend beschrieben (Lazarus, 2006).

Wenn Betroffene genügend innere Freiheit, innere Spielräume, sprich Symbolisierungsfähigkeit, haben und nicht durch Trigger oder Anweisungen von Täter-nahen Anteilen in ihre Traumawelt hineingezogen werden, kann die Metaebene der Haltung zu Entscheidungen in Imaginationen angestoßen werden. Geführte Imaginationen sind dem freien Dialog in Entspannung gegenüber oft im Nachteil. Wer Grunderfahrungen in der katathym imaginativen Psychotherapie hat und insbesondere deren Grenzen und Fallstricke kennt, kann hier hilfreich mit Motiven arbeiten. Es bieten sich Motive an wie die Besteigung eines Berges. Anstrengung und Risiko sind hier natürlich angesprochen, aber auch die Möglichkeit, die Weite zu gewinnen und Überblick zu haben. Daneben sind natürlich Wege mit Abzweigungen, über eine Grenze gehen und vielfältige andere Motivvorgaben möglich. Das Entscheidende hierbei ist allerdings nicht das Motiv selbst, sondern der Entwicklungsprozess der Imagination und die Interaktion. Wenn diese imaginativ dialogische Ebene erreicht werden kann, meist in der Spätphase therapeutischer Prozesse mit traumatisch Erschütterten, können sie bereichernde Geschenke beinhalten, dann auch für beide Interaktionspartner.

KAPITEL 5

Einsamkeit und Isolation

5.1 Allein, einsam, isoliert

Allein zu sein heißt für sich, abgesondert zu sein. Das ist zunächst wertfrei, beschreibend. In westlichen Gesellschaften hat diese Position häufig etwas sehr Begehrenswertes. Man ist nicht in einem Großraumbüro untergebracht, sondern hat das Recht des Für-sich-Seins. Wer es sich leisten kann, hat einen Wohnbereich für sich, ein eigenes Haus, gar in einer Villengegend. Der Mensch ist dann nicht den Einflüssen anderer ausgesetzt, muss die Einflüsse oder sogar Widrigkeiten, die vom menschlichen Gegenüber ausgehen könnten, nicht aushalten. Bei vielen, gerade Traumatisierten mit Ängsten, wird das Alleinsein übersetzt mit dem Gefühl von Kontrolle der Umgebung und dem der Sicherheit. Manche Therapeuten betreiben ihre Einzelpraxen genau deswegen.

Ganz anders die Einsamkeit. Nur selten wird die Einsamkeit neutral betrachtet, also einfach der Zweisamkeit gegenübergestellt. Sie ist geradezu ein inneres Gefühl, nahe an einem Wunsch nach einem Miteinander, der nicht realisiert werden kann. Einsamkeit geht auch in der Gegenwart anderer Menschen, ja sie ist dann oft besonders belastend, wie Menschen z.B. mit Depersonalisationserleben es schildern. Denn es bedeutet dann Fremdheit und Abgeschnitten-Sein.

Allein und für sich sein zu können scheint eine Vorbedingung für gesunde Entwicklung zu sein. Kinder, die für sich in ein Spiel, ein Buch oder ins Malen ganz versunken sind, können Entwicklung erleben. In Märchen ist das Alleinsein und auch die Einsamkeit schmerzhaft zu spüren, ein regelmäßiger Bestandteil der Erzählung, und bringt nicht nur die Geschichte vorwärts, sondern ermöglicht erst

Entwicklung. Bei Rumpelstilzchen erlebt die Müllerstochter, die Flachs zu Gold spinnen soll, zwar eingesperrt in ihrer Kammer Todesangst, erfährt aber letztlich ihre Fähigkeit, sich mit dem Bösen auseinanderzusetzen. Die Ausgesetztheit in der existentiellen Einsamkeit, mit Vernichtungsangst und Selbstzweifel, ist Bestandteil jedes Heldenepos, und Siegfried in der Nibelungensage ist eines der berühmten Bespiele. Wird der Held verwundet, so vollzieht sich die Heilung wiederum durch Rückzug, wie in der Artus-Sage, wo ein ums andere Mal der verwundete Recke bei Eremiten gesundgepflegt wird.

Isolation betont viel stärker die unüberwindlichen Grenzen. Isolation bedeutet, auf einer Insel zu sein. Robinson überlebt die Isolation nur dadurch, dass er Tiere um sich hat, mit denen er kommunizieren kann. Isolation ist eine Situation, in der der Weg zum anderen Wesen unmöglich gemacht wurde. Werden Menschen von ihrer sozialen Umgebung abgeschnitten, z.B. durch Einzelhaft, ist die Isolation noch verbunden mit dem Verlust von Reizen aus der Umwelt und dem gleichzeitigen Erleben von Ohnmacht, so wird sie allgemein als besonders schwere Form der Folter angesehen. Stefan Zweig hat mit der Schachnovelle (Zweig, 1996) besonders eindrucksvoll beschrieben, wie ein Gestapohäftling sich den Bedingungen der Isolationshaft anzupassen versucht, jedoch schwer verändert wird, ebenso J.P. Reemtsma in dem Buch über seine Geiselhaft »Im Keller« (Reemtsma, 1997).

5.2 Reale und existentielle Isolation

Abgeschnitten zu sein von der lebendigen Welt kann sehr plötzlich geschehen. Ein Pilot hat in der Wüste einen Motorschaden und muss mit wenig Trinkwasser in der Wüste landen. Dies ist der Beginn der Geschichte »Der kleine Prinz« von A. de Saint Exupéry (Exupéry, 2001). Es ist der Auftakt für eine seltsame Begegnung mit einem Wesen, welches die Isolation noch viel besser kennt als der Pilot. Es ist der kleine Prinz, welchem, solange er auf seinem Asteroiden lebt, nicht viel mehr zu tun bleibt, als die Vulkane in Gang zu halten und die Sonnenuntergänge zu bewundern. Wenn da nicht die Blume wäre, kein Mensch, aber immerhin etwas Lebendiges. Isolation ist verbunden mit dem Erschrecken über das Abgeschnittensein von anderen Menschen, die **interpersonelle Isolation**, und wird meist auf diese Art verstanden. Die Wucht solcher Bilder hat weltweit Menschen seit dem Frühjahr 2020 bestürmt. Bilder, begleitet von dramatischen Meldungen. Menschen, die auf einem Krankenhausflur in Bergamo ohne Begleitung nach Luft ringen, Menschen an Beatmungsgeräten in den Boxen einer Intensivstation, denen der Besuch auch nächster Angehöriger verwehrt wird. Doch auch ohne krank zu sein steht hinter jeder Androhung eines Lockdowns die verordnete Erfahrung, mehr oder weniger gewaltsam von der Mitwelt getrennt zu werden. Dann sind Menschen auf indirekte Verbindungswege angewiesen, das Telefon, Internet, und es soll sogar noch Leute geben, die Briefe schreiben. Wenn der Wunsch, die Sehnsucht, der Drang besteht, die interpersonelle Isolation zu überwinden, wird ein Willen aktiviert, der dem Wunsch, Durst zu stillen, nicht unähnlich ist. Bei Menschen in chronischen traumatischen Prozessen ist es aber häufig anders. Sie haben sich eingerichtet in einer Welt, die sich mehr oder weniger vom Anderen abschottet. Kontakte werden aufgenommen, um versorgt zu sein, um einen funktionierenden Alltag zu gestalten, möglichst ohne Nähe und Verbindlichkeit. Das kann jeden treffen, selbst so umfassend integrierte Persönlichkeiten wie Marie Curie. Sie mied intime partnerschaftliche Nähe unter dem Eindruck eines traumatischen Verlustes. Marie Curie hatte ihren Mann Paul plötzlich durch einen Verkehrsunfall verloren und isolierte sich lange innerlich durch Arbeitssucht.

Die interpersonelle Isolation scheint um sich zu greifen in einer Weise, die sich nicht nur durch kulturelle und zivilisatorische Bedingungen oder eine Pandemie erklären lässt. Japan ist nach Großbritannien das Land, welches 2020 ein »Einsamkeitsministerium« eingerichtet hat. Die Suizide gerade junger Frauen mit einem Anstieg um 14,5 Prozent waren trotz der Corona-Pandemie überraschend (Kreutzer, 2021). Es handelt sich um Menschen, die sich z.T. schon seit Jahrzehnten in ihren vier Wänden einschließen. In Japan kann man dieses Phänomen wohl exemplarisch studieren. Man hat dafür sogar ein eigenes Wort gefunden: Hikikomori, übersetzt heißt das: »die, die sich einschließen« (Abresch, 2019). Viele von ihnen scheinen zwar ständig mit den Gedanken beschäftigt, wie sie nur nach außen gehen könnten. Aber letztlich spielen sie Videospiele, arbeiten mit Lernprogrammen und Zerstreuungen. Nun ist der Anpassungsdruck sicherlich in Japan besonders groß und individuelles Anderssein schwer möglich. Die Scham der Erfolglosen ist vielleicht besonders stark ausgeprägt, andererseits leben Menschen in den urbanen Zentren auch sehr eng. Hikikomori geben an, Menschenmassen als besonders störend zu empfinden.

Menschen im Traumakontext sind mit noch weitergehenden Schwierigkeiten beschäftigt. Andere Personen werden weitgehend als bedrohlich, undurchschaubar erlebt, der Kontakt mit anderen nicht gewinnbringend, sondern grenzüberschreitend. Damit der Vertrauensverlust nicht zu deutlich zu spüren ist, entwickeln sich kompensatorische Strategien, die Liebe zu Pferden oder einem Haustier.

Die **existentielle Isolation** ist noch fundamentaler. Sie betrifft jeden Menschen, daher kann man ihr nur durch robuste Abwehrhaltungen, wie sie im Kapitel 3 über den Tod eingehend beschrieben wurden, entgegentreten Sie hat mit der Stellung des Menschen in der Welt zu tun. Der kleine Prinz aus Saint-Exupérys weltbekanntem Märchen führt die isolierte Position in seiner Verlorenheit exemplarisch vor. Er versucht die grotesken Charaktere auf den Asteroiden zu verstehen, an denen er vorbeikommt, bevor er auf der Erde den Piloten trifft. Diese Einzelgänger auf den Asteroiden stehen für die absurden Grundhaltungen der verdrehten und fixierten Erwachsenenhaltung: ein König, ein Eitler, ein Säufer, ein Geschäftsmann, ein Forscher. Lediglich für den Stern mit dem Laternenanzünder kann der kleine Prinz einiges Verständnis aufbringen, beschäftigt dieser sich doch mit etwas anderem als mit sich selbst. Die anderen sind in ihre Funktionen und Belastungen eingesperrt, kreisen nur um sich. Sie lassen keine Erfahrungen zu, außer denen, die zu ihrem schmalen Weltbild passen. Sie haben sich in ihrer existentiellen Isolation so eingerichtet, dass der Schrecken über diese Ausgesetztheit nicht mehr auftaucht. Er schimmert nur durch mit unlebendigem Zwangsverhalten. Der König teilt sinnentleerte Befehle aus, der Säufer betäubt sich, der Geschäftsmann, der alles verdinglicht, um es zu besitzen usw.

Die existentielle Isolation ist nicht nur ein Gefühl oder Gedanke, sie ist ein Zustand, in den der Mensch gleichsam hineinkippt. Aus dem Erleben, Teil einer Familie, Kommune, insgesamt Teil einer Mitwelt zu sein. »Being a part of«, das ist die eine Seite. »Being apart«, getrennt sein, in die Leere fallen, das ist die andere Seite. Das Vorgefühl dazu ist das der Unheimlichkeit, sich nirgendwo heimisch sehen. Bei S. Kierkegaard ist die Isolation der Preis dafür, ein »Selbst« zu werden. Die Angst vor dem Nichts, der völligen Isolation, ist der notwendige Preis der Freiheit. Erst die Überwindung des Getrenntseins von Gott führt bei ihm zur Auflösung der Isolation. Bei Schopenhauer gab es bereits diese Rettung aus der existentiellen Isolation nicht mehr. Er sieht die biologische Kränkung, dass der Mensch Teil der Natur ist, welche aber achtlos und sorglos mit seiner Existenz umgeht. Der Einzelne ist für die Welt nicht wichtig. Er ist ihren Naturgesetzen unterworfen, wird aber nicht in ihr gehalten.

Die Errichtung einer inneren Gegenwelt ermöglicht zwar Freiheit, gibt aber noch nicht den notwendigen Halt. Die Gegenwelt selbst kann wieder in die Irre führen. Erst nachhaltige elementare Beziehungserfahrungen helfen, die Kluft der Isolation zu überwinden.

Die existentielle Isolation besteht aber trotz guter Verbindungen zu anderen Menschen, trotz guter innerer Verbindungen und trotz einer gut integrierten Persönlichkeitsstruktur im Grunde fort. Gerade dem sich selbst reflektierenden Menschen wird die eigene Existenz zum Problem. Nach der Art einer umfassenden Depersonalisation erfasst die existentielle Isolation den Menschen auch körperlich. Man kann es vielleicht am ehesten mit einem Bild ausdrücken. Beim Gehen über dünnes Eis kann man es knacken hören, kann an den Füßen spüren, wie der Gegenhalt beim Schreiten nachgibt, weicher wird, wie kurz vor dem Versinken. Grundsätzlich ist diese Erfahrung ein breaking point für alle Menschen. Traumatisierte Menschen haben diesen Zustand aber direkt erlebt, ohne sich daraus mit eigenen Mitteln lösen zu können.

5.3 Äußere und innere Kommunikation

Menschen sprechen wohl um ein Zehnfaches mehr mit sich selbst als mit anderen. Sie sind also ziemlich nach innen orientiert, wenn sie in Ruhe und sich selbst überlassen sind. Es gibt ein recht umfangreiches neuronales Netzwerk, derzeit Gegenstand vieler Forschungsansätze, welches man das Default-Mode-Netzwerk nennt. Es umfasst eine Reihe von Gebieten des limbischen Systems, des Stirn-, Scheitel- und Schläfengehirns. Es wird aktiv, wenn Menschen über sich, ihre Zukunft und ihre soziale Stellung nachdenken. Sehr leicht führt die Aktivierung zu Grübeln und Provokation dysfunktionaler Selbst- und Weltüberzeugungen. »Hier-und-Jetzt«-Tätigkeiten, wie Naturerfahrungen und Achtsamkeitsarbeit, Spiritualität oder wertbehaftete Aktivitäten können diese negativen Spiralen wirksam unterbrechen (Wackerhagen, 2021, S. 40).

Andererseits ist für die Entwicklung jeglicher Art von Haltung Introspektion unverzichtbar, welche Friedemann Schulz von Thun treffend »Innenklärung« nennt, wobei das Wort schon einschließt, dass die innere Kommunikation üblicherweise auf Ziele ausgerichtet ist. Sie ist auch Grundlage jeglicher Psychotherapie. Psychotherapie ist eben begleitete innere Arbeit, richtet den Blick zwar auf Handlungen, letztlich aber darauf, was die Handlungen der Person antreibt.

Damit ergibt sich ein Dilemma. Zur Bewältigung von Hürden und Herausforderungen im Leben, wie auch um mitfühlend mit sich zu sein und inneren Reichtum kennen zu lernen, ist die Blickrichtung nach innen unverzichtbar. Jeder Entwicklungsschritt von der Kindheit bis zum Alter verlangt eine Positionsbestimmung und Neuausrichtung. Für jede Lebensphase gibt es spezifische Herausforderungen, wie dies Erik Erikson in seinem Werk »Identität und Lebenszyklus« (Erikson, 1973) eindrucksvoll beschrieben hat. An jeder dieser Bruchkanten ist das Individuum aber ausgesetzt und auf sich zurückgeworfen. Gerade dann, wenn Menschen der Verlust von Orientierung droht, an der Schwelle zu einem neuen Lebensabschnitt, gerade dann, wenn sie am empfindlichsten auf Einsamkeit und Isolation reagieren, ihr am wenigsten entgegenzusetzen haben, schimmert die existentielle Isolation am stärksten durch. Dieser

Konfrontation mit der existentiellen Isolation kann aber niemand lange standhalten. Meist kommt man ja gut durch diese Wildwasser des Lebens. Menschen lenken sich ab, suchen sich triviale Tätigkeiten und Surrogate, können sich dabei auf haltgebende traditionelle Bindungen verlassen, Familie, Kollegenschaft und Freundeskreis. Menschen in traumatischen Prozessen haben hier aber ein doppeltes Problem. Die Erfahrung der Verletzung durch nahestehende Andere führt zu einem solch fundamentalen Misstrauen, dass Beziehungserfahrungen, positive, wieder belebbare Erfahrungen, nicht zugänglich sind. Stattdessen herrscht eine Atmosphäre der Bedrohung, die oft nur erlaubt, formale Kontakte mit anderen zu tolerieren. Die andere Seite dieser Klemme, die man auch als traumatische Zange beschreiben kann, besteht aber aus den Belastungserinnerungen, zu denen der Zugang möglichst wirksam verstellt werden muss, um keine Stresskaskaden zu aktivieren. Es besteht also mindestens eine doppelte Phobie. Nach außen werden bedeutungsvolle Beziehungen gemieden. Nach innen müssen im äußersten Fall alle Wahrnehmungen unterbunden werden. Die Möglichkeit, eine innere Gegenwelt aufzubauen, ist dann schwer beeinträchtigt. Erkennbar wird dies daran, dass die sogenannte Symbolisierungsfähigkeit, der Aufbau innerer bildhafter Vorstellungen, unzugänglich wird. Damit sind aber Betroffene gerade der Ressourcen beraubt, die Menschen helfen können, den Schmerz der existentiellen Isolation auszubalancieren.

5.4 Einsamkeit und Isolation als Symptom

Unüberwindbare Einsamkeit scheint sich insgesamt weltweit epidemisch auszubreiten. Von den Hikikomori war bereits die Rede. Dies ist jedoch nur die Spitze des Eisberges. Eine große Zahl gesellschaftlicher Umwälzungen scheint dazu zu führen, dass sich Menschen einsam und abgeschnitten erleben müssen. Die Verstädterung, die absurden Gegensätze von arm und reich, von mächtig und einflusslos, die ständig wachsende Zahl der Einpersonenhaushalte und nicht zuletzt ein Leben, welches ausschließlich auf schnelles, reibungsloses Funktionieren ausgelegt ist, scheint immer mehr zum Feind des Menschen zu werden. Noreena Hertz (Hertz, 2021) hat in ihrem Werk »Das Zeitalter der Einsamkeit« in drastischer Weise diese Veränderungen beschrieben, welche sowohl dafür verantwortlich scheinen, dass sich in Dörfern kaum mehr Gruppen zum Unterhalt der Freiwilligen Feuerwehr zusammenfinden, in Großstädten Menschen rascher ihre Wohnquartiere wechseln, als sie ihre Nachbarn kennen lernen können. Alte Menschen begehen Delikte, damit sie ins Gefängnis kommen, nur um in einer schützenden Gemeinschaft zu sein. Statt in Gemeinschaft zu essen, erscheint es Menschen vorteilhaft, während des eigenen Essens online einem »professionellen Esser« zuzusehen, ein in den USA und Asien weit verbreitete Mode unter dem Namen Mukbang. Diese Verwerfungen entstanden mehrere Jahre vor der Corona-Pandemie, und es ist offen, ob im Gefolge der Pandemie die Vereinzelung zunehmen wird oder Menschen reale Begegnungen mehr schätzen werden als zuvor. Für unsere Betrachtungen aber konzentrieren wir uns auf Einsamkeit und existentielle Isolation im traumatischen Kontext. Denn klinische Beobachtungen sprechen dafür, dass innere und äußere Einsamkeit traumatisierter Menschen sich von den allgemeinen Phänomenen der Einsamkeit unterscheidet. Doch scheint es selbst biologisch zumindest eine Gemeinsamkeit zu geben. Menschen, die von anderen abgeschnitten sind, scheinen vergleichbaren hormonellen Stress zu erleben wie Menschen mit traumatischem Stress. Die Reaktion entspreche dem elementaren Kampf- oder Fluchtreaktionsmodus, mit all den biologischen Folgen (Hertz, 2021, S. 29). Die Folgen, nicht nur für die Lebensqualität, sondern gesichert auch für die Verkürzung der Lebensdauer, sind eindeutig. Und doch ist es bei Menschen in traumatischen Prozessen wiederum ein Stück komplizierter. Insbesondere bei Kindheitstraumata und langanhaltenden Beziehungstraumatisierungen ist das Grundvertrauen, sofern es überhaupt in Ansätzen entstanden war, durch das Erleben von Bedrohung durch eigentlich vertraute Menschen oder den Verrat durch die Mitwissenden aufgelöst. Für viele meiner so veränderten PatientInnen war die Isolation in der Corona-Pandemie zunächst entlastend. Ihr Alltag glich nun plötzlich dem von gesunden Menschen ihrer Umgebung. Sie sahen sich erlöst vom sozialen Funktionsdruck.

Ganz anders, aber durch eine vergleichbare Früherfahrung geprägt, war die Reaktion von Gertrud auf die Pandemie. Gertrud wurde als Säugling von der Mutter zur Adoption freigegeben, erfuhr wohl nie die Fürsorge und die stimulierenden Signale für ein gesundes Bindungserleben. Nach einem Heimaufenthalt, über den sie als Erwachsene wenig in Erfahrung bringen konnte, kam sie in eine Pflegefamilie. Es ging dann weiter wie in einem bösen Märchen. Der Pflegevater gab sich streng, war aber Alkoholiker, der nüchtern gewalttätig züchtigte, im Rausch das frühpubertäre Mädchen sexuell ausbeutete, während die Pflegemutter eingeschüchtert das Schlimme leugnete. Erst eine Turnlehrerin, die die Verletzungen des Mädchens feststellte, half ihr als bereits 16-Jähriger, den Qualen zu entfliehen. Von da ab suchte Gertrud fortlaufend Begegnungen freundlicher Menschen, die keinesfalls zu viel »von ihr wollen durften«. Sie sollten ihr Bestätigung geben, dass sie als Mensch richtig und anerkannt wäre. Sie heiratete sogar, aber erst beim zweiten Mal fand sie einen Mann, der als freundlicher Diener zufrieden war, ein introvertierter Briefmarkensammler, der aber immer berechenbar anwesend erschien. Kleinste Schwierigkeiten in der Begegnung konnten sie in Panik bringen. Eine Freundin, die ein Treffen absagte, ein Gast, der sie in dem Lokal, wo sie aushalf, kritisierte. Ebenso schnell wie im Stich gelassen fühlte sie sich bedroht, schon wenn sie in eine enge Parklücke mit dem Auto geriet. Solche Erfahrungen häuften sich und brachten sie in eine jahrelange Alkoholsucht. In der Pandemie war sie rasch mit ihrem Latein am Ende. Ihre übliche Strategie der unverbindlichen Verbindlichkeiten funktionierte kaum noch. Sie klagte das böse Schicksal an. Ganz auf »Außenregulation« angewiesen, schaffte sie es aber, trocken zu bleiben, indem sie sich vielfach am Tag von einer Begegnung in die nächste rettete. Der kindliche Zustand von Bindungslosigkeit und existentieller Isolation, man könnte sagen ihr »Sterntaler-State«, blieb ihr allerdings innerlich auf den Fersen. Nur allzu oft in Therapiesitzungen klagte sie mich stellvertretend für alle an, die ihr die Isolation in der Pandemie eingebrockt hätten.

Menschen mit traumatischen Kernerfahrungen können sich in sehr weitgehender Isolation einrichten, sind oftmals trainiert, in einer emotionalen Wüste zu überleben. So auch Martha, die mir ihre wesentlichen Schwierigkeiten in der ersten Probesitzung zeigte.

Martha erschien, eine abgemagerte, alterslose, kaum weiblich wirkende Frau mit einem Habichtsgesicht, die Fingerspitzen von Zigaretten gelblich gefärbt. Sie erzählte, dass sie vor Ängsten kaum arbeiten könne, die Arbeit und die dortigen Kontakte in der Raucherecke ihres Verwaltungsamtes seien die einzigen Begegnungen, die sie zulasse. Sofort stellte sie eine Bedingung: Ich dürfe nicht von ihr verlangen, mit anderen Menschen Kontakt aufzunehmen. Alleine komme sie zwar nicht zurecht, aber dafür brauche sie eben einen Therapeuten. Dabei fixierte sie mich scharf, ein Gesicht mit stummer Anklage. Die größte ihrer Schwierigkeiten aber brachte sie als Zeichnung mit. In der Mitte des Blattes sah man ein kleines Bündel, wie ein zusammengerolltes Schäfchen. In den vier Ecken aber waren fratzenhafte Masken drapiert – die Stimmen ihrer inneren Vernichter. Dem entsprach vieles in ihrem Alltag. Allein in ihrem Apartment, fand sie auch zusammengerollt unter der Bettdecke weder Schutz noch Geborgenheit. Fast bedürfnislos organisierte sie sich tagsüber mit strengen Regeln im Umgang mit ihrem Arbeitsteam. Nur dieses kindlich verschämte Lächeln zwischendurch sorgte wohl dafür, dass ich ihr ein Therapieangebot machte. Es folgten zähe Verhandlungen über den Umgang mit ihrem Zwang zur sozialen Vermeidung.

5.5 Kuno Klammers chronisch akute Krisen

Die Begleitung von Herrn Klammer hat mich über Jahre hinweg immer wieder beschäftigt. Sie hat mich begeistert und ernüchtert. Wir verloren auch zwischenzeitlich den Kontakt, währenddessen er völlig unwirksame Trainings absolvierte, sich anschlie ßend in eine medikamentöse Polypharmazie stürzte und doch wieder kam. Der 36-jährige Bauzeichner kam zu mir, nachdem er seinen Arbeitsplatz verloren hatte. Dort hatte er »Kumpelbeziehungen« eingerichtet, hatte soweit irgend möglich darauf geachtet, dass sich der Alltag in immer gleichen Abläufen vollzog, von der Begrüßung der Kollegen, den Mahlzeiten, den Besprechungen. Bereits an Wochenenden kam es zu kaum beherrschbarer Unruhe, Schlaflosigkeit. Er wachte morgens bereits mit schwerer Unruhe auf, konnte das Bett erst verlassen, wenn die Ehefrau aktiv wurde. Schließlich konnte er sich nicht mehr vom heimischen Grundstück entfernen, der Weg in eine Therapiesitzung war nur noch begleitet möglich. Bereits das Durchgehen von Stellenanzeigen in der Zeitung musste er wegen Angstanfällen abbrechen. Als seine Frau sich eine Arbeitsstelle suchte, beorderte er sie mit Panik nach wenigen Stunden nach Hause zurück. Er baute zwar das Dachgeschoss seines Elternhauses aus, achtete aber darauf, hier niemals fertig zu werden, sodass sich der Ausbau über mehr als ein Jahrzehnt hinzog. Lediglich kurz vor seiner Hochzeit hatte er eine Reise in die USA gemacht, ansonsten verblieb er in dieser scheinbar schützenden Blase seines Zuhauses. Auffällig war allerdings ein Umstand, den mir Herr K. lange verheimlichte. In seiner Wohnburg gab es eine ganze Reihe von unheimlichen Stellen, wie den Kellerabgang oder das Schlafzimmer der Mutter, Orte, welche er gewissenhaft mied. Hier lebte Herr K. also mit seiner fünfköpfigen Familie mit der verwitweten Mutter im Erdgeschoss. Diese, eine sexuell misshandelte Frau mit diffusen Ängsten, hatte als junge Mutter an Zuständen von Bewusstlosigkeit in Form unklarer Krampfanfälle gelitten. Der Vater, ein emotional abweisender lernbehinderter Handwerker, beschäftigte sich weder mit seiner Frau noch dem Jungen, blendete die Erkrankung seiner Frau vollständig aus. So kam es, dass der Junge den Anfällen seiner Mutter, die mehrfach vom Rettungsdienst abgeholt werden musste, völlig unbegleitet ausgesetzt war. Er habe keine Erklärung erhalten, von keinem der Elternteile. Der Vater hatte sich in Schweigen zurückgezogen. Die Mutter, mit immer wiederkehrenden Angstanfällen, habe ihn dann, da sie nicht allein sein konnte, mit ins Bett genommen, sich zitternd an ihn gekuschelt. Ihr Mann saß derweilen unbeteiligt vor dem Fernseher. Die erste Therapie erhielt ihre eigentliche Dynamik durch die Beschäftigung mit einem verletzten Kind-State, der für die akute Panik verantwortlich war. Er nannte ihn »Bammel«. Für den Bauzeichner gewohnt, entwarf Herr K. in den Sitzungen eine Skizze, in der die Erfahrung der einzelnen States und ihr Zusammenspiel sichtbar wurden. So fand sich ein State namens »couch potato« welcher v.a. die Erfahrung hatte, von der Mutter in ihrem Bett verwöhnt zu werden. »Couch potato«, ein dreijähriger Junge, spielte hervorragend mit dem Teil namens »Bammel« zusammen. Sie blockierten alle selbständigen Alltagsaktivitäten und brachten einen Psychiater dazu, ihn langfristig krankzuschreiben und die Berentung vorzuschlagen. Wäre da nicht ein State gewesen mit dem Namen »der Tüftler«, ein Junge von 17 Jahren, der sein Moped tunen konnte, um damit weit weg zu fahren, sowie ein State, welchen er »Entscheider« (ein junger Erwachsener, der die Familie gründete) nannte. Es wäre schwierig geworden, das System zu dynamisieren (Rießbeck, 2013, S. 14, 25). Die Erweiterung der inneren Kommunikation reichte zwar zu einem gewissen Gleichgewicht, jedoch nur so lange, als keine Anpassung an neue Alltagsbedingungen nötig war. Die Versetzung in eine andere Abteilung der Firma brachte Herrn Klammer wieder zum Zusammenbruch. Stationäre verhaltensbezogene Interventionen mit simplen Vorschlägen zur Stärkung des Selbstwertes und die Suche nach Bestätigung durch Sport blieben völlig wirkungslos. Herr K. versuchte es mit Selbstsicherheitstraining bei Kollegen, was vorhersehbar misslang. Als er wieder in meine Praxis kam, nahm er keinen Blickkontakt auf, war kaum bereit, seine Ehefrau zu verabschieden. Er könne nun überhaupt nicht mehr allein sein, selbst innerhalb des Hauses. Nachmittags werde es etwas besser, dann sei der Weg ins Bett gebahnt. Er halte es nicht aus, wenn etwas zu Ende gehe. »Da kündigte mein Musiklehrer an, dass er weggeht. Sofort war der Boden weg. Da war nur noch der Gedanke – vorbei – kommt nie mehr … weg und verlassen. Obwohl er mir noch seinen Nachfolger vorgestellt hatte.« Erneut sei er seit acht Monaten krankgeschrieben, obwohl die Arbeit ihm so viel Halt gebe. Aber nicht auszuhalten sei die Vorstellung, er gebe ein Projekt ab und es komme nichts nach. Bei seinen häuslichen Arbeiten sei er so auf Perfektion bedacht, dass »es nie ein Ende nehmen kann«. Seine Tochter habe einen Freund. Er habe sich mit dessen Familie angefreundet. Nachdem diese aber ein Treffen abgesagt hätten, wohl nach einem Zank der beiden Jugendlichen, sei er wieder in die stärkste Angst geraten.

Nur mit allergrößter Mühe war Herr Klammer bereit, die existentielle Perspektive des neunjährigen Jungen einzunehmen und die aktuellen Szenen im Licht dieser traumatischen Erfahrungen zu sehen. Auch wenn er in keiner Weise bereit war, auf einer imaginativen Ebene zu arbeiten, erforschte er doch die existentielle Isolation des neunjährigen Jungen, des verletzten Anteils. Er begann zu berichten, wie sehr sich Mutter geweigert habe, nur irgendetwas von ihren »Anfällen« zu erzählen, wie die Vergangenheit komplett verschwiegen wurde, obwohl viele Stellen im Haus für den Erwachsenen Vergangenheit atmeten und den verletzten State verdeckt triggern konnten. Was dann folgte, war letztlich Exposition mit der Erfahrung der plötzlichen Verlassenheit, Sprachlosigkeit und dem daraus entstehenden Gefühl des Verlustes der lebendigen Welt.

Herrn Klammer habe ich als Beispiel genommen, denn er zeigt ein besonderes Dilemma. Menschen mit üblichen Verlassenheitsängsten sind einer korrektiven Beziehungserfahrung meist zugänglich, werden gesund durch eine tragende therapeutische Begegnung, einzeln oder in der Gruppe. Anders bei Herrn Klammer. Die reflexhafte Wiederholung des Erlebens existentieller Isolation mit Vernichtungsgefühl lässt keine nachhaltige Beziehungserfahrung zu, neue innere Objekte werden nicht zugänglich, und damit wiederholt sich automatenhaft das Erleben, »ins Leere, ins Nichts zu fallen«.

5.6 Einsamkeit in Psychosen

Den Bereich des Schizophrenie-Spektrums können wir hier nur streifen. Doch er hat aus dreifachem Grund hier einen Platz. Der häufig mit Psychosen sich auflösende Weltbezug wie auch die Beeinträchtigungen des Ich-Erlebens sind umfassender und gleichzeitig elementarer als bei rein traumatischen Prozessen. Daneben gibt es nicht selten bei schwereren traumatischen Erschütterungen »Mini«-Psychosen. Und es ist keinesfalls ausgeschlossen, dass Menschen, durch Erschütterungen veranlasst, auch chronisch psychotisch reagieren. Die besondere Art existentieller Isolation psychotischer Menschen lässt sich lapidar zunächst ganz einfach beschreiben – sie verstehen sich und die Welt nicht mehr. Auf der einen Seite steht die elementare Beeinträchtigung des Ich-Bewusstseins, die Scharfetter (Scharfetter, 1983, S. 31–32) in fünf basale Dimensionen einteilt:

Ich-Vitalität	Gewissheit der eigenen Lebendigkeit (Angst vor oder Erleben des eigenen Absterbens, Tod, Untergang, Nicht-mehr-Sein, Weltuntergang)
Ich-Aktivität	Gewissheit der Eigenbestimmung des Erlebens, Denkens und Handelns (Fehlen der Eigenmächtigkeit im Handeln und Denken, Fremdsteuerung, -beeinflussung, *fremde* Kontrolle im Handeln, Erleben, Fühlen, Denken. Lahmgelegt-Sein. Besessen-Sein)
Ich-Konsistenz	Gewissheit des kohärenten Lebensverbandes (Änderung der Beschaffenheit des Leibes. Aufhebung des Zusammenhangs des Leibes oder seiner Teile, Aufhebung der Gedanken-Gefühlsverbindungen, der Gedankenketten, der Willens- und Handlungsimpulse, der Seele, der Welt, des Universums)
Ich-Demarkation	Abgrenzung des Eigenbereiches (Unsicherheit, Schwäche oder Aufhebung der Ich-Nicht-Ich-Abgrenzung. Fehlen eines privaten Eigenbereichs im Leiblichen, im Denken und Fühlen, Störung der Innen-Außen- und Eigen-Fremd-Unterscheidung)
Ich-Identität	Gewissheit der eigenen personellen, physiognomischen, sexuellen, biografischen Identität (Unsicherheit über die eigene Identität, Angst vor dem Verlust der eigenen Identität, Verlust der Identität, physiognomische und Gestaltänderung, Geschlechtsänderung, Verwandlung in ein anderes Wesen, Änderung der Herkunftsidentität)

Auf der anderen Seite ist die Selbstverständlichkeit der alltäglichen Mitwelt verloren. Die Welt wird fremd, unverständlich unheimlich. Sie gibt keine Orientierung, sie trägt nicht mehr. Stark Betroffene sehen sich der menschlichen Gemeinschaft nicht zugehörig, erleben sich von Menschen oder dinglichen Vorgängen bedroht. Der so veränderte Mensch ist heimatlos in sich und obdachlos in der Welt. Im Extremfall kommt es gleichzeitig zum Zerfall des Körperbewusstseins und des Weltbewusstseins.

Wenn man sich die Dimensionen psychotischen Erlebens auf diese Weise nahekommen lässt, ergeben sich eine Reihe von Überschneidungen mit den Erfahrungen von Menschen mit chronisch traumatischen Prozessen und insbesondere dissoziativen Störungen (Scharfetter, 2019).

Was aber die Mitlebenden deutlich spüren, ist die Abgelöstheit (detachment) von einer Lebenswirklichkeit, welche die Betroffenen mit den anderen, welcher Gemeinschaft auch immer, teilen könnten. Diese Abgelöstheit, übrigens ein Kernprozess , den wir auch bei dissoziativen Menschen sehen, macht die Isolation existentiell. Dies teilt sich dem Gegenüber, Therapeuten oder Verwandtem, am direktesten mit und verursacht oft Resignation und Trauer. Hierüber wird auch das Lebensumfeld, Eltern, Geschwister, Partner durch die Grundstörung der Psychose letztlich sekundär traumatisiert.

Bei Martina, einer jungen Tänzerin, wurde ich Zeuge dieser zunehmenden Einsamkeit, zunächst ohne das Blatt wenden zu können. Sie war fünf Jahre zuvor durch ihren Freund wegen diffuser Ängste und Identitätsunsicherheit an einen esoterischen Heiler geraten, der sie in eine sektenartige Gruppe aufnahm und sie stetig immer mehr in seinen Bann zog. Er habe an ihr alle möglichen positiven und negativen Energien entdeckt, und, wenig verwunderlich, sie sich auch sexuell gefügig gemacht. Sie habe sich erst von ihm lösen können, als er von ihr verlangt habe, ihre künstlerische Ausbildung zu beenden. Sie sei aber durcheinander gewesen, immer mit dem Gefühl, der Heiler könne sie verfolgen und vernichten. Deswegen habe sie sich in eine psychosomatische Klinik aufnehmen lassen. Dort habe man ihr alle möglichen

Krankheiten, einschließlich Tablettensucht, zugeschrieben. Die Therapeutin habe immer wieder von dem armen hilflosen Kind in ihr geredet, das habe sie nur noch mehr fertiggemacht. Nun halte sie es allein kaum mehr aus und sei in die Obhut der Eltern zurückgezogen. Bis hierher können Traumatherapeuten gut eine Beeinträchtigung aus dem Traumafolgebereich annehmen und eine typische entsprechend fokussierte Therapie beginnen. Doch so einfach blieb es nicht. Zunächst war Martina in einem solchen Grade misstrauisch, dass ihr selbst die größtmögliche Transparenz des gemeinsamen Vorgehens nicht half, sich mit Informationen oder Gedanken von anderen zu befassen. Obwohl sie in Wirklichkeit auf keine Weise bedroht war, wiederholte sie ständig den einen Gedanken. Da sie den Heiler nicht rechtlich belangen könne, wisse der vielleicht gar nicht um sein kriminelles Handeln. Zudem habe er dies vielleicht nicht erfahren können, da er aus einem Land stamme, wo seine Übergriffe nicht strafbar seien. Die Brüche in ihrer Logik wehrte sie einfach ab. Wie ich ihr denn beweisen könne, dass der Heiler sie nicht mehr angreife, wo er über die Ungesetzlichkeit seines Handelns doch im Unwissen sei. Zwanghaft wiederholte sie diese für die Gegenwart absurde Verfolgungsthematik. Nun nahm ich zunächst, wohl auch zu Recht, an, die Klinik habe sie weiter beschädigt und sie unüberlegt erneut in die Rolle eines hilflosen Opfers gebracht. Auf den ersten Blick schien die Therapie zu helfen, die typische Psychoedukation über Ausbeutung, Ohnmacht, Triggerwirkungen. Doch bei mir blieb einerseits das Gefühl, dass sie Verstecken spielte, ebenso wie die zunehmende Erfahrung, dass sie mir kognitiv auch immer weniger folgen konnte. Und ihre Gedanken rissen immer häufiger sprunghaft ab. Sie war immer weniger in der Lage, Alltagskontakte zu halten, versuchte, ihren Eltern die Verfolgungsgedanken aufzuzwingen. Die Eltern wurden selbst immer verwirrter, sahen die Beschädigung der Tochter, konfrontierten sogar mit ihr gemeinsam den Heiler mit seinen Übergriffen, aber nichts konnte sie beruhigen. Vieles wurde von ihr aber verschwiegen. Dass sie stundenlang nur den einen Gedanken der unmittelbar bevorstehenden Vernichtung durch den Heiler wiederholte. Dass sich ihre Alltagsbeziehungen auflösten. Sie beharrte lange darauf, nur geschädigt zu sein, nicht krank. Die Klinik habe versucht, sie krank zu machen. Dies stimmte z.T., denn man stellte dort die Diagnose einer Depression. Der Verlust ihrer Fähigkeit zur Realitätsprüfung, ihr Verfolgungswahn wurde nicht gesehen, die traumatischen Auslöser nicht benannt. Sie hielt mit mir Kontakt, wiederholte häufig, dass sie doch wisse, ich sei nicht ihr Feind. Die Eltern meldeten sich letztlich häufiger, sie hielten es nicht aus, die immer gleichen Gedanken vorgesetzt zu bekommen, ohne ihre fast 30-jährige Tochter beruhigen zu können. Irgendwann dämmerte mir, dass Martina den wahnhaften Gedanken der Vernichtung durch den Heiler brauchte, um das viel schwierigere Daseinsproblem nicht fühlen und verstehen zu müssen. Wenn Sie jetzt nochmals die tabellarische Aufstellung der fünf Dimensionen von Scharfetter ansehen und den veränderten Weltbezug in der Psychose, so wird deutlich, dass Martina die paranoide Fixierung gegenüber dem Schrecken der Psychose vorziehen musste. Die permanente Wiederholung der Zwangsgedanken war ihr offensichtlich auch dabei behilflich, einem noch quälenderen Zustand etwas entgegensetzen zu können. Waren nämlich die Verfolgungsgedanken weg, so entstand eine Leere in ihr, der sie sich in völliger Verlassenheit ausgesetzt sah. Die Realität war ja eine ganz andere, mit eher überbemühten, mit in die paranoide Welt verstrickten Eltern, zu denen sie aber die innere Verbindung zu verlieren drohte. Die entstandene Isolation aber war für sie nicht auszuhalten. Und so blieb sie mit ihren Eltern fordernd im Kontakt, ebenso mit mir, setzte aber alle Beziehungsfiguren matt, damit sie ihr nichts antun könnten.

Martinas Geschichte zeigt, wie wichtig der existentielle Blickwinkel bei Psychosen ist. Dabei ergibt sich auch ein schlüssiger Weg für eine Psychotherapie. Die Überwindung der Isolation steht dabei zunächst im Mittelpunkt. Milieutherapeutische Modelle im stationären Bereich, wie die Soteria-Stationen (Hoffmann & Voss, 2017), begrenzen die existentielle Isolation auf behutsame Weise. Anschließend können auch traumatische Belastungsfaktoren durchgearbeitet werden, denn es hat sich schon bisher gezeigt, dass dies die Entwicklung auch chronischer Problematiken positiv beeinflussen kann (van den Berg, 2015; 72(3)).

5.7 Therapeutische Schritte bei Einsamkeit und existentieller Isolation

Einsamkeit, auch länger dauernde innere Einsamkeit, kann überwunden werden. Mit der existentiellen Isolation kann nur ein Gleichgewicht gefunden werden. Es muss etwas in die andere Waagschale gebracht werden, was ein lebendiges Prinzip verkörpert. Für existentielle Therapeuten wie Yalom scheint es der Königsweg. Menschen können der Einsamkeit und Isolation standhalten, wenn sie die Erfahrung einer gefühlten, reflektierten, persönlichen und tiefen zwischenmenschlichen Beziehung machen und diese verinnerlichen können. Doch ist es genau das, was Menschen in traumatischen Prozessen am wenigsten können. Sie können es aus mehreren Gründen nicht. Da ist die Tatsache des von mir schon mehrfach beschriebenen Misstrauens, aus der tiefgreifenden Erfahrung, dass die Menschen, die für Betroffene am meisten da sein sollten, zu Feinden und Beschädigern wurden. Betroffene haben gute Gründe, sich nicht in andere hineinversetzen zu wollen, was aber Grundlage jeder lebendigen Beziehung ist. Defensive Schutzhaltungen dominieren bei ihnen. Sie nehmen die Isolation eines Schutzraumes, eines Bunkers, in Kauf für das schiere Überleben in Sicherheit. Daneben ist das Niveau der mentalen Handlungstendenzen (Janet s. bei Rießbeck, 2013, S. 100 ff.) bei traumatischem Stress auf allen Ebenen beeinträchtigt. Betroffene sind oft so stark in reflexhaftem Austausch mit anderen verhaftet, dass sie die Ebene nicht so einfach erreichen können, die emotional hilfreiche Beziehungserfahrungen wirksam machen. Und sie können oft tiefer gehende Erfahrungen schwer verinnerlichen und dauerhaft machen. Manche meiner Patienten, die etwas Offenheit wagen, erklären mir, dass gerade nach einer Sitzung, in der sie sich wohl fühlten, wenige Stunden später alles wie weggefegt war und vom Therapeuten als Person keine Vorstellung mehr existierte. In vielen, gerade stationären, Traumapsychotherapien werden so einseitig Schutz-bezogene Interventionen angeboten, und ich frage mich manchmal, ob aus übertriebener Sorge, fehlender Möglichkeit persönlicher Nähe oder Resignation. Es gibt aber für diese Resignation kaum einen Grund. Gerade Menschen, die so isoliert am Rande ihrer Existenz leben, können die größten Fortschritte machen. Sie brauchen aber ganz andere Brücken über die Kluft, die sie von lebendigen Ich-Du Beziehungen fernhält. Und solche Brücken möchte ich beschreiben. Dabei lege ich zugrunde, dass Therapeuten auch bei den technisch scheinenden Interventionen sorgfältig Beziehungsreflexion betreiben.

Die Werkzeuge, welche in den folgenden Absätzen beschrieben werden, sollen Betroffene dazu bewegen, die Isolation zu überwinden und für sichere Grenzen und gutes Für-Sich-Sein zu sorgen. Sie sollen helfen, die Paradoxie, zwar Einsamkeit nicht aushalten zu können, gleichzeitig die Begegnung aber fürchten zu müssen, zu überwinden oder zumindest erträglicher zu machen.

5.8 Innere Arbeit

Bei den nun folgenden Übungen können wir insbesondere auf das Handwerkszeug aus Kapitel 2 zurückgreifen, welches den Wechsel von der Außen- zur Innenfokussierung erleichtert (Kap. 2.6.1). Am wichtigsten aber ist, dass sich Therapeutinnen im Handlungsniveau ihren Patientinnen anpassen, eine alte, von Pierre Janet erstmals erhobene Forderung für therapeutisches Arbeiten (Haule, 1986). Die reflexhaften Handlungstendenzen sollten keinesfalls entwertet werden. Es gibt keine schlechten oder guten Handlungstendenzen, sondern nur solche, die sich auf elementare und oder komplexe Weise vollziehen.

5.8.1 Mentalisieren

Menschen mentalisieren, wenn sie sich auf vielen Ebenen Zusammenhänge zwischen beobachtbarem Verhalten und inneren Zuständen erschließen können. Sie können über die eigene innere Wirklichkeit wie auch die innere Realität von Beziehungspersonen reflektieren. Ohne in die Breite dieser inzwischen sehr ausgearbeiteten Therapiemethodik einzutauchen, lässt sich der Mentalisierungsansatz für das Problem von Einsamkeit und Isolation nutzen. Wer nicht genügend Mentalisierungsfähigkeit hat, kann seine existentielle Isolation gar nicht als ein Problem des Mensch-Seins an sich begreifen. Er oder sie fühlt sich einfach von Gott und der Welt verlassen und sucht nach Schuldigen für diesen Zustand, so wie meine Patientin Gertrud. Schon Vorschulkinder, die mentalisieren können, begreifen, dass die Mutter, die arbeiten muss, dies nicht tut, weil sie das Kind ablehnt oder alleine lassen will. Das Kind versteht, dass die Mutter einen eigenen Bereich hat, den es noch nicht begreifen kann, kennt aber die insgesamt guten Absichten der Mutter und kann dann Bindungsgefühle aktivieren. Wenn wir als Erwachsene mentalisierend mit uns selbst arbeiten, beginnen wir mit einer Art Selbstbeobachtung. Die das soziale Leben lähmende Pandemie lieferte uns ungewollt viele Möglichkeiten, mit unseren Gefühlen von Einsamkeit und Isolation mentalisierend umzugehen.

Es beginnt damit, die Aufmerksamkeit nach innen zu richten und sich genau auf die Missempfindungen zu konzentrieren, die ich mit dem Isoliertsein in Verbindung bringe. Die zweite Frage nach innen ist die Suche nach ähnlichen Momenten. Wann und unter welchen Umständen ging es mir schon einmal so? Was habe ich damals gespürt und wie ist es jetzt? Wie habe ich damals reagiert, was hat mich wieder ins Gleichgewicht gebracht?

Dann kann ich den Fokus auf mein Erleben anderer Menschen richten. Wie reagieren sie auf die Herausforderung von Einsamkeit? Welches Verhalten steht für mich mit dem Erleben der Isolation im Zusammenhang? Wie reden andere Menschen darüber und was beschweigen sie? Wir erlauben uns zu spekulieren, wie andere Menschen mit der existentiellen Ausgesetztheit umgehen und welche Hinweise sie uns darüber geben. Wir können erspüren, an welche

Menschen zu denken uns hilft, mit Einsamkeit und Ausgesetztheit zurechtzukommen. So hat man Nelson Mandela oft gefragt, was ihn fähig machte, die Isoliertheit auf Robben Island über 27 Jahre Haft gesund zu überstehen. Er wies auf die Bindung an seine Mutter hin, seine wichtigste innere Beziehung.

Schließlich können wir es uns zur Aufgabe machen, die banale Einsamkeit, den vorübergehenden Zustand, in dem wir uns von anderen abgeschnitten sehen, von der fundamentalen Verlorenheit in der Welt zu unterscheiden. Die alltägliche Einsamkeit zu bewältigen geht primär wohl am besten durch Selbstmitgefühl und dadurch, dass wir unsere spezifischen Bedürfnisse im Hinblick auf zwischenmenschliche Verbindungen anerkennen. Für die Entwicklung des Selbstmitgefühls gibt es viele Anregungen und z. T. programmierte Kurse, die oft für Patienten und Therapeutinnen gleichermaßen geeignet erscheinen (van den Brink & Koster, 2013). Wie wir uns schon erarbeitet haben, können wir aber mit der fundamentalen Isolation nur ein gewisses Gleichgewicht finden. Der Austausch mit Menschen über diese Daseinsproblematik vermittelt uns immer wieder, dass wir mit den anderen menschlichen Wesen in einem Boot sitzen, die Bewältigung geschieht also philosophisch.

5.8.2 Innere Begleitung

Sich innere Begleitung zu schaffen, innere hilfreiche Wesen zu kreieren, ist ein lange bewährter Ansatz in traumafokussierten Therapien. Er funktioniert aber erst ab einer bestimmten Ebene mentalen Handelns, wenn überhaupt innere Vorstellungen zugänglich sind. Psychoanalytiker nennen es **Symbolisierungsfähigkeit** und meinen damit eine Ebene inneren Spielens. Janet sprach von den **elementaren symbolischen Handlungstendenzen**. Beide Richtungen meinen aber das Gleiche.

Es lohnt sich daher, innere Begleitung in mehreren Schritten zu erarbeiten.

Man weist zunächst zweckmäßigerweise darauf hin, dass diese inneren Begleiter ideal sein dürfen, Betroffene sollten sich dies genehmigen können. Ich erkläre auch im **ersten Schritt**, dass die inneren Begleiter letztlich aus Erfahrungen mit wichtigen anderen Menschen und lebendigen Wesen stammen, also ein Destillat von Beziehungserfahrungen sind.

Im **zweiten Schritt** nutze ich Wortassoziationen und nenne dieses Vorgehen »Wortwolke«. Ich bitte einen Patienten z. B., alle Wörter zu nennen, die ihm zum Begriff »Freundschaft« einfallen, auch wenn sie sich zunächst vielleicht abwegig anfühlen sollten. Dann taucht vielleicht die folgende Reihe auf: telefonieren, Kaffeetrinken, Treffpunkt, Umarmung. Wenn wir eher das Prinzip »Führung und Leitung« verfolgen, so kann man als Stichwort auch »Helden« oder »Vorbilder« nehmen. Man kann zu diesen Themen natürlich genauso gut Kollagen anfertigen lassen oder andere darstellende Möglichkeiten von Kreativtherapien nutzen. Im Anschluss folgt eine Reflexion über real erlebte Begegnungen, ganz i. S. der positiven life events. Wie können solche benannt und beschrieben werden? Können sich die Betroffenen in diesen Moment hineinversetzen? Denken Sie dabei an die im Kap. 2 gegebenen handwerklichen Hinweise.

Dann weise ich nochmals darauf hin, dass innere Helfer, Begleiter, hilfreiche Wesen oft aus mehreren solcher Erfahrungen zusammengesetzt sind. Sie sind also »zusammengebastelt«. Dabei können sie auch, soweit das möglich ist, phantasiereich umgearbeitet werden und zu magisch mythischen Figuren werden (Feen, wehrhafte Tiere, Engel …). Wichtig ist zu erklären, dass konkrete lebende Menschen nur schwer innere Begleiter sein können, besonders wenn man mit ihnen gegenwärtig in nahem Austausch steht. Denn sie können nie ideal bleiben, werden notwendigerweise Beteiligte in Alltagskonflikten. Damit sind sie als innere Begleiter nicht mehr so wirkungsvoll. Andererseits sollen innere Begleiter doch recht konkret zur Lebenswelt der Betroffenen passen.

Im **dritten Schritt** folgt das innere Vorstellungsbild. Dabei ist es hilfreich für Therapeuten zu wissen, wie viel Führung und Anregung die Betroffene braucht bzw. wie viel freie Assoziation möglich ist. Die Imagination eines Weges kann passend sein, vorteilhaft ist es natürlich, wenn eine innere Landschaft existiert, wo ein Ort der Begegnung mit inneren Helfern und Begleitern geschaffen wird.

Nachfragen hilft: »Wo wäre für Sie in der Vorstellung ein guter Platz, um Ihrem hilfreichen Begleiter zu begegnen?« Man kann auch ganz langsam den Begegnungsort erforschen.

Im **vierten Schritt** stellt man sich die Begegnung vor, einfach die Reaktion, bis zum gegenseitigen Erkennen. Während der Vorstellung können Therapeuten gemeinsam die dabei auftretenden Regungen (BASK-System) benennen, erforschen und anreichern. In einem weiteren **fünften Schritt** kann die Interaktion dann immer weiter ausgedehnt werden, bis dahin, Hinweise, Ratschläge oder Geschenke vom Begleiter entgegenzunehmen. Therapeuten sollten sich trauen, ihrer üblichen Redeweise zu folgen und sich so gut als möglich der Eigensprache der Patienten zu nähern. Für die konkrete Imagination gibt es genügend Vorbilder, von denen ich einige erwähnen möchte. Luise Reddemann (Reddemann, 2001, S. 41) hat diese Vorstellung aus der katathym imaginativen Psychotherapie entwickelt, Beate Steiner (Steiner & Krippner, 2006, S. 145–170) ausgeweitet, und viele praktische Hinweise finden sich im Handbuch Traumakompetenz (Handtke, 2012, S. 351–360). Eine sehr freie Art, innere Begleiter zu formulieren, kommt aus dem Jungianischen Psychotherapiebereich (Kast, 1999, S. 80–87).

Diese innere Vorstellung kann weiter, fast baukastenartig ausgebaut werden hin zu einem inneren Ressourcenteam (Reddemann, 2001, S. 42) (Huber, 2006, S. 95). Die Besonderheit dieser inneren Gruppe ist nun, dass hier jüngere Ichs (innere Kinder mit stärkenden Erfahrungen) oder auch zeitlich ältere Anteile (der alte erfahrene Mensch, der ich sein werde) auftauchen können. Sie gemeinsam verkörpern das »Prinzip innere Erfahrung und innere Weisheit«. Innere Selbstanteile und die imaginierten Begleiter tauchen nun gemeinsam und je nach Anliegen gemischt auf. Begegnungsorte sind hier zweckmäßigerweise Beratungsräume für Gruppenbegegnung. Ich ziehe es vor, als Therapeut nicht Teil dieser Gruppe zu sein, sondern irgendwie zugeschaltet werden zu können. Irgendwann braucht es ja Platz für negative Übertragung. Werden Therapeuten ausschließlich idealisierte Ressourcen, engt das später den Bewegungsspielraum ein. Doch es ist spannend, wie TherapeutInnen regelmäßig den einen oder anderen Aspekt ihres Wirkens in den inneren Helfern der

Patienten wiederentdecken können. Diese Entdeckung gemeinsam zu reflektieren kann das Arbeitsbündnis festigen.

5.8.3 Selbstbezug und innere Liebe fördern

Die wichtigste Botschaft, die Menschen bei Einsamkeit und Isolation an sich selbst richten können, ist ganz einfach: »Es ist alles da, was du brauchst, um damit umzugehen, du hast diese Lage schon vielfach bewältigt. Nur der Zugang zu dieser inneren Fähigkeit ist gerade verlegt. Du kannst dir diesen Zugang schaffen.«

Alle Werkzeuge und Übungen, die den inneren Selbstbezug fördern, kommen aus dem Bereich, den v. a. Ego-State-Therapeuten, in der Nachfolge der Ich-Psychologie von Heinz Hartmann, die **konfliktfreie Sphäre** genannt haben (Frederick & McNeal, 1999, S. 189). Wir können diese Sphäre als einen speziellen Ressourcenbereich ansehen, der mit inneren Begegnungen mit uns selbst zu tun hat.

Zunächst ist es gut zu prüfen, ob Selbstberuhigung nötig ist, um Klarheit mit Gefühlen und Körpersignalen herstellen zu können. Viele Menschen brauchen zur Selbstberuhigung einfache Tätigkeiten eher handwerklicher Art, andere Atemübungen oder positive Vorstellungsbilder, ein Lied, dessen Melodie sie nachgehen, oder Gedichtstrophen, welche sie sich vorsagen. Wir aktivieren damit auch die Bereitschaft, sich selbst zum »Gegenüber« zu machen. Wer gewohnt ist, Selbsthypnose zu machen, hat es vielleicht mit den folgenden Übungen leichter. Doch braucht es dafür keine spezielle Ausbildung in Hypnose. Lassen Sie sich nicht von dieser evokativen Art der Sprache irritieren. Wir sprechen ja mit diesem Dialog eigene kindliche States, die Ausgesetztheit und Verlassenheit gut kennen, mit an, auch wenn wir keine direkte Kommunikation mit ihnen aufbauen. Wenn Sie den folgenden Text für sich mitvollziehen, können Sie dabei sich selbst als einsames Kind vorstellen, welches die Frau, der Mann von heute anspricht. (Die vielen kleinen Unterbrechungen, die mit … markiert sind, stehen für die spezifische Redeweise im hypnotherapeutischen Kontakt).

»Innere Liebe«
... nun möchte ich ... dich ... Name bitten, eine Reise an einen Ort zu machen, den du schon früher besucht hast ... der dir vertraut ist ... der sich anfühlt wie das eigentliche Zentrum Deines Seins ... während du deine Aufmerksamkeit auf die Atmung richtest und bemerken kannst ... diese kleinen Momente zwischen Einatmung und Ausatmung ... diese Momente der Stille (hier kann auch eine tiefere Einatmung und eine anschließende willkürliche Atempause eingesetzt werden), welche das ... und du kannst dieses Gefühl finden ... ein Ort, an dem es ruhig ist und still ... es kann ein Ort in deinem Körper sein ... einfach ein Platz, der sich irgendwie leicht und warm anfühlt ... oder irgendwo sonst in deiner inneren Vorstellung. Überall im Weltall ... Auch in Bereichen, die Menschen sonst völlig unzugänglich sein mögen ... (hier kann an Erfahrungen aus anderen Imaginationen wie Orten der Geborgenheit erinnert werden)... und an diesem Ort ist es für dich möglich, eine weitere Erfahrung zu machen, welche für dich im Inneren ganz besonders sein wird ... eine Gelegenheit, all der Liebe zu begegnen ... welche in Deinem Inneren wohnt ... und nichts verlangt ... all die Liebe, die niemals Bedingungen stellen wird ... im Inneren ... und es können Bilder oder Szenen oder Lebewesen auftauchen ... Die dir in den besonderen Momenten dieses Gefühl gegeben haben ... Und das du seither in dir trägst ... unverlierbar ...
Erinnere dich, dass du der Inneren Liebe in Bildern ... oder Gedanken ... oder Empfindungen ... sogar in Körperempfindungen, welche du heute erlebst, immer wiederbegegnen kannst ... und wenn du mit deiner inneren Liebe wieder in Berührung kommen möchtest ... brauchst du nur auf diese Art zur Ruhe zu kommen ... und einfach einige der Bilder – Gefühle oder Körperempfindungen wachrufen ... und du wirst spüren, dass du wieder mit deiner Inneren Liebe in Berührung bist. (nach Frederick & McNeal, 1999, S. 192–193)

Für Menschen, die keine guten inneren Objekterfahrungen aktivieren können, kann diese Übung schwierig sein. Es ist dann besser, einen Ort im Körper aufzusuchen, der sich freundlich, ruhig und warm anfühlt, die innere Analogie zum äußeren Ort des Wohlgefühls. Viele Autoren haben sich mit diesem konfliktfreien Bereich im Inneren befasst, so z.B. Reddemann in den von ihr vorgeschlagenen Mitgefühlsübungen (Reddemann, 2001, S.49 ff.). Dabei erkläre ich Patienten immer, dass diese Übungen dazu dienen, ein Gegengewicht herzustellen zu den inneren Abgründen, die sich bei Einsamkeit und existentieller Isolation auftun.

5.8.4 Grenzen und geschützter Nahbereich

Die existentiellen Therapeuten der 80er-Jahre wie Yalom haben Offenheit bei sich und bei ihren Patienten ziemlich radikal eingefordert. Noyon schrieb, es sei »wichtig, sich offen und tabufrei mit der existentiellen Isolation, also gerade auch dem eigenen Isoliert-Sein, auseinanderzusetzen und sich der Konsequenzen dessen bewusst zu werden« (Noyon, 2012, S.165). Sie setzen auf eine heilsame Verunsicherung, genau das, was traumatisch Erschütterte aber so nicht aushalten können. Hier braucht es fast eine Umkehrung des Weges, was ein wenig paradox wirkt. Das Bewusstsein über sichere Grenzen, und diese auch mit eigenen Mitteln einrichten zu können, ermöglicht erst, sich mit der existentiellen Ausgesetztheit zu befassen. Dieses Erleben haben Betroffene ihren Therapeuten in der Regel voraus. Sie haben die existentielle Erfahrung, an den Rand des Daseins gespült worden zu sein, schon machen müssen. Ihnen geht es darum, wieder einen Platz zu finden in der Gemeinschaft der Lebendigen, mit den alltäglich banalen Erfahrungen wie auch den gefühlsbelebten Verbindungen. Alle Interventionen, die schützende Grenzen erfahrbar machen, können daher hilfreich sein. Besonders gut gefällt mir hier das imaginative Vorgehen, welches man ganz nach Bedarf variieren kann.

Zunächst kann man erklären, wie man den Nahbereich einteilen kann:

Als **Distanzbereich** bezeichne ich den Abstand, wo ich jemand als anwesend erkennen und irgendwie identifizieren kann. Die **»kalte Zone«** ist dann der Bereich, wo ich körperlich erreicht werden kann, bei vielen ist das der etwa doppelte Armabstand. Die »**heiße Zone**« ist dann der Bereich bis zum Hautkontakt. Und dann gibt es ja noch den »**intimen Bereich**«, der bei Grenzüberschreitungen nicht willentlich kontrolliert werden konnte, der bei jedem Lebewesen nur bei besonderer Einladung betreten werden darf. Man kann diese Nahbereiche mit konzentrischen Kreisen aufmalen. Wir können Experimente machen, im Therapieraum und als Hausaufgaben (Hepp, Peter, Rottweil, persönl. Mitteilung).

Ich gehe von einer Erfahrung aus, die die Patientin in jeder Fußgängerzone, z.B. auf dem Weg zur Arztpraxis, gemacht haben kann. Jemand geht etwas »zu« nah an ihr vorbei, sodass eine gewisse Spannung entsteht. Oder ein Gegenüber lenkt seinen Blick auf sie, ohne die Augen niederzuschlagen.

Nach Aktualisierung der Erfahrung kann der sensible Nahbereich im Therapieraum nachgestellt werden, mit der Patientin als der Handelnden, die aktiv die Grenze des Nahbereichs evtl. mit Hilfe von Gesten erprobt.

Von da aus kann es imaginativ weitergehen. Verschiedene Erfahrungen mit schützenden Grenzen und schützenden Hüllen können visualisiert werden, Zäune, Windschutzscheiben, Telefonzellen …

Die Erfahrung, wie Widriges abprallt, abgleitet, abgewiesen wird, kann imaginativ belebt und körperlich fühlbar gemacht werden. Das Material, aus dem die Hülle beschaffen ist, wird nun genau beschrieben.

Und wir können schützende Hüllen beschreiben, Schilde, Einwegscheiben oder auch unsichtbare Zaubermäntel, Tarnkappen. Wichtig ist die Vorstellung, dass störende Einflüsse wie von selbst draußen bleiben, das Willkommene dagegen aufgenommen werden kann.

Nach meiner Erfahrung ist ein gemeinsames Basteln an einer passenden Vorstellung weit wirksamer als eine geführte Imagination. Wer will, kann aber noch hypnotherapeutische Erweiterungen vornehmen. Eine kleine Betrachtung des Körpers mit der Haut als schützendes Organ, die dehnbar ist, aber zäh, für freundliche Einflüsse jedoch aufnahmebereit und selbstheilend. Jedes Organ hat seine Hülle, das Herz den Herzbeutel, die Lunge das Lungenfell … und noch jede Zelle hat ihre Membran. Die Botschaft dabei ist, lebendig zu sein heißt, Grenzen zu haben und über die Grenzen hinweg im Austausch zu stehen.

Natürlich haben Grenzen in der Pandemie eine besondere Bedeutung bekommen, die Abstandsgebote, die Markierungen überall, die vielen eingeteilten Räume mit Abschirmungen. Auch diese Erfahrungen lassen sich imaginativ nutzen und wo nötig »reframen«, d.h., in einen neuen Zusammenhang stellen.

5.9 Arbeit an der Beziehung

Die deutliche Mehrheit meiner Traumapatienten sieht sich als nicht beziehungsfähig an, mit weitgehend negativen Selbstüberzeugungen über ihre Austauschmöglichkeiten mit anderen. Der Wunsch, für ein Erleben von innerer Sicherheit zu sorgen, ist, was den Austausch und die Annäherung an andere betrifft, zwiespältig. Die geschützten Orte werden allzu häufig zu Inseln der Isolation, die Betroffenen geben sich die Suggestion, weitgehend ohne Berührung mit anderen Menschen existieren zu können. Meist kommen Menschen nach vielen Jahren, in defensive Haltungen eingemauert und oft durch unreflektierte Therapien verstärkt, mit dem Gefühl, in eine Sackgasse geraten zu sein, in Therapie. Hier gilt das geflügelte Wort von Richard Kluft: »Je langsamer du gehst, desto weiter kommst du!« Das Prinzip ist also nicht, defensive Haltungen zu durchbrechen, sondern mit der anderen Seite, der Suche nach Nähe und Bindung ins Gleichgewicht zu bringen.

5.9.1 Konkrete Beziehungsarbeit – das Prinzip Begegnung

Da »Ich-Du«-Beziehungen für Traumatisierte regelmäßig bedrohlich oder unverständlich, ja unzugänglich geworden sind, ist es unmöglich, Betroffene damit herauszufordern. Peter Pein, ausführlich beschrieben in unserem Buch über Traumakonfrontation (Müller & Rießbeck, 2019, S. 240 ff.) brachte es auf den Punkt: »Meine Frau ist für mich wie ein Schatten. Wenn sie klagt, so fühle ich nichts. Selbst wenn sie sterben würde, es würde mich gleichgültig lassen.« Der

Weg zur Begegnung ist also kein Kurzstreckenlauf. Wenn es auch etwas eigenartig erscheint, so ist es auch hier hilfreich für Patienten und Therapeuten, in Stufen und systematisch zu arbeiten. Die Vorgehensweise von Baker (Baker, 1981) wurde mehrfach hervorgehoben, u.a. von Clare Frederick und mir (Frederick & McNeal, 1999, S. 210 ff.) (Rießbeck, 2013, S. 60–62). Das Werkzeug wurde zwar für Menschen mit Psychosen entwickelt, lässt sich aber sehr gut für verschiedene Entwicklungsstadien der Therapiebeziehung nutzen.

Man kann diese Übungen mit offenen und geschlossenen Augen machen.

1. Bitten Sie die Patientin, einen Gegenstand auf dem Weg zur Praxis zu beschreiben, der ihr auffiel mit einem freundlichen oder neutralen Eindruck (ein Busch, die Turmuhr am Marktplatz, die Eingangstür …). Wenn möglich sollte sie die Beschreibung nach einer Pause mit geschlossenen Augen wiederholen können.
2. Ermutigen Sie die Patientin, im Raum herumzugehen oder in der Praxis, wenn der Raum sehr klein ist, zunächst einen freundlichen Gegenstand wahrzunehmen, der nichts direkt mit der Therapeutin zu tun hat (Zimmerpflanze, Heizlüfter, Deckenleuchte …), und dann einen, der persönlich mit ihr zu tun haben könnte (Wandbild, Kalender, Schuhe …). Sie können die Patientin auch bitten, etwas von sich zu beschreiben (Handtasche, Stift, Kleidungsstück …).
3. Bitten Sie die Patientin, sich in eine angenehme Handlung hineinzuversetzen (Blume pflücken, an einem Bach entlang gehen, Tee kochen …), wo sie ganz für sich ist, anschließend wieder die Therapeutin und die Gesprächssituation wahrzunehmen. Man kann da mehrfach hin und her gehen.
4. Die Patientin stellt sich die Therapeutin irgendwo anders, in einer Alltagshandlung vor, und beschreibt diese.
5. Nun kann ein Ort benannt werden, wo sich abwechselnd die Patientin und die Therapeutin einfinden. Wenn man mit Hypnose zu arbeiten gewohnt ist, kann man das auch mit Doppelprojektion auf einem Bildschirm machen.

6. Die folgende Stufe ist dann die Vorstellung eines Treffens an dem neutralen Ort, wo sich beide gegenseitig bemerken.
7. Eine gemeinsame unkomplizierte Tätigkeit wird entwickelt (nebeneinander Fahrrad fahren, eine Karte studieren, eine Pflanze anschauen ...).
8. Wir bitten, die Vorstellung zu entwickeln, wo sich beide etwas Freundliches sagen oder schöne Gegenstände austauschen.
9. Die beiden lassen Momente mit negativer Tönung (Ungeduld, Ärger ...) auftauchen und stellen sich vor, wie sie sich darüber austauschen.
10. Falls gewünscht, können Situationen hinzugenommen werden, wo die Patientin Grenzen setzt, z. B. eine eindeutig ablehnende Gebärde benutzt oder entschlossen die Praxis verlässt.

Dieses Vorgehen lässt sich sehr kleinteilig variieren. Wesentlich ist das Prinzip, für sich zu sein, einen gemeinsamen Raum und gemeinsame Handlungen zu teilen und emotionale Zustände auszutauschen. Dabei geht man von der Beobachtung von Gegenständen langsam zur Wahrnehmung einer Person weiter und beginnt dann erst neutrale, dann freundliche und zuletzt aversive Interaktionen.

5.9.2 Isolation durch Beziehung überwinden

Trauma-fokussierte Therapie verlangt ein oft sehr konsequentes Arbeiten in kleinen, gut geplanten Schritten. Es ist aber weiterhin unwiderlegt, dass die Qualität der Beziehung zum Therapeuten für die Wirksamkeit ausschlaggebend ist. Gerade dann, wenn Patienten von Alltagswirklichkeiten weit entfernt leben, ist die »reale Präsenz« des Therapeuten als Alltagsmensch in aller Ehrlichkeit gefordert. Jegliche Technik hat keinen Eigenwert, sondern steht im Dienst der gemeinsamen Bewältigung der traumatischen Last. Die Dosis dessen, was traumatisch Belastete vom Therapeuten an Persönlichem aushalten, ist allerdings oft recht begrenzt.

Nach meinem Wissen gibt es bis heute keinen Beleg für die Annahme, dass die Bearbeitung von Übertragungen aus der Vergangenheit allein hilfreich wäre. Auch die Bearbeitung von traumatischen Erinnerungen mit all den Verzerrungen ist dann erfolgreich, wenn sie als Beziehungserfahrung in der Gegenwart »gehalten werden kann«. Das »Hier und Jetzt« ist das Modell für einen guten, geschützten, offenen Umgang mit dem oft Unsäglichen. Für Therapeuten ist es auch erleichternd, denn sie brauchen sich nicht abzuverlangen, perfekte Techniker zu sein. Es ist ein Projekt auf Gegenseitigkeit. Dazu gehört auch, aus der professionellen Rolle fallen zu dürfen, solange dies eindeutig dem Wohle der Patienten dient. Oft hilft es, aus der professionellen Rolle für einen Moment auszusteigen, auch im Sinne der Musterunterbrechung. Selten war ich in so gutem Kontakt mit einer jungen Frau, die an den Folgen organisierter sexueller Gewalt litt, als an den Tagen, wo wir uns gegenseitig Knoten für das Sportklettern zeigten.

5.9.3 Lieben lernen

»Wenn einer eine Blume liebt, die es nur ein einziges Mal gibt auf allen Millionen und Millionen Sternen, dann genügt es ihm völlig, dass er zu ihnen hinaufschaut, um glücklich zu sein. Er sagt sich: Meine Blume ist da oben, irgendwo ... Wenn aber das Schaf die Blume frisst, so ist es für ihn, als wären plötzlich alle Sterne ausgelöscht! Und das soll nicht wichtig sein?« (Exupéry, 2001, S. 29)

Wer den Schmerz und die fortlaufenden Irritationen traumatisierter Menschen nachempfindet und weiß, dass Liebe, in welcher Form auch immer, das zentrale Gegengewicht zum Erleben existentieller Isolation ist, wird nach Möglichkeiten suchen, wie Betroffene sich dem annähern können. Sehr ideale Formulierungen sind hierbei aber hinderlich. Es ist eher von Vorteil, die Liebe sehr alltäglich, aber umfassend, zu verstehen, wenig auf Partnerschaft und Sexualität zu beziehen.

Machen wir uns zunächst klar, dass Liebe die komplexeste Form des Erlebens überhaupt ist, die verlangt, gleichzeitig ganz bei sich, mit vollständiger Verbindung nach innen, und beim anderen zu sein. Etwas, das nur in wenigen Momenten Erfüllung findet. Gleichzeitig ist die Liebe ein Kind der Freiheit. Traumatisierte aber brauchen Kontrolle. Müssen sie daher das Ziel, lieben zu lernen, aufgeben? –

Keineswegs. Wer die Haltung hat, dass Liebe etwas ist, das einem zufällt oder von außen verhindert wird (z.B. durch traumatische Einflüsse), hätte wirklich verloren. Erich Fromm hat (Fromm, 1980) darauf hingewiesen, dass Lieben eine Kunst ist, die gelernt werden kann, mehr mit Handeln und Entscheidungen treffen zu tun hat als damit, von einer Kraft erfasst zu werden. Traditionellerweise glauben Menschen, Liebe käme dann zustande, wenn man das richtige Objekt findet, bei einem Wesen, welches zu einem passt. Traumatisierte Menschen haben diese Erwartung dann oft verloren, denn sie empfinden sich oft als so anders als andere, dass sie die Vorstellung, jemand könnte zu ihnen passen, geradezu abwegig finden. Wenn ich aber an einen meiner jüngeren Patienten denke, der sich verschroben und misanthropisch aus dem Alltagsleben zurückgezogen hatte, welche Zuneigung und Fürsorge er seinem kranken und nicht gerade ästhetisch wirkenden Hund entgegenbrachte – wer wollte ihm Liebe absprechen?

Was steht der Liebe traumatisierter Menschen entgegen?

Von vielen Denkern, auch Yalom und E. Fromm, werden Verschmelzungswünsche als ein wesentliches Merkmal der Liebe angesehen. Das ist tatsächlich im Traumakontext ein verémintes Gebiet und führt rasch zu Ohnmachtserleben und Unterwerfung. Klinisch folgt leicht die Aktivierung phobischer Reaktionen und der Rückzug in die Abgeschlossenheit nach außen.

Ebenso ist das Aufgeben von Kontrolle eine große Hürde. Im Erleben vieler meiner Patienten, die in Beziehungen leben, äußert sich das Kontrollbedürfnis in manchmal fast absurder Eifersucht, die von einem elementaren Bedürfnis nach Sicherheit und Vorhersehbarkeit angetrieben wird. Sie fühlen zwar, dass die Liebe ein Kind der Freiheit ist, können dem aber um keinen Preis nachgeben.

Wie also kommen traumatisierte Menschen zur Liebe?

Sie können sich zuallererst ihre Vorteile und Stärken bewusst machen, welche durch die oft jahrzehntelange Auseinandersetzung mit Symptomen und Einschränkungen hervorgerufen wurden. Die **Ausdauer und Geduld**, die eine sexuell traumatisierte Frau dazu gebracht hat, eine Familie zu gründen, mehrere Partnerschaften und die damit verbundenen Trennungen durchzustehen und dabei nicht völlig aus der Alltagsroutine zu kippen, ihre **Disziplin** mit sich, bei Routinen bleiben zu können oder sie in chaotischer sozialer Umgebung wieder einzurichten. Wer ein Jahrzehnt oder mehr mit umfassenden Beeinträchtigungen zugebracht hat, hat gezeigt bekommen, dass Überleben in einer Kargheit möglich ist, dass **Konzentration** auf wesentliche Dinge im Leben hilfreich ist. Tatsächlich hat die weit überwiegende Mehrheit meiner Traumapatienten einige wenige Kontakte und Verrichtungen, an denen sie mit großer Kraft festhalten. Leider machen diese oft nur einen kleinen Teil des Lebensalltags aus. Es sind dies die drei Fähigkeiten, welche Traumatisierte in mancher Hinsicht dem Normalbürger voraushaben, der sich in der Welt der Surrogate und Zerstreuungen bewegt. Fromm hat diese drei Fähigkeiten, Geduld, Disziplin und Konzentration auf Wesentliches, als Voraussetzungen beim Erlernen der Liebeskunst genannt (Fromm, 1980, S. 119 ff.). Das Wichtigste für Therapeuten ist dann, die Betroffenen nicht mit überhöhten Erwartungen und zu starken Beziehungsangeboten zu überfordern.

So steht am Anfang die Würdigung dieser drei Stärken und deren Ausbau, durch Achtsamkeitsarbeit und Betonung der haltgebenden Abläufe im Alltag. Manche meiner jüngeren traumatisierten Menschen erwarten plötzliche spektakuläre Erfahrungen von Liebesbegegnungen und sehen nicht, wie sehr es sie überfordert.

Zum Zweiten hilft alles, was Wachheit und Vitalität fördert. Hier gilt die Aufmerksamkeit der körperlichen Präsenz mit jeder Art gesunder körperlicher Beanspruchung. Wer lieben lernen will, benötigt Sinnlichkeit in ihrer weitesten Form, alle zugänglichen kreativen Möglichkeiten, welche die Sinneskanäle öffnen.

Schwieriger ist es, dabei Zerstreuungen und Ablenkungen zu reduzieren. Gerade in der Anfangsphase von Behandlungen bin ich überrascht, in welchem Maße Menschen mit traumatischem Stress versuchen, sich mit Ablenkung, Zerstreuung und Eintauchen in Konsum positiv zu stimulieren. So ist es eher die Regel, dass der Fernseher läuft, gerade dann, wenn die ruhige Tageszeit kommt, dass zwanghafter Austausch in sozialen Medien gesucht wird, Partnerschaftsportale abgeklappert und sog. »Ballerspiele« nebenbei betrieben werden. Es ist die Aufgabe, in Therapien diese »Ersatzhandlungen« durch konzentrierte Erfahrungen so weit als möglich zu ersetzen. Denn dann kann die Liebe einsetzen, zunächst zu einer Sache, einer geliebten Tätigkeit, einer Tätigkeit, in der der Mensch wenigstens für eine Zeit ganz aufgehen kann. Egal, ob das Schwimmen, Pflanzen bestimmen oder Handarbeiten ist. Es geht um die Hingabe an eine Sache, und Sorge dafür zu tragen mit der Haltung einer Gärtnerin, die ihre Pflanzen kennt und sich kümmert. Nicht zufällig kommt dieser Vergleich mit der Gärtnerin. Pflanzen haben gegenüber anderen »animalischen« Wesen den Vorteil, keine sichtbare Eigeninitiative zu haben, die das Kontrollbedürfnis stört. Wir können sie beim Wachsen beobachten, sie brauchen aber Fürsorge, um nicht zu verkümmern. Diese von ihnen ausgehenden positiven Suggestionen können gut mitgenommen werden. Die Zimmerpflanzen, insbesondere ein Hibiskus in meiner Praxis, sind mir oft gute Partner in der Therapie. Zunächst glauben meine Patientinnen, der Job der Pflanzen»behandlung« werde von der Putzfrau erledigt, sind aber vorsichtig interessiert an meiner Liebe zu diesen Individuen. Egal, welche Art der Beschäftigung wir vorschlagen, das Prinzip der Hingabe an eine Sache kann so entdeckt werden, ist der Kern einer Liebesentwicklung.

Die nächste Stufe ist die Liebe zu Tieren. Sie sind schon mehr Wesen für sich und für das Gegenüber sehr begrenzt zugänglich, leben in ihrer Welt. Für Menschen in der starken existentiellen Isolation einer Psychose oder auch bei Demenz, haben sich Therapiehunde in der stationären Versorgung außerordentlich bewährt. Die deutliche Mehrheit meiner entwicklungstraumatisierten Patienten haben Hunde oder Katzen. Sie haben eine ganze Reihe von Funktionen, auf jeden Fall die eines Liebesobjektes ohne Tücken, kontrollierbar, auf stetige Fürsorge angewiesen, kaum aber bedrohlich.

Opfer zwischenmenschlicher Erschütterungen meiden regelmäßig intime Nähe, wünschen sich aber, passiv Liebe zu bekommen, gerade dann, wenn sie sich so unvollständig und anfällig fühlen. Doch das ist eine Sackgasse. Daher ist es die Aufgabe der Therapie, ein Verständnis zu wecken, dass Liebe eine Fähigkeit ist und in erster Linie ein Geben. Traumatisierten ist das passive Empfangen ohnehin suspekt, atmet es doch oft eine empfindliche Nähe zu den Übergriffserfahrungen. So wird es zur Aufgabe der Therapie, bei vorschneller Intimität »auf der Bremse zu stehen«. Nicht selten ist es Teil meiner Therapievereinbarungen, gerade bei Patienten, die ganz i.S. des Wiederholungszwanges intime Beziehungen selbstverletzend eingehen, vor intimen Engagements das Für und Wider mit dem Therapeuten zu teilen. Dann kann gemeinsam, auch wenn dies der lebendigen Spontaneität abträglich sein kann, eine Hierarchie der Begegnungsmöglichkeiten entwickelt werden, ganz analog zu den Stufen der Exposition bei Angst. Es beginnt hier mit den sog. sozial abgesicherten Tätigkeiten, gemeinsam mit einer Gruppe wandern gehen oder in einem Chor singen. Sozial abgesichert heißt, dass es eine gemeinsame Aufgabe gibt, jeder seine feste Rolle hat, das, was sich abspielt, ist dort in Grenzen vorhersehbar. Darauf kann aufgebaut werden, mit immer freieren Möglichkeiten der Begegnung. Die Freiheit des Austausches mit dem Therapeuten gibt das Modell vor, ist der Experimentalraum. Für Opfer zwischenmenschlicher Gewalt ist es eine noch unterbewertete Chance, in Gruppen zu arbeiten. Diese Gruppen bieten sich in der Initialphase als sogenannte psychoedukative Gruppen an, dem gemeinsamen Lernen verpflichtet, in der Spätphase als interaktionelle Gruppen.

5.10 Konfrontation mit Isolation und Einsamkeit

Wer lieben und zwischenmenschliche Nähe erreichen will, hat eine Hürde zu nehmen, denn »paradoxerweise ist die Fähigkeit, allein sein zu können, die Vorbedingung für die Fähigkeit zu lieben« (Fromm, 1980, S. 124). Gut mit sich allein sein können braucht einige Vorarbeit bei traumatisierten Menschen. Wer positiv für sich sein kann, hat genügend Fähigkeiten der Emotionsregulation und körperliche Steuerungskompetenzen. Die größere Schwierigkeit liegt oft darin, dass Menschen, die ohne Ablenkung allein mit sich sind, spontan von traumatischen Erinnerungen angefallen werden, was sie zu Recht fürchten. Daher brauchen sie grundsätzlich vorab die Kompetenz, Erinnerungen abzulagern, zu »containen«, was salopp von Traumatherapeuten als »Tresorfunktion« bezeichnet wird. Nach meiner Erfahrung ist das ein Lernschritt, der immer einer erfolgreichen, schonenden Bearbeitung traumatischer Erinnerungen vorangehen muss. Und ein Schritt, der nur durch wiederholtes Üben geht. Es gibt vielerlei Vorschläge für die Tresorarbeit. Man kann solche Tresore imaginativ einrichten wie bei Luise Reddemann oder Michaela Huber. Oft helfen auch konkrete Tresore, Schachteln, Ablageorte, wo kleine Gegenstände, stellvertretend für traumatische Momente oder Trigger, untergebracht werden.

Wer positives »Für sich Sein« entdecken will, beschäftige sich zunächst indirekt damit. Ich nehme oft den etwas angestaubten Begriff der »Muße«. Dann lade ich die Patientin zu Assoziationen mit diesem Wort ein. Als »Hausaufgabe« kann eine Selbstbeobachtung mitgegeben werden, wo Momente von »Muße« spontan entstehen, mit der Beschreibung, was in diesen Momenten an Gedanken, Gefühlen, Handlungsimpulsen (BASK-System) geschieht. Wir prüfen, ob, und welche Momente frei von Kontamination mit Belastungsinhalten sind. Diese Beobachtung ist der Ausgangspunkt, Momente der »Muße« aktiv zu planen, natürlich solche des Für-sich-Seins. Und von da aus kann der Weg dann zur aktiven Konfrontation mit Einsamkeit gehen. Manche Menschen nützen auch einfach klösterliche Einkehrangebote, die für Menschen mit religiöser Orientierung gut geeignet sind.

Im günstigsten Fall kommen Menschen an eine besondere Lernerfahrung durch die bewusst und gezielt eingegangene Isolation. A. Camus meinte: »Wenn ein Mensch gelernt hat – und nicht nur auf dem Papier –, wie er mit dem Leiden allein sein kann, wie er seine Sehnsucht zu fliehen überwinden kann, dann bleibt ihm nur noch wenig zu lernen« (zit. nach Yalom, 2000, S. 472). Yalom beschreibt bei einer Reihe seiner Patienten, dass sie die Isolation vorher intensiv fürchten, anschließend, nach dem Ende dieser Erprobung, aber von durchaus positiven Erfahrungen berichten. Die Corona-Pandemie hat für viele Paare, aber auch für die forschenden Psychologen Überraschungen bereitgehalten. Gegen die Erwartung führten Phasen der Trennung, die überwunden werden mussten, nicht zu mehr Konflikten oder Trennungen. Und auch die vermehrte soziale Isolation der Paare gegenüber der Umgebung verbesserte sogar die Partnerschaften. Diese positive Erfahrung konnten allerdings v.a. Paare machen, die vorher mit ihrer Beziehung zufrieden waren (Vigl, 2021). Isolation hat also nicht nur abträgliche Aspekte.

Es gibt noch einen besonderen Grund, die Experimente mit Einsamkeit und Isolation in die Therapie zu integrieren. Der Abschied aus einer oft langen Trauma-fokussierten Therapie geht nicht ohne Vorbereitung. Yalom wies darauf hin, dass es ein zentrales Ungleichgewicht zwischen Patienten und Therapeuten gibt, welches man oft versucht zu ignorieren. Der Therapeut hat viele Patienten, der Patient nur einen Therapeuten. Er wird nach dem Abschied seinen Patienten relativ schnell »vergessen«. Der Schmerz über die Vergänglichkeit der Beziehung muss also vorweggenommen und »ausgehalten« werden, und zwar noch in der Abschiedsphase einer Therapie. Am besten, indem die Erfahrung der Isolation reflektiert wird und zu neuen, gesünderen Beziehungen führt.

KAPITEL 6

Auseinandersetzung mit dem »Real-Bösen«

Wenn Menschen Verletzungen durch andere Menschen erlitten haben, kommt unweigerlich die Frage: »Warum ist er/sie so? Warum macht er/sie das? Was treibt diesen Menschen?« Wenn wir uns damit der Frage nach dem Bösen oder den bösen Handlungen stellen, so begrenzen wir uns hier auf das, was im Traumaverständnis wichtig ist und was Menschen als Blickwinkel für die Bewältigung von Menschen gemachter Verletzung brauchen. Was wir allgemein als »böse« bezeichnen, ist aber sehr abhängig von der Mitwelt, in der wir leben und aus der wir unsere Erfahrungen beziehen. Im klinischen Zusammenhang können wir die Frage, ob es »das Böse« überhaupt gibt, übergehen, denn alle Menschen können Handlungen, die abträglich zu sein scheinen, letztlich nur dann begreifen, wenn sie für sich die Kategorien »Gut und Böse« entwickelt haben, auch wenn sie diese möglicherweise nicht in Worte zu fassen in der Lage sind. In der Konfrontation mit dem »Bösen« ist es nicht mehr möglich, bei einer nicht urteilenden Haltung zu bleiben. Dieses Prinzip des »Nicht Urteilens und nicht Bewertens« ist uns in der Bewältigung traumatischer Erinnerung viel wert. Hannah Arendt hat aber gezeigt, dass »unsere Entscheidungen über Recht und Unrecht von der Wahl unserer Gesellschaft, von der Wahl derjenigen, mit denen wir unser Leben zu verbringen wünschen, abhängen werden« (Arendt, 2021, S. 149). Auf sehr direkte Weise ist diese Haltung im Grimmschen Märchen vom Ritter Blaubart zu finden, in dem Naivität und Neugier fast tödlich enden (Grimm, 1984, S. 465). Hannah Arendt schreibt hierzu, das Einzige, was wir tun könnten, wäre, dafür zu sorgen, dass Ritter Blaubart nicht in unsere Nähe kommen könne, und sieht die größte Gefahr in der Indifferenz gegenüber dem Bösen.

6.1 Religiöse und philosophische Quellen

Vom »Bösen« gehen gleichzeitig Faszination wie auch Unheimlichkeit und Unfasslichkeit aus. Das religiöse »Böse« ist in enger Verbindung mit der Sünde, dem Tun, welches dem Bösen die Türe öffnet, zu sehen. Damit ist das »Böse« ein Abfall von Gott und den göttlichen Gesetzen, wie es im Sündenfall der Schöpfungsgeschichte eingeführt wird. Wie wir schon von Kierkegaard gehört haben, gehört zum Sünder die Verzweiflung des Nicht-bei-Gott-Seins. Ein Sünder ist derjenige Mensch, der seine Existenz aus sich selbst heraus gewinnen will. Das »Böse«, vor allem im christlichen Glauben, ist in den Menschen von Beginn der Existenz an hineingelegt, als Nachfolger der ersten Menschen, Adam und Eva. Die Vorstellung der Erbsünde wurde durch den Kirchenvater Augustinus zu einer der christlichen Kernüberzeugungen. Diese Vorstellung, vom Beginn des Lebens an schlechte Wurzeln zu haben und nur durch göttliche Gnade erlöst werden zu können, wird besonders in christlich-rigoristischen Familienstrukturen tradiert. Sie finden sich als Verzerrung in den negativen Selbstüberzeugungen Traumatisierter wieder: »Es musste mir ja passieren, denn ich bin ein schlechter, verworfener Mensch.«

Das Böse wird kaum jemals nur als die Abwesenheit des Guten gesehen, so wie die Finsternis die Abwesenheit von Licht ist. In der persischen Staatsreligion des Zoroaster (auch Zarathustra) gibt es wohl erstmals in der Geschichte der Religionen zwei gegensätzliche Kräfte – Ahura Mazda , der wohlwollende Schöpfergott, und Ahriman, der ablehnende Geist. Die Menschen haben die Pflicht, sich zu entscheiden, welchem Prinzip sie folgen wollen. In vieler Hinsicht wurde der Zoroastrismus Vorbild für die drei Wüstenreligionen. Das »Böse« ist eine eigenständige Kraft, die an einem letzten Tag, dem des Weltunterganges, überwunden wird. Diese Konzeption eines »Jüngsten Tages« ist letztlich auch die Grundlage des Erlösungsdenkens vieler Weltreligionen. »… Und erlöse uns vor dem Bösen« wurde zum zentralen Bestandteil des Vaterunsers, des zentralen Gebets christlicher Kirchen. Das »Böse« ist aber in den wenigsten Religionen eine selbständige, ebenbürtige Kraft geblieben. So ist im Christentum Satan ein gefallener Engel. Gott spielt mit Satan, als der

Personifikation des »Bösen«, in besonders verstörender Weise im Buch Hiob der Bibel. Satan macht sich dabei die niederträchtigste aller Regungen zunutze, »cupiditas«, volkstümlich die »Raffgier«, die im Grunde aber die blinde, gleichwohl absichtsvolle, Ausübung von Macht darstellt. Am direktesten verkörpert der despotische Blutsauger dieses Prinzip, für welches jedem sofort eine Reihe von Namen einfallen, von Ceausescu bis Baschar al-Assad. Auf machtpolitischer Ebene ist es spektakulär, doch erscheint dieses Prinzip im ganz Privaten ebenso. Ein besonders gutes Beispiel hierfür findet sich in der Gestalt des »Jedermann«, der mit seiner materiellen Macht meint, andere in Abhängigkeit halten zu können, und erst dann in Reue umkehrt, als er einsam dem Tod entgegengehen soll (von Hofmannsthal, 1991).

Die meisten religiösen Strömungen brauchen die Gegensätzlichkeit zwischen guten Figuren des Lichts und Dämonen der Finsternis. Die Fassungslosigkeit über destruktives Handeln von Einzelnen und Gruppen wird am leichtesten in einer solchen Polarität fassbar. Dies wird uns wieder beim praktischen Umgang mit dem Bösen beschäftigen. So ist hier wiederum im Buch Hiob (Luther, 1951, S. 670–671) ein mit besonders kraftvollen Worten ausgeschmücktes Beispiel des »Bösen« zu finden, in der Gestalt des Leviathan. Dieser ist ein Drache, Krokodil – Blaupause für alle späteren Figuren des Grauens oder späterer Märchendrachen, welche gegen den Leviathan wie Spielzeuge erscheinen. Gott, der mit Leviathan spielen kann und ihn besiegt, beweist damit dem Menschen dessen Ohnmacht und Nichtigkeit. Im irdischen Reich aber steht der Leviathan für Naturgewalt und totalitäre Allmacht. So wurde er Titelgeber für eine der wichtigsten staatsphilosophischen Schriften, den »Leviathan« des Thomas Hobbes (Hobbes, 2021). Hobbes nimmt dabei einen Naturzustand des Menschen an, der auf Selbsterhaltung gerichtet ist und damit im Kern eine antisoziale Grundhaltung verkörpert. Hobbes gesteht dem Menschen dieses Recht der Selbsterhaltung ausdrücklich zu. Dies führt unvermeidlich dazu, dass der Mensch sich im Kampf um die Lebensgüter gegen den anderen richtet, der »Mensch des Menschen Wolf wird«. In einer solchen Gemeinschaft herrschen Anarchie und Gewalt. Grundsätzlich wird der Mensch sich alles aneignen, was die

Selbsterhaltung erweitert. Da er davon ausgehen kann, dass andere ihre Leidenschaften auf die gleichen Güter richten, entsteht ein ausweglosr Kriegszustand. Dieser kann erst überwunden werden, wenn Menschen einen Gesellschaftsvertrag einrichten, die Macht auf einen Oberherrn übertragen, der das Gewaltmonopol ausübt und den alle fürchten. Besonders zweifelhaft bei Hobbes ist dieses einseitige Menschenbild, welches selbst hinsichtlich der Wölfe biologisch nicht zu passen scheint, denn Wölfe haben ein hohes Maß an sozialer Organisation und damit gegenseitiger Förderung.

Jean-Paul Sartre ist in vieler Hinsicht ein Gegenpol zu Hobbes. Er misstraut natürlich jeglicher von Institutionen verordneten Moral und der subjektiven Moral. Der Mensch kann nicht innerlich gut sein, das Gute konstituiert sich nur durch die Tat. Einen Maßstab für Gut oder Böse gibt es nicht, jeder Mensch muss sich seinen eigenen bezogen auf konkrete Situationen machen.

6.2 Psychologie und Neurobiologie des »Bösen«

Unter den Primaten ist der Mensch leider auch dadurch einzigartig, dass er »seine Artgenossen ohne biologischen oder ökonomischen Grund tötet und quält und ... dabei Befriedigung empfindet« (Fromm, 1979, S. 21). Fromm unterscheidet zwischen den organischen Trieben, die physiologische Bedürfnisse realisieren, und den im menschlichen Charakter verwurzelten Leidenschaften, die auf existentielle Bedürfnisse antworten. Welche Leidenschaften den Menschen beherrschen, hängt von sozialen Umständen ab. Er setzt sich hier sehr von Sigmund Freud ab. Freud hatte den Begriff der Sexualität (Libido) extrem erweitert. Er beschrieb alle Leidenschaften als von diesem einen Trieb abgeleitet, egal ob Liebe oder Hass, Grausamkeit oder Zärtlichkeit. Aus dieser »Zwangsjacke« suchte er den Ausweg in Form eines neuen Gegensatzpaares – Lebens(Eros)- und Todestrieb (später Destrudo). Unter dem Diktat des Todestriebes gibt es nur die Alternative entweder des selbst- oder fremdzerstörerischen Handelns, da der Mensch seinen Impulsen ausgeliefert bleibt. Er ist hier nicht sehr weit entfernt von den frühen Verhaltensforschern wie

Konrad Lorenz, der eine artspezifische Aggression zu beweisen glaubt, die letztlich dem Überleben der Art dient. Diese braucht keine äußeren Reize und verlangt Abfuhr, wie ein unter Druck stehender Kessel (hydraulisches Prinzip).

In der gesamten Psychotraumatologie ist es üblich, die »bösen Handlungen« bei Menschen ganz aus früher erlittenen Belastungen, etwa Misshandlungen, zu erklären. Der Mensch wird also durch Misshandlung so verändert, dass er böse wird. Wir kennen auch sehr viele Details, auf welche Weise Menschen im Laufe ihrer Entwicklung so geschädigt werden, dass sie die erlittene Gewalt oder Vernachlässigung an andere weitergeben (beispielhaft Michaela Huber (Huber, 2013) und Luise Reddemann (Reddemann, 2021).

Und doch dürfen sich die anderen, die aus den wohlgeordneten Verhältnissen, umgekehrt ihrer Immunität gegen »das Böse« nicht sicher sein, eingeschlossen die Ärzte und Psychotherapeuten. Es braucht eine Form mitmenschlicher Wachsamkeit gegenüber uns selbst. Gerade bei erfahrenen Psychotherapeuten, die sich für so souverän und hilfreich hielten für ihre Patienten, passiert es gehäuft. Sie beginnen sich manchmal grenzverletzend zu verhalten (Strauss, Schwartze, & Freyberger, 2018)

Der Versuch, das Verständnis des »Bösen« als Ein-Personenstück aufzuführen, auf eine besondere Disposition des Einzelnen, wird nur einem kleinen Ausschnitt der Wirklichkeit gerecht. Zwangsläufig wird unser Blick auf besonders schwierige Tatsachen gelenkt, die seit Abu Ghraib wieder in den Mittelpunkt der Forschung über das »Böse« beim Menschen gerückt sind. In diesem US-Gefängnis auf irakischem Boden wurden Häftlinge zu Tode geängstigt, in möglichst vielen Bereichen ihrer Identität entwürdigt, gefoltert mittels Gewalt und sexueller Gewalt. »Alles sei nur »ein harmloser Spaß (›fun and games‹) gewesen, laut Aussage der augenscheinlich schamlosen Soldatin Lynndie England, deren Grinsen nicht zu dem Chaos in ihrer Umgebung passen wollte« (Zimbardo, 2008, S. 315). Die Militärführung beeilte sich festzustellen, diese kriminellen Soldaten seien die wenigen »faulen Äpfel«, welche eben ausgesondert werden müssten, damit das an sich Gute, die Armee, mit ihrem Auftrag nicht beschmutzt würde. Diese Annahme wäre sehr entlastend. Einige wenige hätten bösen Charakter und damit eine Disposition, mit der sie Handlungen beginnen, wann immer sich eine entsprechende Gelegenheit biete. Dafür, eine solche neurobiologische Perspektive nicht zu vernachlässigen, wirbt z.B. Adrian Raine (Raine, 2015). Er fordert, die neurobiologischen individuellen Faktoren des Verbrechertums genauer zu erforschen, meint auch, man könne auf diesem Weg zu einer wirksamen Prävention kommen.

Der Dualismus von »Licht und Schatten, Gut und Böse«, beruhigt, soweit ich mich zu den »guten Menschen« zähle. Der Begriff des guten Menschen ist aber bereits so anrüchig, dass man ihn nur in Anführungszeichen stellen kann. Phil Zimbardo (Zimbardo, 2008) stellt dem eine Vorstellung entgegen, die besonders beunruhigend ist. Demnach ist das »Böse« etwas, was sich unter bestimmten Erfahrungen und bei bestimmten Gelegenheiten schrittweise entwickelt, eine Entwicklung, die alle Menschen nehmen können. Die treibenden Kräfte im Bösen sind nicht die »faulen Äpfel«, sondern die jeweiligen Fässer, welche so beschaffen sind, dass die Äpfel in ihnen faulen. Daher sind es bei ihm bestimmte Strukturen und Bedingungen, die bei den meisten Menschen bösen Reaktionen zum Durchbruch und Ausbruch verhelfen. Er hat also ein situatives Modell für die Manifestation »böser Taten« entworfen. Schon Zimbardos Klassenkamerad Stanley Milgram hatte ein Experiment durchgeführt (Milgram, 1997), welches weltweit zu heftigen polarisierten Debatten geführt hat. In dem nach ihm benannten Milgram-Experiment setzte er unbescholtene Menschen einer Situation aus, in der sie Anordnungen von Versuchsleitern gehorsam befolgen sollten. Sie sollten als »Lehrer« angeblichen »Schülern«, deren Part von Schauspielern übernommen wurde, Aufgaben stellen. Auf deren Fehler sollten sie mit Elektroschocks reagieren, deren Stärke ständig auf Befehl des Versuchsleiters gesteigert wurden. Die »Schüler« befanden sich in einem anderen Raum, aber ihre Reaktionen, von Stöhnen bis zu Schreien wurden akustisch in die Zentrale übertragen. Nur ein kleiner Teil der Versuchspersonen weigerte sich, die Elektroschocks zu verabreichen. Zwei Drittel der Versuchspersonen gingen ohne abzubrechen bis zur Höchstdosis.« Während es in dieser Versuchsanordnung vorwiegend um Gehorsam ging, führte Zimbardo ein viel facettenreicheres Experiment bereits 1971 durch, welches aus sozialpsychologischer Sicht Abu Ghraib vorwegnahm. Im Stanford Prison Experiment (Zimbardo, 2008) wurde zunächst der Keller eines Universitätsinstitutes als Gefängnis eingerichtet. Zufällig wurden dann zwei Gruppen von Männern in Häftlinge und Wärter eingeteilt. Zimbardo selbst fungierte als Gefängnisdirektor. Obwohl allen Teilnehmern klar war, dass es sich nur um eine Studie handelte, wurde das Spiel bereits nach einem Tag als bittere Realität gelebt. Schon am zweiten Tage kam es, nach ersten Demütigungen durch die »Wärter«, zu einem Aufstand der »Häftlinge«, der unterschiedliche Formen von psychischer und physischer Gewalt durch die »Wärter« nach sich zog. Einen Tag später brach der erste »Häftling« (von insgesamt neun) zusammen, nach weiteren zwei Tagen rastete ein zweiter aus, musste entlassen werden, obwohl er sich zunächst sogar weigerte. Die Lage geriet letztlich so außer Kontrolle, dass das Experiment nach 6 von 14 geplanten Tagen beendet werden musste. Neben Aufruhr und Rebellion fand sich auch eine auffallend passive Rollenübernahme bei den »Häftlingen«. Die »Wärter« ihrerseits perfektionierten Unterdrückung, Demütigung und Entmenschlichung in den wenigen Tagen in verblüffendem Umfang, dies alles, obwohl sie wussten, dass sie im Rahmen des Experiments dazu angestiftet wurden. Zimbardo ist überzeugt, dass »unter gewissen Voraussetzungen die Macht der Situation über die Macht des Individuums triumphiert« (Zimbardo, 2008, S. XVi). Er selbst schämte sich später, in welchem Umfang er als Versuchsleiter passiv geblieben war und, wohl fasziniert vom »Bösen«, Misshandlungen viel zu lange zuließ. Er kennzeichnete Gegebenheiten, die dazu führen, dass Menschen Böses tun. Dazu zählen Situationen, in denen der Mensch zum Opfer gemacht wird, indem er seiner Individualität beraubt wird und auf Autoritäten blind hören muss. Angesichts von Bedrohungen breitet sich eine Form passiver Resignation aus, die, so Zimbardo, dem depressiven Syndrom erlernter Hilflosigkeit nahekommt. Hinzu kommen v.a. auf der Seite der Machtinhaber Selbstrechtfertigungen und rational scheinende Begründungen. Diese rationalen Begründungen sind häufig solche, die rechtfertigen, dass der andere oder eine Volksgruppe auf einer niedrigeren Stufe stehe als man selbst. Die Täter unterbinden Handlungen, welche Mitgefühl ausdrücken, während die Opfer in erstaunlichem Maße beginnen, die »negativen Bilder, die die Wärter von ihnen gewonnen hatten, … zu übernehmen und akzeptieren (Zimbardo, 2008, S. 201)«. Darüber berichtet auch J. P. Reemtsma, der, obwohl ihm die Abläufe des »Stockholm-Syndroms« schon bekannt waren, doch die Nähe seiner Entführer suchte, und der begann, die Welt durch die Augen seiner Bewacher zu sehen. Auffällig an seinem Buch »Im Keller«, in dem er sehr genau Einblicke gibt in sein Erleben bei seiner 33-tägigen Geiselhaft, erscheint, dass er kaum über das »Böse« in den Tätern spekulierte (Reemtsma, 1997).

Die Vorstellung, dass Situationen das Böse hervorrufen, darf nicht verabsolutiert werden. Zu viele Befunde gibt es, die darauf hinweisen, dass es vorwiegend auf der mittleren Ebene des Großhirns Strukturen gibt, die Gewalthandlungen gegen andere hervorrufen können. Einer der ersten breit diskutierten Befunde ist die Krankengeschichte des Eisenbahnarbeiters Phineas Gage. Er erlitt eine schwere Kopfverletzung während der Bauarbeiten im Jahr 1848 an einer Eisenbahnlinie in Vermont. Bei einer Sprengung wurde eine Eisenstange wie ein Projektil durch seine linke Wange gebohrt, zerstörte das Auge und Anteile des linken Frontalhirns. Gage war währenddessen immer bei Bewusstsein. Nach wenigen Wochen waren seine intellektuellen Fähigkeiten einschließlich Gedächtnis wieder hergestellt, aber seine Persönlichkeit hatte sich verändert. Aus dem besonnenen und ausgeglichenen Gage wurde ein kindischer, impulsiver und unzuverlässiger Mensch. Er war ausschweifend, konnte nicht mehr vorausschauend denken und litt unter starken Stimmungsschwankungen. Verantwortlich zeichnete hierfür wohl die Verletzung v. a. des unteren Frontalhirns (orbitofrontaler Cortex), welches normalerweise Aktivitäten wie z. B. Impulsivität, die mehr aus Netzwerken des Zwischenhirns kommen, zu hemmen in der Lage ist.

Kürzlich veröffentlichte eine Arbeitsgruppe aus dem finnischen Turku eine Studie über sozial schädliches Verhalten (Nummenmaa, 2021). Sie untersuchte sowohl 19 inhaftierte schwere Gewalttäter, eine Kontrollgruppe und 100 unauffällige Personen. Zum einen wurden Tests bezüglich einer Psychopathie erhoben, zum anderen wurden verschiedene Untersuchungen am Kernspintomographen durchgeführt. Das bildgebende Verfahren zeigte bei den Gewalttätern eine Verminderung der grauen Substanz im unteren Frontalhirn und der vorderen Insel. Doch auch bei den Normalpersonen, deren Tests Hinweise auf affektive Psychopathiezüge ergaben, fand sich eine Verminderung der grauen Substanz im gleichen Gebiet. Wurden den Gewalttätern Videos mit Gewaltszenen vorgespielt, so ergaben sich Aktivierungsmuster in einem Netzwerk, welches Kerngebiete unter der Großhirnrinde wie auch motorische und sensorische Rindenfelder umfasste. Doch auch bei der Gruppe der Unauffälligen fanden sich dann vermehrt ähnliche Aktivierungsmuster, wenn die Tests vorher eine erhöhte Neigung zur Impulsivität gezeigt hatten. Wenn auch diese Befunde viel unschärfer sind, als es die technischen Darstellungen suggerieren, so bleibt doch etwas Beunruhigendes. Es könnte bei relativ vielen Menschen eine Disposition geben, die unter provozierenden Umständen aus gesetzten Bürgern hemmungslose Gewalttäter werden lässt – wie aus dem angesehenen Arzt Dr. Jekyll einen mordenden Mr. Hyde (Stevenson, 2017). Die allermeisten Menschen, bei denen psychopathische Züge nach allgemeinpsychiatrischem Verständnis festgestellt werden, sind gesund und gut in einer sozialen Gemeinschaft aufgehoben. Doch gibt es zwei Gruppen von Tätern, welche gut unterscheidbar sind. Die **impulsiv-reaktiven Täter** sind solche, die bestimmte Kränkungen oder auch sensorische Triggerreize als Bedrohung wahrnehmen und deren Angst in plötzliche, hemmungslose Gewalt umschlägt. Die Aktionen sind rauschhaft und offen destruktiv, häufig selbstbeschädigend und gleichzeitig ohne erkennbaren Plan. Diese Täter versuchen auch kaum, Spuren zu verwischen, ihre Gewalt ist wie ein Vulkanausbruch. Die Mehrheit dieser Täter trägt eine schwere Belastungsgeschichte während der Persönlichkeitsentwicklung als Kind oder Jugendlicher mit sich. Eine andere Gruppe ist für uns noch schwerer verständlich. Es ist die Gruppe **proaktiv aggressiver Täter**. Sie verfolgen andere systematisch, oft von langer Hand, haben oft so viel kognitive Empathie, dass es gerade ausreicht, das Verhalten anderer Personen vorausschauend zu berechnen und kalt für ihre Ziele zu benutzen (Kehse, 2020). Eine größere Zahl genießt es, sadistisch andere zu quälen, und hat verschiedene Formen von Lustgewinn bei diesen Vorgängen. Eine Reihe von Massenmördern zählen dazu, wohl aber auch Pädokriminelle. Doch auch diese Gruppe übt für eine Reihe von Menschen eine besondere Faszination aus, manchmal erleben sich Opfer sogar sexuell zu ihnen sehr hingezogen.

Die Faszination des Bösen oder einfach Gewalt ist eine unheimliche Art von Resonanz, die jeder beim Konsum von Krimis bei sich erleben kann. Die existentielle Dimension dabei ist, für alle Menschen hinzunehmen, dass die Wurzeln bösen Handelns bei jedem austreiben können, sei es mehr durch Disposition oder mehr durch situative Bedingungen provoziert.

6.3 Das »Böse« verstehen statt ausblenden

Wer der zerstörerischen Macht schlimmer Taten ausgeliefert war, könnte froh sein, Täter unschädlich gemacht zu wissen und in einer sichereren Welt zu leben. Doch die traumatischen Prozesse beim »man made trauma« zeigen, dass dies keinesfalls reicht. Die Hauptgründe dafür liegen auf der Hand. Opfer von Gewalt müssen damit leben lernen, dass die Täter nicht singulär sind, sondern dass die Möglichkeit, Zeuge oder Opfer böser Taten zu werden, immer besteht. Zum anderen ist es eine gesunde Grundeigenschaft des menschlichen Geistes, sich alles erklären zu wollen. Seit 1987, als Aaron Antonovsky Wesentliches zum Konzept der Salutogenese publizierte, ist langsam in den Bereich der Psychotherapie eingesickert, wie wichtig einige Faktoren bei der Wandlung zur Gesundheit hin sind. Das Geschehene muss auf eine Art begreifbar sein, eine Art, die keine absoluten Wahrheiten erfordert, sondern auf eine Weise plausibel sein muss. Die Vorstellungen müssen in Bezug auf die eigene Lebenswelt handhabbar sein, und sie müssen zu den Erfahrungen Betroffener passen. Antonovsky definierte »Handhabbarkeit als das Ausmaß, in dem man wahrnimmt, dass man geeignete Ressourcen zur Verfügung hat, um den Anforderungen zu begegnen, die von den Stimuli, mit denen man konfrontiert wird, ausgehen (Antonovsky,

1997, S. 35)«. Mit einer dritten Komponente, der Bedeutsamkeit, zusammen entsteht der »sense of coherence« – das Kohärenzgefühl. Dieses aber ist für die Bewältigung von Belastungserfahrungen essentiell. Man kann also daraus schließen, dass unsere klinische Erfahrung dabei hilft, dass ein plausibles Modell des »Bösen« für die Entwicklung der Gesundheit der Opfer hilfreich sein kann. Erst das grundsätzliche, auf die Belastungserfahrung anwendbare Wissen über das »Böse« verhilft über mehrere Zwischenstufen zur Souveränität. Zuallererst hilft es Gewaltopfern, sagen zu können: So bin ich nicht, ich bin anders, ich bin als Mensch vom Täter unterscheidbar. Und zweitens: Ich habe Mittel, vielleicht begrenzte, aber immerhin Mittel, mit denen ich vorausschauend Menschen identifizieren kann, die so sind wie der Täter. So kann ich einerseits Risiken begrenzen, kann andererseits bestimmten Menschen auch wieder vertrauen lernen. Zum Dritten hilft es Betroffenen, eine geordnete Welt einzurichten, mit Trennlinien zwischen Gut und Böse. Insbesondere für Opfer organisierter Gewalt, die lange in den Händen böser Mächte waren, ist es eine Überforderung, das »Böse« als allgegenwärtig und in jedem Menschen aktiv sehen zu sollen, als eine verdeckte intrapsychische Struktur, die jederzeit an die Oberfläche kommen könnte. Einige meiner Patienten haben solche weitgehenden Annahmen, und sie bewegen sich in der Welt wie Minenopfer auf einem nicht geräumten Minenfeld.

6.4 Ein Modell von Machtgefälle und Ignoranz

Ein Modell, welches Betroffenen hilft, sollte nah an ihrer alltäglichen Erfahrungswelt sein. Eine solche Erfahrung ist die der Macht in Gruppen. Auf gleicher Augenhöhe zu sein in Gruppen ist ein oft schwieriger Balanceakt. Menschen haben verschiedene Stärken und Schwächen und immer unterschiedliche Bedürfnisse. Gruppen aus Mitgliedern, die alle die gleichen Möglichkeiten und Gestaltungsrechte haben, sind fast nie dauerhaft, vor allem, wenn sie sich mit existenziell Wichtigem beschäftigen. Also funktionieren Gruppen auf längere Sicht gesehen nur mit Führung oder Leitung. Wer gestalterischen Einfluss ausübt, hat natürlich die Grundbedürfnisse von Unversehrtheit (Sicherheit) und den Wunsch nach Selbstwertsteigerung oder, im ungünstigeren Fall, instabile Bereiche des Selbstwertes. Auch die anderen von Klaus Grawe benannten Grundbedürfnisse spielen eine Rolle (Grawe, 2004). Wer Leitungsfunktion bekommen oder sich angeeignet hat, hat bessere Möglichkeiten, seine Grundbedürfnisse zu befriedigen. Dies ist bereits ein Faktor, der eine Dynamik des Ungleichgewichts in die Gruppe bringt, mit vielen brisanten emotionalen Zuständen für die Beteiligten. Zum Glück wird das Machtgefälle dadurch im Gleichgewicht gehalten, dass andere eine Gegenmacht aufbauen, die respektiert werden muss. So kann Kooperation entstehen, letztlich durch Anerkennung und Würdigung der Gleichrangigkeit. Oder aber, wie schon Hobbes es empfohlen hat, die Macht wird übertragen auf Dritte (bei Hobbes ist dies der Oberherr), die alle in der Gruppe fürchten. Wann aber kippt Machtausübung dann in Gewalt, Ausbeutung, in das Böse? Bei wichtigen Denkern, wie Karl Jaspers, Hannah Arendt, aber auch bei Neurobiologen wie Gerhard Roth scheint hier ein gewisser Konsens zu bestehen. Damit es nicht zu einem Kippen kommt, braucht es irgendeine Form von Ich-Du-Beziehung. Zuallererst, den anderen als Person anzusehen mit seinen Rechten, was den Respekt begründet. Schon näher am emotionalen Bereich ist die Fähigkeit oder Bereitschaft, eine Vorstellung davon zu entwickeln, wie der andere denkt, fühlt oder was er/sie körperlich erlebt. Wer hier weiterdenken will, wird sich zwangsläufig mit den Konzepten der Mentalisierung von Fonagy beschäftigen. Wer in irgendeiner Weise das andere Lebewesen mit einbezieht in die eigenen Vorstellungen, ist in gewissem Umfang davor geschützt, grausam, ausbeuterisch, m. a. W. »böse« zu werden. Die Vorstellung über das Zustandekommen des »Bösen« ist also hier nichts anderes als die Unfähigkeit oder mangelnde Bereitschaft, das andere Lebewesen zu »sehen«. Ein gewisser Anteil von Menschen hat, wohl von vornherein und biologisch angelegt, wie wir gesehen haben, diese Fähigkeit nicht. Andere haben, durch eigene Verletzungen bedingt, insbesondere bei Entwicklungstraumatisierung, diese Fähigkeit nicht ausbauen oder nicht entwickeln können. Der Werdegang von Kindersoldaten ist ein leidvolles extremes Beispiel hierfür. Wir können daher für unseren Bereich das »Böse« in engen Zusammenhang bringen mit dem »Prinzip Ignoranz«, dem Nicht-Sehen-, Nicht-Wissen-, Nicht-Fühlen-Wollen oder -Dürfen. Das »Böse« ist damit auch der Feind der Offenheit. Offener Austausch fördert die Wahrnehmung des Gegenübers. Das Böse wird ja auch regelmäßig mit Verschlagenheit und Heimtücke in Verbindung gebracht, einem Versteckspiel vor dem anderen. Emotional wird das Böse mit Herzenskälte in Verbindung zu bringen sein. Herzenskälte ist aber ein anderer Ausdruck für Nicht-Fühlen-Wollen, -Können oder -Dürfen. Hannah Arendt hat den Begriff »Indifferenz« (Arendt, 2021, S. 150) ins Spiel gebracht, die Menschen dazu bringt, ein Rädchen im Getriebe zu werden. Ignoranz scheint mir der bessere Begriff, er ist aktiv, zumindest in der Ausblendung. Ignoranz beinhaltet auch, dass Menschen mitmenschliche Regungen absichtsvoll und zweckdienlich unterdrücken können.

Es ist Ellert Nijenhuis zu danken, dass er das Prinzip Ignoranz so eindeutig als Kraft in traumatischen Kontexten benannt hat (Nijenhuis, 2015). In jedem Fall ist Ignoranz ein kräftiger Gegenpol zu allen Vorstellungen von Harmonie. Das »Böse« stört die Entwicklung von Kooperation, Beziehung und Harmonie. Natürlich ist fraglich, wie weit man solche Vorstellungen über das Böse ausweiten soll. Man könnte zumindest sagen, dass es nicht nur zwischen Menschen gilt. Auch die Ignoranz für andere Lebewesen müssen wir einbeziehen, sonst wird Grausamkeit gegen Tiere als minder schwer akzeptabel. Sollen wir sie aber vielleicht auch auf unsere ganze Mitwelt beziehen? Dann wird die Ignoranz auch insgesamt für den Umgang mit der Schönheit der Welt gelten. Das bezieht sich dann auch auf Bäume, Gletscher, die ganze Ökosphäre. So gesehen kommen wir positiv gewandelt bei Albert Schweitzers Ehrfurcht vor dem Leben an. Ignorant und damit »böse« wäre dann z. B., wenn sich jemand mit der Gold Card einer Airline und der Unzahl von Flugkilometern, die ihn für seine bevorzugte Fluggesellschaft so attraktiv machen, brüstet.

Doch so pauschal kann man die »Ignoranz« nicht zum Motor des »Bösen« machen. Es muss einige Einschränkungen geben. Die wichtigste für unseren Bereich ist vielleicht, dass »Ignoranz« oder Ignorieren-Können auch ein wichtiges Abwehrprinzip darstellt. Wenn Menschen versuchen, die Welt durch die Augen des anderen zu sehen oder seine Anliegen mitdenken und mitfühlen, können sie selbst überfordert werden. Sie können an den Rand dessen gebracht werden, was sie selbst zu integrieren vermögen. Vor allem bei Menschen mit dissoziativem Reagieren habe ich gelernt, wie wichtig das Prinzip »Ignoranz« gegen andere für den Zusammenhalt des eigenen Ich sein kann. Für Selbstschutz und Unversehrtheit ist es manchmal sogar unerlässlich, zu verhindern, dass man sich in die andere Person hineinversetzen müsste. Wir haben aber näher liegende klinische Beispiele.

Sonja, eine Frau mittleren Alters, die als Kind durch vielfältige Übergriffe in ihrer Familie gepeinigt worden war, sah sich als Mutter in einer Familie vor eine für sie unlösbare Aufgabe gestellt. Sollte sie dem Drängen ihrer Eltern nach Kontaktaufnahme nachgeben, der Eltern, die sich, alt und krank, so drängend eine Verbundenheit mit ihr und den Enkeln wünschten? Sie geriet in einen Ausnahmezustand. Zum Schutz ihrer Unversehrtheit untersagte sie Begegnungen. Sie hatte genug daran zu tragen, verstehen zu müssen, wo die Grenzen dessen lagen, was sie zu integrieren vermochte. Friedrich Nietzsche wies besonders provokativ darauf hin, dass insbesondere Mitleiden mit dem Anderen, eine gesteigerte Form des Sich-Hineinversetzens in das Gegenüber, keinen eigenständigen Wert darstelle (s. Kap. 1.6).

Wenn wir das gerade erarbeitete Modell des Bösen unseren Patienten erklären und vorschlagen, sich mit diesem Blickwinkel zu beschäftigen, können sie nach meiner Erfahrung auch ganz direkt einiges für sich erreichen. Sie sind nicht mehr ganz auf die Wirkung guter Reflexe zur Distanzierung von bösartigem Verhalten angewiesen. Sie können das »Böse« in Vergangenheit und Gegenwart leichter einordnen und benennen. In einem gewissen Umfang können sie auch vorausschauend erspüren, welche Menschen für sie abträglich sind und welche Beziehungen beschädigend sein könnten. Dies ist ja leider ein Mangel bei vielen, gerade komplex traumatisierten Menschen, dass sie auf äußerst schmerzhafte Weise immer wieder in beschädigende Beziehungen hineingeraten. Auf der anderen Seite gibt es auch Menschen, die sich sehr intensiv auf Beziehungen einlassen, die überhaupt nicht ignorant sind für ihr Gegenüber, aber gerade durch diese Fähigkeit ihre Opfer parasitär benutzen. Sie scheinen eine mitfühlende und mitdenkende Beziehungshandlung einzugehen, und doch benutzen sie diese kalt und absichtsvoll berechnend für ihre eigenen Zwecke. Diese Fähigkeit, sich in andere hineinzuversetzen, bleibt kognitiv begrenzt und ist von vornherein zielorientiert. Im Vordergrund stehen Denkoperationen, wie der andere benutzt werden kann. Sie sind am schwersten zu durchschauen. Man findet sie gehäuft unter Menschen, die, will man Diagnosen gebrauchen, im Spektrum der narzisstischen Persönlichkeitsproblematiken liegen.

6.5 Narzissmus und das Böse

Kränkungen gehören zum Leben. Ein Leben ohne die Erfahrungen, von anderen ignoriert oder herabgesetzt zu werden, ist kaum vorstellbar. An sich, seine Kompetenzen und Entwicklungsmöglichkeiten zu glauben, ist bei der Bewältigung von Kränkungen wohl unersetzlich. Schon beim Mythos von Narziss steht aber am Anfang der Geschichte eine Verletzung. Die Nymphe Leiriope war vom Flussgott Kephissos vergewaltigt worden und gebar hierdurch ihren Sohn Narziss. Narziss, der schöne Jüngling, war nicht in der Lage, auf Liebesangebote einzugehen, weder von Frauen noch von Männern, so jedenfalls beschrieb es Ovid in seinen Metamorphosen (Ovid, S. 339–510). Er verliebte sich an einem Teich in sein Spiegelbild, erkannte dabei aber nicht, dass es sich nur um ein Bild handelte, und versuchte sich ihm zu nähern. Dieses Scheitern der Liebesbegegnung brachte ihm den Tod. Auf problematische Weise gehäuft tauchen gerade in den Begriffen, welche aus der Psychoanalyse stammen, solche auf, die gesunde menschliche Entwicklung beschreiben, die aber ebenso den härtesten Formen menschlicher Destruktivität zugrunde liegen. Für die entwicklungsförderliche Form der Selbstliebe scheinen mir daher Begriffe wie Selbstwertregulation oder Selbstachtung hilfreicher.

Klinisch unterscheiden wir grundsätzlich zwei Typen von Narzissten (Peichl, 2015, S. 74 ff.). Der erste Typ ist die offen grandiose Form. Diese Menschen sehen sich als Ausnahmeperson, streben nach Dominanz, ignorieren die Belange anderer und sehen sich außerhalb aller Regeln und sozialen Normen. Ihr Interesse an anderen ist ausschließlich auf Bewunderung gerichtet. Selbstzweifel werden überspielt, mühevolle Arbeiten werden vermieden, Niederlagen werden in Erfolge umgewandelt. Der zweite Typ hat ein fast entgegengesetztes Erscheinungsbild. Dieser selbstverausgabende minderwertig-depressive Typ scheint bis zur Selbstbeschädigung bedürfnislos, vermeidet, im Zentrum zu stehen, wehrt Anerkennung ab, gibt sich extrem empfindsam mit hohem Gerechtigkeitssinn. Märtyrertum bringt ihm Triumphgefühle, negative Emotionen werden verleugnet. Das verdeckte klinische Bild beider enthält ein ganzes Paket negativer Emotionen, darunter Neid und Scham, ein inneres Erleben von Unwert. Die innere Not des instabilen Selbstwertes führt dazu, andere endlos für die eigenen Bedürfnisse, für die Regulation des Selbstbezuges zu brauchen. Von »Brauchen« zu »Gebrauchen« ist dann nur ein kleiner Schritt. Damit haben beide Typen eine außerordentliche Neigung, andere auszubeuten und zu manipulieren. Mit dieser Überlegung kommen wir zurück zu dem »Bösen«. Der Boden, auf dem die narzisstische »Störung« wächst, ist aber der von Entwertung, Beschämung und mangelndem Respekt vor der Eigenständigkeit des anderen, ebenso aber überhöhte Ideale und Versprechungen auf der anderen Seite. Mit einer gewissen Einseitigkeit haben manche Autoren (Peichl, 2015) der Traumaszene die Seite der Verletzungen überbetont. Der Boden, auf dem zerstörerischer Narzissmus wächst, ist aber ebenso überhöhte Aufmerksamkeit, Verwöhnung und insbesondere ideologisch überhöhte Selbstidealisierung. Am deutlichsten ist dies bei Massenphänomenen zu sehen. Gruppen, die sich als Auserwählte, als Heilsbringer betrachten und sich das Recht einräumen, allein deswegen andere zu unterdrücken.

Wir können den Übergang in eindeutig »böse Handlungen« nie aus dem Individuum heraus alleine erklären. Es gibt die benannten eindeutigen Faktoren, die Menschen anfälliger machen als andere. Wir finden im Nachhinein in der Lebensgeschichte bösartiger Narzissten Umschlagspunkte in ihrem Verhalten. Doch ist dies selten unabhängig von den Umgebungsbedingungen. Es gibt viele Hinweise, dass Macht alleine schon grenzverletzendes, egoistisches Verhalten fördert. Manche gehen so weit wie Zimbardo. Er schreibt: »Jede Tat, die ein beliebiger Mensch jemals begangen hat, wie grauenhaft auch immer sie gewesen sein mag, ist jedem von uns möglich – unter den richtigen oder falschen situativen Umständen. Dieses Wissen entschuldigt nicht das Böse; vielmehr demokratisiert es das Böse und verteilt die Schuld auf gewöhnliche Akteure, anstatt sie zur ausschließlichen Domäne von Gestörten und Despoten zu machen – von *ihnen,* aber nicht von *uns*« (Zimbardo, 2008, S. 208). Sein Wort von der Demokratisierung des Bösen sollte uns für den therapeutischen Bereich noch begleiten.

6.6 Eine Haltung zum Bösen finden

Traumatisierte Menschen haben in oft unbeschreiblicher Weise »Böses« erlebt, Wirklichkeiten, die das Begreifliche weit zu überschreiten drohen. Begleiter können auf eine Weise erfasst werden, dass sie fassungslos, gelähmt dabeistehen. Sie haben als Begleiter das Risiko, mit Verleugnung zu reagieren oder mit Dämonisierung. Wenn es den Begleitern aber gelingt, beide Tendenzen bei sich zu reflektieren, dann ergeben sich erhebliche Handlungsspielräume.

6.6.1 Äußere und innere Figuren

Patienten mit Symptomen traumatischer Prozesse bringen regelmäßig aktuelle Geschichten mit, berichten von abträglichen Auseinandersetzungen mit anstrengenden Zeitgenossen. Und tatsächlich gibt es ja hinreichend boshafte, ignorante, destruktiv agierende Mitmenschen, denen wir täglich begegnen und mit denen wir irgendwie einen Umgang finden müssen. Therapeuten wollen ja helfen, dass ihre Patienten nicht endlos in Beziehungen mit schädigenden Mitmenschen geraten. Und doch müssen sie lernen, dass sie ein höheres Risiko haben, für sie schädliche Beziehungen, welcher Art auch immer, einzugehen. Wiederholt wird nicht das Gute und Förderliche, sondern das Vertraute. Es gibt also als erste Ebene die der aktuellen Auseinandersetzung mit »bösen Figuren«. Sofern Trigger ausgelöst oder Muster von Abhängigkeit und Ohnmacht aktiviert wurden, wird eine zweite Ebene aktiviert, die der Nachhallerinnerungen an die Täter der Vergangenheit. Diese zweite Ebene zeichnet sich dadurch aus, dass sehr konkrete Botschaften von identifizierbaren Personen auftauchen. Diese Botschaften sind verbunden mit Gesichtern oder ganzen Szenen. Im Rahmen organisierter Gewaltverbrechen, aber auch weit darüber hinaus, werden dann Sätze verankert, die gemeinsam mit Fragmenten der Erschütterungsszene wiederholt abgespielt werden (Rießbeck & Müller, 2019, S. 69 ff.). Die Täter sind also quasi real gegenwärtig, für die Betroffenen hat sich die Zeit verschoben. Durch diese Wiederholungen (priming) und die Bearbeitung der Erfahrung werden Kernüberzeugungen über sich und die eigene Lebenswelt gebildet. Diese Ebene können wir als die der traumatischen Ego-States oder auf das Trauma bezogenen inneren Anteile bezeichnen. Sie sind verantwortlich für die traumatisch bedingten Veränderungen der Lebensperspektiven in Form belastender negativer Schemata. Solche Innenanteile sagen z. B. im Dialog: »Du hast nichts Gutes verdient.« – »Du wirst immer in der Macht der Täter bleiben.« Es entsteht damit das folgende Dreieck der Kommunikation:

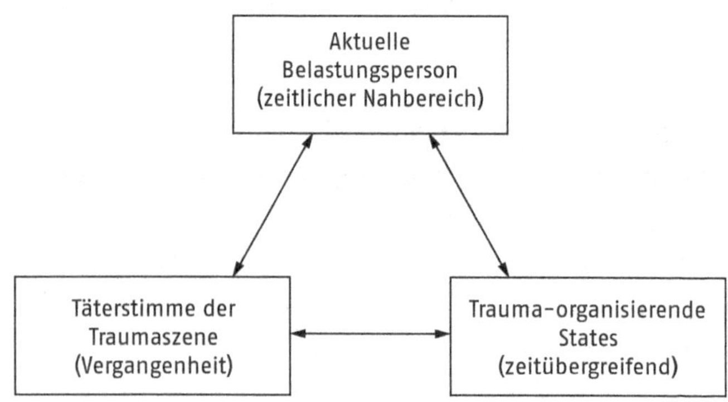

Gerade im Umgang mit dem Bösen scheint mir die inzwischen für Therapeuten so ausgeuferte wie verunsichernde Debatte über maligne Introjekte ungünstig. Wenn wir Nachhallerinnerungen von Tätern und die inneren Stimmen der Traumata organisierenden States nicht trennen, so verzichten wir aus meiner Sicht auf wichtige Klärungen, und die sich daraus ergebenden sehr unterschiedlichen Strategien werden nicht stimmig zu planen sein. Die Erlebnisse im Nahbereich sind fast immer die besten Ausgangspunkte. Wer belastenden Interaktionen in der Gegenwart nicht standhalten kann, erkennt keinen Unterschied, erlebt keinen Kontrast zu traumatischen Szenen der Vergangenheit. Die erste Strategie ist also darauf gerichtet, reale gegenwärtige Beschädigungen zu erkennen und zu bewältigen. Das kann natürlich auf unterschiedliche Weise geschehen, durch Vermeidung oder auch aktive Abwehrstrategien. Soweit sich hier Nachhallerinnerungen melden, müssen wir prüfen, inwieweit Betroffene diese tatsächlich als »vergangen« erleben. Ist die Zeitverzerrung (van der Hart & Steele, 1997) höhergradig, und kann sie von den Betroffenen nicht korrigiert werden, werden an dieser Stelle Trauma-integrierende Schritte angebracht sein. Wir haben hier neben EMDR eine ganze Palette von Möglichkeiten, Methoden, welche im Vergleich bereits beschrieben wurden (Rießbeck & Müller, 2019).

6.6.2 Die »bösen« inneren Anteile

Die Konfrontation mit aktuell belastend handelnden Personen führt gleichzeitig dazu, dass die innere Kommunikation angestoßen wird. Im Falle der Konfrontation mit Menschen, welche destruktiv handeln, kann beobachtet werden, ob über die elementaren Reflexe hinaus die innere Kommunikation angestoßen wird. Nicht nur bei Menschen mit dissoziativem Reagieren können Muster oder Anteile aktiviert werden, die Täterüberzeugungen teilen oder sich passiv mitziehen lassen. Steht dies im Vordergrund, verhindert es gar eine günstigere Anpassung, so werden wir die innere Kommunikation mit den Mitteln versuchen zu erweitern, mit denen sich die Therapeutin souverän fühlt. Jede der mittlerweile bekannten Arbeitsweisen mit Persönlichkeitsanteilen eignet sich dafür. Am wichtigsten ist, dass die Therapeutin damit vertraut ist und so alltagsnah damit umgehen kann, dass die Methode im Hintergrund steht und weder Patientin noch Therapeutin hinsichtlich der Komplexität überfordert. Obwohl ich selbst Trainer in der Ego-State-Therapie bin, freue ich mich, wenn Patienten ihr eigenes Teilemodell entwickeln, helfe dann dazu, es auch zum wirksamen Werkzeug zu machen.

Es gibt allerdings eine Reihe von Erkenntnissen, die wichtig sind zu kennen, nicht nur, wenn wir es mit dissoziativ organisierten Menschen zu tun haben. Unter extremen Erfahrungen von Ohnmacht und Gewalt oder Vernachlässigung treten auch bei vielen reifen Erwachsenen Veränderungen der Persönlichkeit auf, mit Anteilen, die für Außenstehende zunächst unverständliche Reaktionen provozieren. Eine sehr unmittelbare Erfahrung war hier für mich einprägsam, in einer Zeit, wo ich über keinerlei konkretes Wissen über Traumatisierungen verfügte. Ich wurde nachts in meinem Zimmer wach von einer verzweifelt schreienden Frauenstimme. Sie kam unzweifelhaft aus der nahen Parkanlage. Halb bekleidet stürzte ich aus dem Haus, und tatsächlich, ich sah einen Mann, der, über eine Frau gebeugt, hemmungslos auf sie einschlug. Sehr unsicher, aber doch beherzt, ging ich dazwischen. Umso mehr war ich überrascht, als die Geschlagene, kaum dass sie aufstehen konnte, wütend begann, erst zu schimpfen, mich dann versuchte, mit der Faust zu traktieren. Hierbei wiederholte sie immer wieder: »Er kann mich doch schlagen, wenn er mag!« Ganz offensichtlich führte ihre Loyalität ihrem Peiniger gegenüber dazu, dass sie keinesfalls wünschte, dass sich jemand von außen einmischte und sie sich schämen müsste. So lernte ich erstmals kennen, was Täter-loyales Verhalten bedeuten kann.

Die inneren Feinde können in Beratungen und Therapie die Begleiter sehr verwirren. Sie können ein Verhalten erzeugen, welches von dem des originären Täters nicht unterschieden werden kann oder als »Täter-loyale Anteile« (Huber, 2013, S. 115) die Überzeugungen und Handlungsweisen von Tätern bedingungslos stützen. Ihre Strategie ist, dem Peiniger irgendwie einen Schritt voraus zu sein, auf jeden Fall dafür zu sorgen, dass keine Ohnmacht oder Abhängigkeitsgefühle auftreten. Daher spielen die Anteile in der Gegenwart die traumatischen Situationen immer wieder durch. Diese Wiederholungen beinhalten verzweifelte Versuche, aus dem zerstörerischen Geschehen ein anderes, verträgliches Ende zu finden. Doch verhindert dieser Vorgang, den wir als »Reenactment« (Steele, Boon, & van der Hart, 2017, S. 399) bezeichnen, dass die Betroffenen das Geschehene und ihre Position im Leben heute umfassend realisieren.

Kirsten, eine ungeheuer begabte, aber in ihrer Kindheit schwer verletzte Frau, zeigte mir einen Täter-imitierenden Anteil in der ersten Probesitzung. Sie erklärte mir: »Was glauben Sie, weshalb ich einen so langen Weg zu Ihnen auf mich nehme? Nein, das macht mir keinen Spaß. In der Spezialklinik, wo ich zuletzt war, haben sie gesagt, ich wäre ihnen eindeutig zu hart. – Ja wie kam das? – Wissen Sie, ich bin begeistert von den Bergen. Die Therapeutin hat einfach mitgekriegt, dass ich Sachen mache, wo normale Menschen um ihr Leben zittern. Mir ist das völlig egal, aber ich meine, sie war nur noch erschrocken. Jeder reicht mich wie eine heiße Kartoffel weiter.«

In der Begleitung sind die Täter-imitierenden Anteile tatsächlich oft sehr gefürchtet. Doch sie reagieren auf eine beharrlich freundlich erklärende und forschende Therapiehaltung auf lange Sicht oft mit sehr erfreulichen Kooperationsangeboten, um das Wesentliche, nämlich die Integration der Erschütterungen, zu ermöglichen.

6.6.3 Erkennen – eine Checkliste für das Böse

Wie bekommen nun Betroffene heraus, dass ihre Handlungen nicht einfach aus übertriebenem Misstrauen gespeist sind, sondern mit dem bösen Machtbereich zu tun haben? Objektiv lässt es sich nicht prüfen, sondern nur aus dem Blickwinkel der Betroffenen. Hier gibt es eine ganze Reihe von Faktoren. Ihnen allen ist gemeinsam, dass sie es den Tätern ermöglichen, in den Binnenraum des anderen absichtsvoll einzudringen und ihm gleichzeitig die Abwehr nehmen:

1. Verschleierung der Machtausübung
2. Ignoranz für die Bedürfnisse des Anderen
3. Fehlende Transparenz und damit Pseudokooperation
4. Unbegründetes Verstecken von wichtigen Informationen oder aktive Desinformation
5. Schaffung eines Klimas von Bedrohung, Einschüchterung
6. Instrumentalisierung unbegründeter Autorität
7. Ausübung von Druck durch unerträgliche emotionale Zustände (Scham, Ekel …)
8. Angriffe auf die Individualität und Identität
9. Aktive Isolation des anderen aus einer Gemeinschaft

Diese Liste ist natürlich immer erweiterbar. Betroffenen wird sie dann nützen, wenn Therapeuten alltägliche Beispiele und Erkennungsmöglichkeiten geben und sie zur Prüfung anregen. Man kann mit ein wenig hypnotherapeutischen Grundlagen solche Beispiele in therapeutische Geschichten verpacken. Auch sokratischer Dialog ist bei diesem Thema oft nützlich.

6.6.4 Soziale Fertigkeiten für das Böse

Immer wieder fällt mir auf, wie schwer sich Menschen mit traumatischen Erfahrungen tun, sich die Auswirkungen ihres Verhaltens auf ein Gegenüber vorzustellen. Das liegt in erster Linie an der erschwerten Mentalisierung. In vielen Familien können flexible soziale Interaktionen kaum zum Ausdruck gebracht oder geübt werden. Zusätzlich scheint es noch eine Art Zwang zur Authentizität und Offenheit zu geben. So brandmarken sie bei sich selbst gezieltes »diplomatisches« Verhalten als »Lüge«. »Ich darf doch nicht lügen, dann wird alles nur schlimmer!« Sie brauchen also gerade für die Begegnung mit dem »Bösen« von der Therapeutin die Anerkennung der Unaufrichtigkeit als Werkzeug zum Selbstschutz. Daneben fallen sie der Faszination des Bösen leider nicht weniger zum Opfer als andere Menschen. Im Gegenteil, wenn entsprechende Täter-imitierende Innenanteile geprägt wurden, kann es Resonanzen mit magnetischer Kraft geben. Umso mehr muss Beratung und Therapie das Realitätsprinzip verkörpern, eine nüchterne Gegenwelt des banalen Guten. Die folgenden Übungen dienen also dazu, vor allem dann Grenzen ziehen zu können, wenn wir mit dem »Bösen« gezwungen sind im Austausch zu stehen. Viele dieser Fertigkeiten können gut im Rollenspiel geübt werden.

Die wichtigste hiervon ist vielleicht die Fähigkeit, verletzliche Bereiche bei sich zu schützen. Besonders verletzlich sind weiche, zarte Emotionen. Ich erinnere mich noch an einen Moment, als ich während einer Teambesprechung von der Trauer über den Verlust eines Familienmitgliedes plötzlich überfallen wurde. Ausgerechnet eine rivalisierende Kollegin überfiel mich mit der Frage, was ich so komisch vor mich hin starre … Ich weiß noch, wie angenehm es war, eine kurze Pause zu machen und sie dann einfach mit einer organisatorischen Sachfrage abzulenken.

In den verbalen Äußerungen kann man von einer Technik Gebrauch machen, die sich auch in der Traumaexposition bewährt hat. Wir reden unpersönlich, in der dritten Person, von »man« statt von »ich«, bringen Sachaussagen in eine bürokratische Form, wie ein Ablaufprotokoll. »Ich und Du« werden also weitgehend ersetzt. Dabei wird jegliche emotionale Wortwahl vermieden. »Amtsdeutsch« ist hier gefragt.

Zur ersten Fertigkeit gehört also, sich eine undurchdringliche Fassade zuzulegen. Es ist dies die Fassade geschäftsmäßiger Neutralität. Die Haltung, auch körperlich, ist ein wenig überkorrekt, so wie sie etwa die Angestellten eines Hotels an der Rezeption einnehmen. Dabei können auch nichtssagende Gesten eingeübt werden. Besonders wichtig kann es sein, den Blickkontakt gezielt zu unterbinden, z. B. durch das Gegenüber hindurchzuschauen, die Augen auf einen Fernpunkt zu richten. Eine Reihe von Techniken aus den Deeskalationsstrategien können hier hilfreich sein. Wichtig ist eine möglichst explizite Selbstwahrnehmung gerade der empfindlichen eigenen Bereiche des Erlebens. Damit dies möglich wird, sind manchmal grenzverstärkende innere Vorstellungsbilder hilfreich, die Imagination von Schilden, unsichtbaren Hüllen, Zaubermäntel wie bei Harry Potter oder Tarnkappen, wenn Betroffene etwas mit den Anregungen aus dem Reich der Märchen und Sagen anfangen können.

Im verbalen Austausch gibt es ebenfalls eine Reihe von Möglichkeiten. Wer einen vermeintlich Schwächeren offensiv angeht, rechnet mit dem »Kontra« und erweitert den Machtkampf. Es ist daher häufig wirkungsvoller, mit Floskeln zu antworten, mit einem »Vorbeireden«. Es ist dies die Stunde der Allgemeinplätze. Nicht von sich reden, unpersönlich werden und von allgemeinen unverbindlichen Tatsachen. Wir überbringen damit die Botschaft: »Egal, was du sagst, du kannst mich nicht treffen.« Will man dies weiter ausbauen, so kommt man in den Bereich der Verwirrspiele, welche in der Hypnotherapie Konfusionstechniken genannt werden. Wir fangen von etwas so völlig anderem an zu sprechen, dass das Gegenüber den roten Faden verliert, einen Zusammenhang sucht, der natürlich nicht besteht.

Besonders hat sich die Technik der formellen (ein wenig übertriebenen) Freundlichkeit bewährt. Ich nenne sie die »Hostessentechnik«. Hier sprechen wir außerordentlich höflich, langsam und geordnet. Wir gehen scheinbar auf die Bedürfnisse des Gegenübers ein, lassen uns aber in keiner Weise persönlich verantwortlich machen. Wir betonen einfach eine Umgangsform wie auf dem diplomatischen Parkett oder wie an der Rezeption eines Hotels, ganz nach Geschmack. Wir werden damit gezielt nicht-authentisch, gerade dann, wenn das Gegenüber in seinem Reden auf Eigenschaften der Person abzielt.

6.6.5 Externalisierung des Bösen

Menschen, die schutzlose Preisgabe und die Lähmung ihrer Abwehr in den traumatisch wirkenden Szenen kennengelernt haben, haben zu Recht oft die Sorge, dies könnte ihnen jederzeit wieder passieren.

So auch Paul, der über weit mehr als ein Jahrzehnt im kirchlichen Umfeld von mehreren Männern, Geistlichen wie auch Ausbildern, sexuell missbraucht worden war. Zu Beginn der Therapie erklärte er, dass er sich zu nichts aufraffen könne, gerade wenn es um ihn ginge. So war er über Jahre psychiatrisch antidepressiv behandelt worden, was trotz freundlicher psychiatrischer Begleitung zu einer stetig fortschreitenden Demoralisierung führte. Er beschränkte sich weitgehend auf ablenkende Tagesroutinen, vermied es, seine Interessen dem Vermieter gegenüber zu vertreten, ebenso wie auch bei sozialen Institutionen. So sah er sich auch völlig überfordert, seine Rechte gegenüber den kirchlichen Institutionen wahrzunehmen oder Ansprüche aus dem Opferentschädigungsgesetz zu stellen. Selbstbehauptung schien ihm fremd. Im Hintergrund betätigten sich innere Anteile mit Botschaften, die die Täter bei ihm verankert hatten. Gerade weil sie ihn sehr persönlich an sich banden, fand sich die Botschaft: »Ohne mich (den Täter) bist du nichts, du lebst nur durch mich. Außerhalb meiner Welt hast du keine Verbindungen und wirst unfähig sein zu überleben.« Auf einer abstrakten Ebene wusste er das alles, konnte auch anwaltliche Hilfe in Anspruch nehmen, jedoch betrieb er so viel Selbstsabotage, dass Anwälte seine Angelegenheiten lustlos vor sich herschoben. Mehrere Psychotherapieversuche waren gescheitert am mangelnden Engagement auf Gegenseitigkeit.

Patienten wie Paul profitieren u.a. auch vom Prinzip Wehrhaftigkeit, welches man in kleinen Alltagssituationen erforschen kann. Eine besondere Form der inneren hilfreichen Wesen kann hier in der imaginativen Arbeit nützlich sein. Wir bitten den Patienten, sich Lebewesen vorzustellen, welche Wehrhaftigkeit vermitteln. Assoziativ kann man dabei erforschen, welche Begriffe sich noch um das Erleben von Wehrhaftigkeit ranken (assoziative Wortwolke). Dann können wir ein solches Lebewesen imaginieren, es zunächst in einer passenden Landschaft beobachten, damit in Austausch treten und dieses hilfreiche Lebewesen zum Begleiter machen. Besonders wesentlich sind die körperlichen Wahrnehmungen im Zustand der Wehrhaftigkeit, vermitteln sie doch einen Kontrast zur traumatisch bedingten Lähmung der selbstverteidigenden Handlungen. Schließlich kann auch eine innere Vorstellungsarbeit gelingen, den Peiniger mit Hilfe des wehrhaften Begleiters zu entmachten.

Auch wenn in der Lebensgegenwart ein übliches Maß an Sicherheit gegeben ist, keine Querverbindungen zu Täterbereichen vorliegen, erleben sich schwer Belastete in den Fängen der Gewalt. Sie erleben oft die Vergangenheit realer als die Gegenwart. Für Menschen gibt es nicht nur den Gegensatz wirklich – unwirklich, sondern verschiedene Grade von Realität. Schon bei einer Panikattacke sind die inneren (Körper-)Signale in höherem Grade wirklich als die Wahrnehmungen aus dem umgebenden Alltag. Wenn man dies zugrunde legt, versteht man sehr direkt, wie das Böse aus der Vergangenheit in die Gegenwart geholt werden muss, mit angemessenen Filtern und Ankern im Hier und Jetzt. Dann erfolgt die »Entmachtung der Täter«, also die Umschreibung der Geschichte aus der Gegenwartsperspektive. Das Thema ist also die Entmachtung des Bösen. Etwas zugespitzt könnte man sagen, ist hier der Platz für therapeutische »Teufelsaustreibungen«. Onno van der Hart hat, gemeinsam mit Historikern, einen Fall therapeutisch sehr wirksamer Teufelsaustreibung bei einer jungen Novizin aus dem 16. Jahrhundert bearbeitet, der überraschend gut dokumentiert war (van der Hart, Lierens, & Goodwin, Jeanne Fery, 1996). Es gibt heute natürlich gute Gründe, Täter auf andere Weise zu entmachten. Die erste Möglichkeit, sie wurde von P. Janet breit genutzt, ist die der Bildverzerrung. Imaginativ bearbeiten wir gemeinsam in mehreren Schritten die physische Erscheinung des Täters so, dass holzschnittartig die gesamte Schlechtigkeit sichtbar wird. Bei mir hat sich dieses Vorgehen als hilfreich erwiesen, wenn Menschen in großer Abhängigkeit zu scheinbar freundlichen Peinigern blieben.

Die zweite Möglichkeit ist die der symbolischen Entmachtung. Sie hat ihren Platz meist in einer späteren Integrationsphase der Durcharbeitung traumatischer Erinnerungen. Man kann für das Böse eine symbolische Figur vorschlagen, ein archaisches Lebewesen wie einen Drachen (Reddemann, 2004, S. 135 ff.). Oft ist es auch hilfreich, Imaginationen anzuregen, wo die böse Gestalt, in welcher Form auch immer sie sich zeigt, zunächst von einem geschützten Ort aus betrachtet wird. Sie kann dann von wirkmächtigen Helfern entmachtet werden. Dies ist das Vorgehen in der katathym imaginativen Psychotraumatherapie (Steiner & Krippner, 2006, S. 217 ff.). Viel direkter ist das Imagery rescripting . Hier erlebt in einer mittleren Phase das kompetente Gegenwarts-Ich die Traumaszene und schreibt das

Skript so um, dass Täter ihre zerstörerische Kraft verlieren (Schmucker & Köster, 2019).

Viele Betroffene brauchen daneben rituelle Handlungen, in denen Gegenstände, die dem Täterbereich zugeordnet werden, entsorgt oder umgewandelt werden. Man braucht dazu keine kunsttherapeutische Ausbildung. Arbeiten mit flächigen Farben, Schaffung von Wandlungsbildern oder Arbeiten mit Gegenständen und Figuren, welche die Patienten mitbringen, all das können wir hilfreich einsetzen. Es sollte so gut als möglich aus dem Ressourcenraum der Betroffenen kommen, ich nehme am liebsten die Anregungen von Patienten auf. Zug um Zug entwickeln wir kleine Handlungen, die sichtbar dem Täterbereich die Macht nehmen.

6.6.6 Reinigungsrituale

Weit über die sexuelle Traumatisierung hinaus erleben Betroffene, dass auch nach einer erfolgreichen Auseinandersetzung mit »dem Bösen« etwas haften bleibt, sie sich schmutzig fühlen. Das Ekelgefühl kann einerseits quälen, ist aber auch die direkteste Kraft, die »das Böse« aus dem Nahbereich vertreiben kann. Wir reden ja von »schmierigen Typen«, und alle Traumatherapeutinnen kennen das Ekelgefühl, welches aufsteigt, wenn bestimmte Belastungserinnerungen aufsteigen. Damit diese Reaktionen nicht dauerhaft hemmen, braucht es einen inneren Kontakt mit körpernahen sinnlich willkommenen Erlebensbereichen.

Auf die direkteste Weise findet es statt mit positiven haptischen Stimulationen, wie ein Tupfen Aromaöl auf der Haut oder dem Auftragen einer Lotion an geeigneten Körperstellen und dem Aufrufen möglichst vieler Sinneskanäle.

Abstreifen, ablegen, abwaschen, etwas aus dem unmittelbaren Nahbereich distanzieren kann auf vielfältige Weise vollzogen werden. Meist kann ich das von meinen Patienten lernen. Ich frage nur nach den positiven Sinneseindrücken, die mit diesem Prozess des Ablegens verbunden sind. So konnte eine junge Frau, die ständig in Nachhallerinnerungen hineingezogen wurde, diesen Schmutz vorübergehend ablegen, indem sie an Gegenständen aus ihrem Pferdestall roch, Zaumzeug in die Hand nahm und ein kleines Stück Fell berührte.

Imaginativ eignen sich besonders Motive wie das Baden im Meer oder Fluss, eine sprudelnde Quelle, auf einem Hügel in frischem Wind stehen, eben immer so, wie es zur konfliktfreien Sphäre der Betroffenen passt. Es ist gut zu fragen, wie weit ich als Therapeut bei der Erfahrung überhaupt dabei sein soll. Betroffene gestalten diese Prozesse oft sehr für sich und brauchen nur einzelne Anregungen. Haben wir solche Bilder gefunden, kann man sie auf vielen Ebenen ausgestalten, Malen oder mit Materialien gestalten. Manchmal ist es gut, Gegenstände mit sich zu führen, die eine sinnliche Brücke zum direkten Erleben machen, wie ein Stück Baumharz, Rinde oder Honigwachs. Auf meinem Tisch im Therapieraum steht immer ein Ikebana-Igel mit irgendwelchen frischen Pflanzen, die aus dem natürlichen Nahbereich kommen. Sie sind regelmäßig der Ausgangspunkt für die reinigenden Erfahrungen.

6.6.7 Der eigene konfliktfreie Bereich – der unzerstörbare Kern

Die Kräfte, welche die Begegnung mit »dem Bösen« auf unbefangene Weise möglich machen, müssen aus einem inneren Bereich kommen, der nicht von Konflikten oder schweren Erschütterungen geprägt ist. Aus den Ego-State-Konzepten gibt es die Vorstellung eines solchen Persönlichkeitskerns »center core« (Frederick & McNeal, 1999, S. 239 ff.), welche wir uns zunutze machen können. Er steht für das Erleben von Ganzheit und das unverwechselbare Identitätsgefühl, das, »was unverwechselbar zu mir gehört und mich einzigartig macht«. Es ist meist besser, sich diesen unzerstörbaren Kern nicht als Persönlichkeit im Inneren vorzustellen, sondern wieder auf andere Weise eine symbolische Darstellung zu wählen, einen Bereich, der umschlossen ist, wie tatsächlich das Gehäuse mit dem darin enthaltenen Kern, eine Knospe, die Darstellung einer Kraft wie eine Wärmequelle, eine Kugel aus Licht oder eine besondere Musik. Wir ermutigen unsere Gegenüber, sich diese Kraft, die zeitübergreifend da ist, die für innere Ruhe, Harmonie und ein friedliches Gefühl steht, sehr konkret vorzustellen, folgen aber nur dem, was von den

Betroffenen kommt. Wichtig ist es, die Vorstellung so einzurichten, dass hier böse Kräfte keinen Zutritt haben. Für den einen ist es ein Kirchenschiff, für andere ein geheimer Garten. Man kann diese Vorstellungen in Hypnose körpernah vertiefen, manche Patienten möchten dies. Wesentlicher ist mir, dass Menschen es bemerken, wenn sie in klar benennbaren Momenten mit dieser Vorstellung im Kontakt sind. Aus ihr kommen die treibenden Kräfte von Wachstum und Veränderung.

6.6.8 Äußere und innere Helden entdecken

Die Entdeckung der Helden und Heldinnen kann man mehr reflektierend oder meditierend beginnen.

Ich ermutige Patienten zunächst, sich hier biografisch an Realpersonen zu orientieren oder auch an früheren Phantasien, und diese Figuren eingehend zu beschreiben. Man kann es so einteilen:

- Meine HeldInnen der Kindheit (reale und fiktive Lebewesen, Gestalten aus Geschichten)
- Meine HeldInnen der Jugendzeit
- Meine HeldInnen der Gegenwart
- Meine noch nicht erschienenen HeldInnen

Wir können dann mit gezielter Altersregression oder -progression Momente der Begegnung aktivieren. Diese Helden können, wie die Heiligen der katholischen Kirche, über Attribute verfügen, die sich Betroffene zu eigen machen können. In vielen Tattoos traumatisierter Menschen finden sich solche Attribute ihrer Helden. Manche der inneren Helden verfügen über ausgezeichnete Fähigkeiten, böse Erfahrungen zu entgiften. Luise Reddemann hat ihre persönlichen Heldinnen, vornehmlich Künstlerinnen, aufgeführt, die für sie persönlich wichtig wurden (Reddemann, 2021, S. 37 ff.). Wer gerne liest, kann aus der Lektüre von Biografien eine gute innere Nähe zu diesen Helden herstellen, und der Topos des verletzten Helden, des Überlebenshelden, ist für schwer Erschütterte kaum verzichtbar. Natürlich hat das Heroentum gerade in Deutschland auch kritische Seiten. Mir ist deswegen wichtig, dass Helden keine Strahlemänner und

-frauen sein brauchen, Schattenseiten haben dürfen, Schwächen haben, zu denen sie stehen können. Nicht immer gelingen diese Differenzierungen mit Patienten.

Therapeuten brauchen auch ihre Helden, ihre Vorbilder und Leitfiguren. Persönliches Lernen vom Vorbild ist in diesem Bereich wahrscheinlich gegenüber den abstrakten Formen des Wissenserwerbs weit überlegen. Therapeuten können sich eine spezielle kleine Imagination machen. Sie beginnt mit dem Gang durch die (Fach-)bibliothek und damit, Bücher in die Hand zu nehmen, die einem ans Herz gewachsen sind. Von da aus kann man zu Begegnungen mit der Autorin gehen und zu prägenden Erinnerungsmomenten Kontakt aufnehmen.

Eine Patientin, die sich ganz einsam und von allen Menschen verlassen erlebte, brachte mich auf die Idee einer besonderen Art von Aufstellungsarbeit. Ich bat sie, sich in ihrer inneren Landschaft ein besonderes Treffen zu arrangieren für einen »Fototermin«. Sie solle sich alle, die ihr nahe und wichtig seien, um sich herum gruppieren, ihre Helden, Vorbilder, Kraftspender. Sie entwickelte eine starke Truppe, ganz ähnlich einem inneren Ressourcenteam. Ich regte sie an, die Figuren auch in einer charakteristischen Pose zu sehen und die Verbindung zu sich selbst mit einer Geste darzustellen. Schließlich konnte sie von dieser **Heldenaufstellung** ein fiktives Foto aufnehmen lassen, von einer Fotografin, die mithalf, das Bild stimmig zu arrangieren. Auf diesem fand sich eine bunte Truppe, u. a. ihr Onkologe, ein Schriftsteller ihrer Jugend, eine sportliche Freundin, ein Bild, welches sie für sich aufbewahren konnte.

Es gibt noch eine besondere Art von Helden. Es sind dies die konvertierten Bösen, Menschen, die eine Wandlung erlebt haben, die also vom »Saulus zum Paulus« geworden sind. In der Literatur gibt es sehr viele besonders schöne Beispiele solcher Wandlungen, die meistens nach besonders eingreifenden Erfahrungen auftraten, Bruchstellen im Leben, die einen Übergang in einen neuen Seinsmodus der Mitmenschlichkeit ermöglichten.

Die Erzählung »Der Tod des Ivan Iljitsch« (Tolstoi, 1992) beschreibt einen hartherzigen Mann, ignorant gegen seine Familie und selbstsüchtig. Die persönlichste Beziehung, die erst, welche in seinem Leben diesen Namen wohl verdient, ist die zu dem Bauern Gerassim, der ihn mitfühlend versorgt. Doch erst direkt an der Schwelle des Todes scheint er die Gebäude der Lebenslügen zu durchdringen und kommt zu einem inneren Einverständnis mit seinem Leben, wird »ein »guter Mensch«.

Stark moralisierend, hierdurch aber nicht weniger eindrucksvoll, ist die bekannte Weihnachtsgeschichte von Charles Dickens (Dickens, 2015), eines boshaften Geizhalses und Blutsaugers in Gestalt des Geldverleihers Ebenezer Scrooge. Er wird in den Weihnachtstagen zunächst vom Geist seines verstorbenen Kompagnons besucht, der ihm drei Geister in den folgenden Tagen ankündigt. Der erste führt ihn in seine Vergangenheit, konfrontiert ihn mit seinem Versagen in Beziehungen. Der zweite, der »Geist der gegenwärtigen Weihnacht«, führt ihm die reale Welt einschließlich der Folgen seiner Hartherzigkeit vor Augen. Der Geist der Zukunft schließlich zeigt ihm seinen eigenen Tod, mit all der Einsamkeit und Ablehnung, die er wegen seiner Schlechtigkeit erfährt. Natürlich ist diese antisemitisch getönte sozialromantische Geschichte überhöht. Doch in ihrer naiven Haltung hat sie weltweit sicher vielmehr Nachdenklichkeit erzeugt und zeigt die Selbststärkung durch Menschenfreundlichkeit auf innige Weise.

Wie weit die Begegnung mit solchen gewandelten Menschen wirksam ist, ist wohl kaum untersucht, aber eine Botschaft, dass menschliches Wachstum jederzeit möglich ist, geht von vielen dieser Geschichten aus.

6.6.9 Das eigene »banale« Heldentum

»Unglücklich das Land, das Helden nötig hat«, sagt Galilei in Bert Brechts Theaterstück (Brecht, 1963, S. 140), als der Protagonist seine Entdeckungen widerrufen hat. Offensichtlich ist das glückliche Volk, welches auf Helden verzichten kann, aber noch nicht gefunden. So ist für reale Lebensbedingungen die Haltung von Zimbardo wohl zielführender. Er sagt, es sei wichtig, bei Bürgern aller Gesellschaften ein »heroisches Ideal« zu fördern. Der Heldenmythos muss aber demokratisiert werden. Das wird durch die Botschaft erreicht, dass jeder Mensch ein »Held im Wartestand« ist (Zimbardo, 2008, S. 449). Diesen Blickwinkel machen wir uns in therapeutischer Begleitung durch einfaches Nachfragen zunutze. Wo erleben Betroffene solche Momente, die oft mit Mühsal, Ausdauer, Geduld und Entbehrung zu tun haben? Wo haben sie in einem kniffligen Moment eine mutige oder einfach hilfreiche Entscheidung getroffen? Es kann dann ausreichen, das Konzept des Alltagsheldentums zu verankern und dann in diesen Erfahrungen, welche die Therapeutin validiert, zu »baden«.

KAPITEL 7

Lebenssinn, Entfaltung der Potentiale und Verzicht

Seien Sie nett zu Ihren Nachbarn,
vermeiden Sie fettes Essen,
lesen Sie ein paar gute Bücher,
machen Sie Spaziergänge und
versuchen Sie, in Frieden und Harmonie
mit Menschen jeden Glaubens und jeder Nation
zu leben.
(Monty Python »Der Sinn des Lebens« Film, 1983)

7.1 Die verschiedenen Ebenen der Sinnfrage

Von allen Lebewesen kann nur der Mensch Sinnfragen stellen, und er stellt sie in erster Linie an sich selbst, als sein eigenes Dasein reflektierende Person. Menschen stellen sich Sinnfragen v.a. in Lebensabschnitten, in denen Brüche, Umwälzungen das Gewohnte in Frage stellen. An den Bruchkanten des Lebens stellen sich die zentralen Fragen, und die Sinnfrage ist wahrscheinlich deren Mittelpunkt. Traumatisierungen sind die schärfstmöglichen Bruchkanten, und damit ergibt sich die Tatsache, dass Menschen mit traumatischen Erschütterungen mehr als andere mit Sinnfragen konfrontiert sind. Die Corona-Pandemie hat uns gelehrt, dass Sinnfragen sehr plötzlich, unerwartet und kollektiv auftreten können, und dies ist für andere Daseinsfragen, wie die Klimakrise, wohl ebenso zu sehen. Die Sinnfrage als eine einzige Frage überhaupt zu stellen, ist wahrscheinlich unpassend. Sinnfragen haben mindestens eine religiöse, eine philosophische, eine sozialpolitische und eine individuelle

Dimension. Wir werden uns hier auf die individuelle Dimension beschränken. Das obige Statement von Monty Python zeigt, wie man die Sinnfrage banalisieren kann und dann nicht viel schlechter zu landen scheint als mit den komplexesten Weltanschauungen. Der Begriff des Sinns ist von vornherein unscharf, steht in Verbindung mit Zweck, Zielen, Bedeutungen sowie mehr urteilend mit Werten und Idealen.

Menschen scheinen Sinn zu brauchen, das Erleben von Sinnlosigkeit wird weitgehend, aber nicht unbedingt zutreffend, wie eine Krankheit erlebt. C. G. Jung befand: »Sinn macht vieles erträglich – vielleicht alles« (Yalom, 2000, S. 509), wie ein Nachhall auf das bekannte Wort von F. Nietzsche: »Wer ein Warum zum Leben hat, erträgt fast jedes Wie« (Frankl, 1973, S. 92). Die Entfremdung in den modernen Lebenszusammenhängen ist sowohl für Philosophen wie für Tiefenpsychologen die Herausforderung, an der sich viele weitere Überlegungen entzünden. Besonders provozierend verhält sich hier Günther Anders, der die Sinnsuche so karikiert: »Lassen Sie sich nicht weismachen, daß Sie Ihren Lebenssinn ›*finden*‹ könnten (denn der ist nirgendwo versteckt, vielmehr gibt es ihn nicht), oder gar, daß ein Anderer, z. B. ich, der angebliche Therapeut, diesen für Sie finden und Ihnen dann wie einen Stiftzahn einsetzen könnte?« (Anders, 1980, S. 369). Viktor Frankl dagegen, obwohl er die Entfremdung des Menschen der Gegenwart aus individualpsychologischer Sicht ähnlich scharf sieht wie G. Anders, kommt mit der von ihm entwickelten Logotherapie zu ganz anderen Konsequenzen, von denen noch die Rede sein wird.

Wer sich mit Sinnfragen beschäftigt, wird dabei akzeptieren müssen, dass es ein hohes Maß an Erfahrungsabhängigkeit gibt, dass der Sinn aus unseren Seinsgegebenheiten folgt. Daraus ergibt sich unmittelbar, dass Sinn sich nicht auf eine zweite Person übertragen lässt, wenn dies auch Psychotherapien oft versuchen. Wir werden auch mit der Sinnfrage nie fertig werden können, Sinn ist nichts Endgültiges. Gleichwohl lassen sich Sinnfragen nicht umgehen, sobald eine Person über sich nachdenkt, sich in Beziehung mit anderen und der Welt reflektiert, was nur vermieden werden kann, indem Menschen sich und ihr Denken und Fühlen betäuben, z. B. durch blinde Wiederholung von Routinen, die auf die Erhaltung des Gleichgewichtes (Homöostase) abzielen, welches für das Überleben notwendig ist. So verstörend diese Suche ist, so notwendig ist sie für die Integrität der Person und ihr Erleben von Freiheit. Der Lebenssinn ist für den inneren Zusammenhalt des Menschen, sein Kohärenzgefühl, mit verantwortlich. Wer sich keine Antworten auf Sinnfragen zu geben sucht, wird ein unvollständiges Selbstgefühl haben. Anders ausgedrückt, die Perspektive der Ersten Person des »Ich mit mir« ist dann fragil. Die Sinnfrage ist gleichzeitig die wohl entscheidende Klammer, die uns mit der Umwelt verbindet und intentionales Handeln erst ermöglicht.

7.1.1 Sinnobjektivismus und Sinnkonstruktivismus

Sinn interpretiert das Leben. Religionen und Glaubenssystem stellen einen solchen Interpretationsrahmen zur Verfügung (Noyon, 2012, S. 82). Der Glaube gibt vor, wie die Lebenserfahrungen, der Blick in die Welt und die eigene Stellung zu bewerten sind. Daraus ergibt sich dann die Haltung dem eigenen Lebenslauf, dem Sollen und Wollen, dem Schicksal gegenüber. Der Sinn ist also in einem Glaubenssystem vorgegeben. Der Mensch hat damit feststehende Aufgaben. Er ist dann mit Sinn erfüllt, wenn er dem Höchsten (Gott) dient und die Regeln befolgt, die ihn in der Gemeinschaft der Gläubigen halten. Die Repräsentanten des Glaubens, z. B. Priester, erklären und interpretieren die Regeln des Denkens und Verhaltens. In diesem Rahmen findet sich der Mensch in Gemeinschaft und geht mit Glaubensgewissheit auf eine Art von Erlösung als Endzweck des Lebens zu. Diese Form der Orientierung wird als **Sinnobjektivismus** bezeichnet.

Der **Sinnkonstruktivismus** (Noyon, 2012, S. 76 ff.) hingegen verlagert die Aufgabe, einen Sinn zu schaffen, in den Menschen hinein. Hier ist der Mensch für sich und in seiner Position alleine in und gegenüber seiner Welt. Er ist daher ein Forschender und Fragender. Er kann keine feststehende Instanz ausmachen, die über allem steht. Sinn ergibt sich aus dem Verstehen der jeweiligen Lebenslage, welcher das Individuum ausgesetzt ist. Sinn und Bedeutungen sind vom Lebenskontext abhängig, der Mensch ist Bedeutungsgeber, Schöpfer seines Sinns, nicht Sinnfinder. Er hat keine Instanz mehr über sich. Der Mensch muss sich niemandem mehr beugen, seine Sinnhaftigkeit ist nur durch sein Handeln und Entscheiden und durch die Wechselfälle des Lebens, die Zufälle, bestimmt. So ist gerade durch den Existenzialismus nur ein einziges übergeordnetes Prinzip erkennbar, das der Freiheit des Individuums und seiner radikalen Verantwortlichkeit (s. Kap. 1.9).

7.1.2 Weltlicher Sinn

Viktor Frankl, der in der akademischen Psychotherapie trotz seiner zeitweiligen weltweiten Popularität eine Randfigur geblieben ist, hat einen umfangreichen Beitrag zur Erforschung des Lebenssinnes geleistet. Als Überlebender mehrerer Konzentrationslager konnte er viel unmittelbarer als viele andere erfahren, wie Menschen in Grenzsituationen Sinn begründen. Diese eigene Betroffenheit machte ihn natürlich auch anrüchig, zu wenig Distanz zu seiner Forschung zu haben. Das interessiert uns auch in der Psychotraumatologie besonders, denn tatsächlich haben Betroffene schwerer Erschütterungen die wichtigsten Beiträge zu den Fortschritten im klinisch praktischen Bereich geleistet. Und doch ist Frankls Beitrag nicht ganz unkompliziert, denn, wie Yalom (Yalom, 2000, S. 521) bemerkte, war er nicht nur ein populistischer Selbstdarsteller, appellierte an große Gefühle, sondern er verkündete als Prediger letztlich Glaubenswahrheiten. Er hat sich sehr umfangreich mit Freud und Adler auseinandergesetzt. Für ihn begründeten sie materialistische Schulen, die letztlich das Prinzip der Homöostase verkaufen. Bei Freud strebt der Mensch nur dahin, Spannungen zu beseitigen, das Lustprinzip ist auf Triebabfuhr ausgerichtet. Bei Alfred Adler wird Freuds Wille zur Lust in den Willen zur Macht umgeformt. Frankl hat sich von beiden abgesetzt und einen Willen zum Sinn im menschlichen Leben unterstellt, der primär da ist und bei Erwachsenen explizit zur Geltung kommt. Damit begründete er, was er die »dritte Wiener Schule« nannte, die Schule der Existenzanalyse und Logotherapie (»Logos«, griechisch, kann mit »Wort« oder »Sinn« übersetzt werden, hat aber sonst v. a. Bedeutung in religiösen Zusammenhängen). »Es ist nicht der Mensch, der die Welt anklagend auffordert, sein Leben doch endlich mit Sinn zu erfüllen, sondern es ist die Welt, die die Sinnmöglichkeiten als Optionen bereitstellt« (Noyon, 2012, S. 83).

Frankls Sinn kommt zentral aus der Ich-Du-Begegnung mit der Welt. »Die Welt ist kein Manuskript, das wir zu entziffern haben (und nicht entziffern können) – die Welt ist vielmehr ein Protokoll, das wir zu diktieren haben« (Frankl, 2002, S. 30). Dieses Protokoll sieht Frankl als großes Frage- und Antwortspiel, eigentlich mehr ein ernstes Verhör, welchem uns das Leben selbst unterzieht: »Diese Struktur des menschlichen Daseins bringt es mit sich, daß der Mensch eigentlich oder zumindest ursprünglich über sich selbst hinaus nach etwas langt, das nicht wieder er selbst ist, nämlich entweder nach einem Sinn, den es zu erfüllen gilt, oder nach anderem menschlichen Sein, dem zu begegnen und das es zu lieben gilt« (Frankl, 2002, S. 35). Die Sinnstruktur ist schon in der Welt. »Sinn muß gefunden, kann aber nicht erzeugt werden. Was sich erzeugen läßt, ist entweder subjektiver Sinn, ein bloßes Sinngefühl, oder Unsinn« (Frankl, 2002, S. 155). Dieses nur subjektive Sinngefühl ist für Frankl aber die Grundlage für den Zustand der Leere, des Sinnverlustes, ein existentielles Vakuum, welches er »noogene Neurose« nennt. Frankl zieht zu Felde gegen den Konformismus westlicher Prägung. Er sieht in der hedonistischen Konsumorientierung geradezu ein Mittel zur Behinderung von Sinnerfüllung. Der Hedonismus gebe nur ein oberflächliches Sinngefühl, Surrogate, welche nur die eigentliche Suche nach Sinn behinderten, ebenso wie jegliche Form von Betäubungsmitteln, welche unter »Unsinn« subsumiert werden. Auf der Suche nach Sinn leitet den Menschen sein Gewissen, welches Frankl geradezu als »Sinn-Organ« einsetzt. Menschen müssen aber mit dem Umstand leben, dass sie in die Irre geführt werden können vom Gewissen, sogar bis zum letzten Atemzug, nie wissen können, ob sie ihr Leben wirklich mit Sinn erfüllt haben. Damit ist das, was der Mensch braucht, nicht ein spannungsloser Zustand, sondern ein Streben und Kämpfen für mindestens ein wertvolles Ziel. Er ist damit aufgerufen, die Spannung zwischen dem, was er ist, seiner Realität und dem, was er sein kann, den Idealen, zu verringern (Frankl, 2002, S. 225).

Für Frankl gibt es drei Hauptstraßen, entlang derer Sinn gefunden werden kann. Die erste ist, indem der Mensch etwas schafft, ein Werk in die Welt setzt. Das Schaffen in einem kreativen Sinn heißt auch, der Welt etwas zu geben von den eigenen Möglichkeiten. Dabei ist der schaffende Mensch (homo faber) auch einer, der selbstlos gibt. Bei Frankl hat der Altruismus eine herausragende Stellung inne, ganz anders als in der Psychoanalyse, die ja wenig ehrenwerte Motive hinter dem Altruismus sieht, nämlich eine Reaktionsbildung (Verkehrung ins Gegenteil) auf sehr aggressive vereinnahmende Triebstrebungen. Die zweite Straße ist die des Erlebens. Es ist die Möglichkeit, sich etwas Einzigartiges von der Welt zu nehmen, im Sinne der Begegnung und Erfahrung. Es ist der liebende Mensch (homo amans), der sich dieser Einzigartigkeit überlassen kann. Dies kann sich in der Liebe anderen Lebewesen gegenüber ebenso ausdrücken wie in der Liebe zur Natur oder einer geliebten Tätigkeit. Sicher liegt in der intimen Begegnung mit einem Lebewesen eine besondere Vollendung, insbesondere in einzelnen Augenblicken, die für Lebenssinn stehen können. Stehen Erlebnisse wie die einer einzigartigen Gebirgslandschaft oder ein Blick übers Meer wirklich so weit darunter? Die dritte Straße der Sinnfindung ist bei Frankl die höchste, nämlich die Fähigkeit, zum Leiden eine Haltung zu entwickeln. Bei ihm ist es der leidende Mensch, der seine Last trägt und sich um eine Einstellung müht (homo patiens). Es gibt für ihn »keine Lage, die man nicht veredeln könnte, weder durch Leisten oder durch Dulden« so zitiert er Goethe (Frankl, 1973, S.77). Für ihn steht das Leiden für die höchste Würde. In der populären Literatur gibt es eine Reihe von Beispielen schwer erkrankter Menschen, die anderen (und sich selbst) durch ihr Siechtum und Leiden zu Sinn verhelfen. So in dem Tagebuch »Dienstags bei Morrie« (Albom, 2002).

Wir werden sehen, wie wichtig diese drei Straßen gerade für Menschen mit traumatischen Erschütterungen werden können.

7.1.3 Persönlicher Sinn und Wertorientierung

Zu diesen drei Straßen gehören Frankls drei Wertkategorien (Noyon, 2012, S.86):

- **Schöpferische Werte:** Es sind die Möglichkeiten der Gestaltung, eine Wirkung mit eigenen Mitteln zu erzielen. Hierzu gehört auch der Begriff der Selbstwirksamkeit und die Vorstellung des Resonanzerlebens.
- **Erlebniswerte:** Damit sind alle Erfahrungen gemeint, die eine Person im nicht-materiellen Sinne bereichern. Gemeint sind damit viel weniger Genüsse als Erfahrungen, die Stärkung, persönliches Wachstum und liebende Verbundenheit fördern.
- **Einstellungswerte:** Sie spiegeln die Haltungen wider, die möglich sind durch die Akzeptanz des eigenen So-Seins und des unabänderlichen Schicksals.

Das Erkennen der eigenen Wertkategorien hilft Menschen dabei, zu einer Art von Selbst-Transzendenz zu kommen, die Frankl für das Wesen der menschlichen Existenz hält. Hiermit ist er nicht so weit entfernt von A. Camus, der mit einer völlig gegenläufigen Philosophie zu ähnlichen lebenspraktischen Konsequenzen kommt. »Menschsein heißt, immer schon über sich selbst hinaus und auf etwas gerichtet zu sein, daß es nicht wieder es selbst ist, auf etwas oder auf jemanden, auf einen Sinn den es erfüllt, oder auf ein menschliches Sein, dem es liebend begegnet« (Frankl, 1973, S. 75).

Die Wertorientierungen sind aber unterschiedlich aufgebaut. Frankl beschreibt zwei verschiedene Architekturen von Wertordnungen (Noyon, 2012, S. 87). Die **pyramidale Wertordnung** kennt einen zentralen Leitwert, von dem alle anderen Werte sozusagen hierarchisch abhängen. Wenn z. B. die Produktivität in der Arbeit der zentrale Leitwert ist, so bricht alles zusammen, wenn dieser Lebensvollzug gefährdet oder außer Kraft gesetzt wird.

Die **parallel gesicherte Wertordnung** ist bei einem Menschen dann gegeben, wenn er mehrere, auch unterschiedlich gewichtete Leitwerte hat, die netzwerkartig miteinander in Verbindung stehen. So kann, neben Beziehungswerten, auch eine Erfüllung in einem Handwerk oder einer sozialen Aufgabe bestehen. Die parallel gesicherten Wertordnungen sind selbstredend durchweg stabiler. Interessant ist zudem, dass Menschen mit einer solchen Wertordnung auch aus kleineren Wertebereichen Halt und Erfüllung erleben können. Der Begriff der Werte spielt gegenwärtig eine geringere Rolle, wir sprechen ja heute mehr von Motivationssystemen, denen die großen Antriebe der Lebewesen, Bindungsverhalten einerseits und Explorationswünsche andererseits, zugrunde liegen.

Wie wichtig klinisch das innere Gleichgewicht mit der Wertewelt ist, zeigt das folgende Beispiel, welches sich in meiner Praxis vielleicht deswegen mehrfach mit wechselnden Darstellern wiederholte, weil ich in der Nähe eines der großen Austragungsorte eines Triathlonwettbewerbes wohne.

Ein knapp 40-jähriger Besitzer eines handwerklichen Kleinbetriebes kam widerwillig, von seiner Lebenspartnerin gebracht, der gegenüber er mit Suizid gedroht hatte. Er habe Schwierigkeiten mit seinem rechten Knie. Mehr als ein Jahr habe er den Gang zum Orthopäden aufgeschoben. Der Arzt habe ihn jedoch damit konfrontiert, dass er seinen Sport unmöglich fortsetzen könne. Natürlich habe er sich eine Zweit- und auch Drittmeinung geholt und zweifelhafte Prozeduren über sich ergehen lassen. »Ich bin keiner, der sich Illusionen macht. Aber was soll ich tun? Ich habe meinen Betrieb so eingerichtet, dass er mir einfach die Basis liefert, frei zu sein für den Sport. Was habe ich schon, wenn meine Produktion läuft? Das alles langweilt mich nur.« Auf die Frage nach anderen befriedigenden Bereichen wurde er nur unruhiger. »Der Sport ist einfach alles für mich! Mein ganzes Gleichgewicht hängt daran. Meine Frau und ich sind nur über den Sport in Verbindung und auch der Freundeskreis hängt daran. Das bricht doch jetzt total zusammen.«

7.1.4 Kosmischer Sinn

Die meisten Religionen haben Verheißungen, welche dem Leben eine Erwartungshaltung geben sollen. Sie handeln von der Gerechtigkeit Gottes, der denjenigen, die seinem Plan und den von ihm gesetzten Regeln folgen, Gerechtigkeit widerfahren lässt, die irdischen Mühsale und Zerrissenheit geraderichtet und so für Ganzheit und Harmonie sorgt. So schreibt der Apostel Paulus im Brief an die

Korinther (13,9) »Denn unser Wissen ist Stückwerk und unser Weissagen ist Stückwerk. Wenn aber kommen wird das Vollkommene, so wird das Stückwerk aufhören.« Zu dieser Verheißung gehören tröstende Versprechen von Erlösung: »Gott wird abwischen alle Tränen von ihren Augen, und der Tod wird nicht mehr sein, noch Leid noch Geschrei noch Schmerz wird mehr sein; denn das Erste ist vergangen« (Offenbarung des Johannes 14,3). Das Ehepaar Yalom hat gemeinsam ein Buch geschrieben über den Abschied voneinander, denn Marilyn Yalom starb an einer Plasmazellleukämie. Beide wundern sich darüber, dass ihnen, den erklärten Agnostikern, bestimmte Bibelstellen Halt gaben. »Gutes und Barmherzigkeit werden mir folgen ein Leben lang und ich werde bleiben im Hause des Herrn immerdar« (Yalom I.D., 2020, S.77). Es sind gerade die einfachen Bibelstellen, die Nähe, Liebe und Trost verheißen, welche dem Ehepaar Halt gaben. Beide sprachen sehr offen darüber, wie sehr sie der Zerfall und die Auslöschung der Vergangenheit, der Verlust der geschaffenen Harmonie plagen, wie Irvin Yalom die kommende Trennung fürchtet und den Verlust an intimer Nähe, gerade weil das Leben davon so erfüllt war. Selbst die besten Freundschaften, die schönsten Lebensbedingungen und stützende Kinder waren kein Ersatz für Spiritualität, für das Gefühl, im Kosmos irgendwie aufgehoben zu sein.

Der kosmische Sinn, so viel Halt er auch betont rational lebenden Menschen zu geben scheint, besteht aus zwei Hauptannahmen. Hier gibt es eine Ordnung im Universum, magisch oder spirituell, in welcher die Dinge und Kreaturen ihren Platz haben. Es ist wie ein großes Orchester, in dem jedes Wesen die ihm/ihr zugedachte Stimme spielt. Sie kennt zwar weder die Partitur noch den Dirigenten, hat aber ein Erleben von Harmonie. Der Mensch ist zu klein, um des Schöpfers Geist zu kennen und zu durchdringen. »Der Zweig kann keine Hoffnung haben, den Sinn des Baumes jemals zu kennen« (so B. Pascal, zit. n. Yalom, 2000, S. 500). Wenn der Mensch mit seinen Fragen den Urgrund des Seins erreicht, so wird dies daran erkennbar, dass auf die richtigen, zentralen Fragen keine Antwort kommen kann (Frankl, 2002, S. 271). Andere Interpretationen kosmischen Sinns gestehen dem Menschen eine sehr prominente Rolle zu. Auf

Hegel zurückgehend ist Gott nur durch den Menschen gegeben, das menschliche Bewusstsein erst sorgt für die Existenz Gottes. Damit wird auch die Rolle des Menschen, sein Sinn, festgelegt, der darin besteht, die Schöpfung zu vollenden. Diese sehr anthropozentrische Sicht hat überraschenderweise auch C. G. Jung, der schreibt: »Der Mensch ist unerläßlich zur Vollendung der Schöpfung, ja er ist der zweite Weltschöpfer selber, welcher der Welt erst das objektive Sein gibt, ohne dass sie ungehört, lautlos fressend, gebärend, sterbend, köpfenickend durch Hunderte von Jahrmillionen in der tiefsten Nacht des Nicht-Seins zu einem bestimmten Ende hin ablaufen würde« (Jung, 2020, S. 259).

7.2 Sinn und das Absurde

Wenn man aber nichts Absolutes mehr anerkennt, wenn man alle vorgegebenen Sinnsysteme ablehnt, so kann man vielleicht auf die Frage »Warum lebe ich?« verzichten. Die Frage aber, wie ich leben will, ist eine, die zwingend beantwortet werden muss, und sei es auch noch so vorläufig. Yalom hat es auf die einfache Formel gebracht: «Wie findet ein Wesen, das Sinn braucht, Sinn in einem Universum, das keinen Sinn hat?« (Yalom 2000, S. 499). A. Camus beginnt hier, indem er erst alle Werte, auch alle menschlichen Beziehungswerte in Frage stellt. Er beschreibt exemplarisch in seinem Roman »Der Fremde« Mersault, den Hauptprotagonisten, als einen Mann, der in einem Zustand tiefer Gleichgültigkeit jegliche Werte ablehnt. Er schläft mit einer Frau, beerdigt seine Mutter, erschießt einen Menschen, alles im Zustand dieses Nihilismus. Als ihn der Priester vor seiner Hinrichtung auf Gott hin orientieren will, wird er hemmungslos wütend und verteidigt seine Haltung: »Ich schiene mit leeren Händen dazustehen. Aber ich wäre meiner sicher, aller Dinge sicher, sicherer als er, meines Lebens sicher und dieses Todes, der bald kommen würde. Ja, ich hätte nur das. Aber zumindest besäße ich diese Wahrheit, genauso wie sie mich besäße« (Camus, 1994, S. 141). Doch er ist stolz auf seine Fähigkeit, alle Hoffnung aufgegeben zu haben und sich der gleichgültigen Welt stellen zu können. Erst nachdem er die Verzweiflung über die gleichgültige Welt und seine Rebellion dagegen überwunden hat, kann er neue Werte finden. Er findet den Mut zur illusionslosen Wahrnehmung der Wirklichkeiten. Er findet Verbündete in geschwisterlicher Solidarität mit allen Menschen, die er lieben muss als Verbündete in einer absurden Welt. Damit landet er, allerdings auf einem quälend langen Weg, bei der hingebungsvollen Gestalt des Dr. Rieux, der sich als einsamer Held der Pest in der Stadt Oran entgegenstellt (s. Kap. 1.8).

J. P. Sartre ist noch etwas radikaler in der Art und Weise, wie er dem Menschen den Boden unter den Füßen wegzieht. Er kann im gesamten Lebenszyklus der Menschen, vom Geborenwerden bis zum Sterben, keinen Grund erkennen. Es gibt auch keine Richtschnur, die Moral, die sich ein Mensch gibt, ist genauso richtig wie eine entgegengesetzt ausgerichtete. Alles hängt von Umständen und dem Zufall ab. Aus der Freiheit des Nihilismus aber entsteht eine besondere Bindung an den anderen, allerdings erst, wenn das Nichts ganz anerkannt ist. »… Indem wir die Freiheit wollen, entdecken wir, daß sie ganz und gar von der Freiheit der anderen abhängt, und daß die Freiheit der anderen von der unseren abhängt … sobald ein Sichbinden vorhanden ist, bin ich verpflichtet, gleichzeitig mit meiner Freiheit die der anderen zu wollen, und ich kann meine Freiheit nicht zum Ziel nehmen, wenn ich nicht zugleich die Freiheit der anderen zum Ziel nehme« (Sartre, 1975, S. 32). Wer eine Vorbestimmtheit menschlichen Lebens sieht, ist im Irrtum. Der Mensch wählt seine Werte, seine Moral. Der einzige Wert ist der der absoluten Freiheit, die sich gleichzeitig der Freiheit des anderen verpflichtet. Das eigene Verlangen nach Erfüllung darf also keinesfalls über das der anderen gestellt werden. So ergibt sich eine Verpflichtung zu unbedingter Solidarität. Die Anerkennung der Grundlosigkeit des Lebens führt also keinesfalls dazu, sich zurückzuziehen, sondern im Gegenteil in den Strom des Lebens einzutauchen und sich dem anderen kameradschaftlich zuzuwenden.

7.3 Sinnverlust, Langweile und Leere – die Psychopathologie

Langeweile kennt fast jeder, als einen nicht schlimmen, aber doch irgendwie quälenden Zustand. Sie ist sozusagen die alltägliche Vorform des Sinnverlustes. Sie hat neben der inhaltlichen v.a. eine zeitliche Dimension. Und sie scheint für Menschen nicht ohne Risiko zu sein, denn immerhin gibt es die »tödliche Langeweile« als alltäglichen Ausdruck dafür, dass sie das Risiko von Herz-Kreislauferkrankungen erhöht (Spitzer, 2020). Es scheint Verbindungen zu geben zwischen Langeweile und verschiedenen Formen der Sucht, wie Essstörungen, Alkoholismus, aber auch Spielsucht, oder dem ungesunden Gebrauch von Online-Netzwerken. Langeweile scheint in der Entwicklung des Teufelskreises von Sucht eine besondere Rolle zu spielen. In der Folge von Langeweile entstehen dann auch noch riskante kompensatorische Verhaltensweisen durch Risikoverhalten, wie Extremsportarten (Ruoß, 2017, S.49–50) (»sensations seeking«), party hopping, sexuelle Promiskuität und Abgleiten in kriminelle Milieus. Wer Langeweile hat, ist vom Leben nicht erfüllt, erlebt »innere und wohl auch soziale Leere«, hängt irgendwie in der Luft. Für V. Frankl entwickelt sich aus der »existentiellen Frustration« der verwöhnten Jugend ein schleichender Sinnverlust, ein anhaltendes »existentielles Vakuum« (Frankl, Der Mensch auf der Suche nach Sinn, 1973, S. 11 ff.) . Langeweile entsteht aber nicht nur als Folgeerscheinung in Überflussgesellschaften. Die Corona-Pandemie ist zumindest seit der zweiten Welle etwas Besonderes, da Menschen hier gleichzeitig Bedrohung, Not und dabei noch Langeweile erleben müssen. Diese besonders unglückliche Mixtur von gleichzeitiger Langeweile und unterschwelliger Bedrohung hat dazu geführt, dass sogar Krankenkassen versuchten, Online-Tipps zu entwickeln, wie insbesondere die »eingesperrten« Familien sich gegen die Langeweile behelfen könnten. Erwachsene haben Mühe, »Langeweile« zugeben zu müssen, schämen sich dieses Gefühls (Tomsic, 2020), was die Bewältigung nicht eben erleichtert. Langeweile ist das unangenehme Erleben, etwas Sinnvolles tun zu wollen, aber nicht zu wissen, was, und zugleich unfähig zu sein, eine solche Aktivität aufzunehmen

(Spitzer, 2020). Damit steht sie im Gegensatz zur Muße, einem zu Unrecht verstaubt erscheinenden Begriff. Langeweile wird provoziert, wenn man Menschen monotone Tätigkeiten zumutet, aber auch bei überfordernden Aufgaben. Gerade Menschen, die mit hohen Standards überhöhte Forderungen an sich stellen, haben ein gesteigertes Risiko von Langeweile, und dies ist wohl der Grund, weswegen sich eine Korrelation mit Neurotizismus als Persönlichkeitszug finden lässt. Soweit die Ebene der Beschreibungen. Für uns wird die Langweile aber besonders dann interessant, wenn wir sie als kleine Form der Sinnkrise auffassen, die aber recht robuste Kräfte mobilisieren kann. Um aus einem Zustand von Langeweile herauszukommen, akzeptieren Menschen auch negatives Erleben, wenn es nur neu und irgendwie anders ist, bis dahin, sich selbst Elektroschocks zu verpassen. Die Grundlage dafür ist aber doch ein Versuch, zu etwas Förderlichem zu kommen, nämlich Verbindung zu einer positiven Emotion zu bekommen – der Neugier. So ist Langeweile im positiven Fall ein zeitlich offener Raum, der eine Suchhaltung ermöglicht. Wenn es Menschen gelingt, Langeweile innerlich neu zu sehen, nicht als Verlust oder Makel, dann ist Langeweile das Verharren und Sammeln neuer Energie vor einem Aufbruch. Dazu darf die Langeweile aber nicht mit sinnlosen Mitteln bekämpft werden, wie leerem Zeitvertreib oder übersteigertem Konsumverhalten, im ungünstigsten Fall der Einnahme von Suchtmitteln oder pornografischer Stimulation. »Zeitvertreib gegen Langeweile ist wie Rotwein gegen Alkoholentzugsprobleme: Kurzfristig hilft er, langfristig macht er das Problem nur noch schlimmer.« (Spitzer, 2020) So kommen wir langsam dem Bereich der klinischen Störungen immer näher. Breitet sich der Zustand von Langeweile aus und kann er nicht in Muße umbewertet und umgewandelt werden, so entsteht ein Gefühl von Leere und Sinnlosigkeit.

Wie bei Peggy, einer molligen Frau von 23 Jahren, die kam, nachdem sie plötzlich ihre Stelle in der Buchhaltung eines Metallwarenbetriebes gekündigt hatte. Sie habe sich einfach so unwohl gefühlt und fremd, obwohl ihr Freund in dieser 80 km entfernten Kleinstadt lebe und doch »ganz nett« sei. Sie wisse nichts mit sich anzufangen, mache halt so jeden Tag das Gleiche. In der Pubertät sei sie schon recht schüchtern gewesen. Sie habe nie gewusst, was sie wolle, im Gegensatz zur jüngeren Schwester, die immer alles hingekriegt habe. In der Vorgeschichte, über die sie nicht gerne erzählt, fand sich ein psychiatrischer Aufenthalt wegen Ängsten und Mobbing, aber auch Unruhezustände nach Drogengebrauch und disziplinarische Schwierigkeiten in der Schule mit Verweigerung und Faulheit. Nach einigen Stunden war klar, dass sie ihre Hemmungen seit einem Jahrzehnt ausgebaut hatte, wie eine zurückgezogene Rentnerin lebte und das Backen eines Kuchens vor dem Wochenende schon als revolutionäre Tat ansah. Sie empfand zwar Langeweile und völlig fehlende Bestätigung, meinte aber, das Leben wäre doch völlig in Ordnung, wenn nur die Angst weg sei, eine Falle, die sich viele Angstpatienten selbst stellen. Waren wir dabei, Ängste näher zu erforschen, wurde sie kurz etwas lebendiger. Nach wenigen Minuten zog sie sich hinter eine Mauer von Floskeln zurück. Vor den Stunden mit ihr musste ich mir immer einen starken Kaffee brauen, trotzdem breiteten sich Müdigkeit und Langeweile aus. Bei allem Verständnis für ihre Abwehr und die zugrunde liegenden Entwicklungsschwierigkeiten war ich ratlos. Schon ihr unbeweglicher Körper und das fassadenhafte Gesicht – ich resignierte mit dumpf aggressiven Gegenübertragungsgefühlen. Wenn sie wenigstens so eine richtige Traumavorgeschichte gehabt hätte, aber so war mein Mitgefühl mit ihr schwer auszumachen. Diese verstörende Lähmung und Erstickung wollte ich nicht länger. Prognosen sind aber eine unsichere Sache in Psychotherapien. Nie hätte ich gedacht, dass angesichts so vieler gescheiterter Erprobungen im Alltag, die sie aufbauen sollten, sie bereit wäre, sich für Rollenspiel und Psychodrama zu begeistern. Doch gerade das war ihr hilfreich, und lustvoll spielten wir provozierende Langeweile, Hemmung und ihre Überwindung, Demütigungen, Protest und Standhalten gegenüber entwertenden Altersgenossen.

7.4 Sinnverlust in traumatischen Prozessen

Dass Sinnlosigkeit ganz allgemein bei sogenanntem Neurotizismus vermehrt auftritt, erscheint belegt. Man kann auch vermuten, dass hinter einer Reihe von Phänomenen wie Selbstoptimierung, den schon erwähnten Extremsportarten (Ruoß, 2017) eine kompromisshafte Bewältigungsform von Sinnlosigkeit steckt. Therapeutinnen kennen diese Form bei sich selbst. Für die folgenden Beobachtungen ist es notwendig, mit einem eng gefassten Traumabegriff zu arbeiten. Die unscharfen diagnostischen Zuordnungen unter dem Begriff »Mikrotrauma« sind wenig hilfreich, wenn wir spezifische Verarbeitungsprobleme näher verstehen wollen. Wer bereit ist, traumatische Prozesse klar von lebensüblichen Belastungen abzugrenzen, findet spezifische ineinandergreifende Mechanismen, die das Erleben von Sinn geradezu blockieren. Sinn ist wahrscheinlich die individuellste aller inneren persönlichen Prozesse. So sehr mir nahe Mitmenschen in dieser inneren Beschäftigung hilfreich sein können, letztlich bin ich hier mit mir alleine, nur meinen inneren Kräften ausgesetzt. Damit ist Sinnfindung der Schlussstein im Lebensbogen der Entwicklungsaufgaben. Erik H. Erikson hat bereits in der Nachkriegszeit des Zweiten Weltkrieges ein Stufenschema entwickelt, mit den spezifischen Aufgaben für den jeweiligen Lebensabschnitt (Erikson, 1973). In herausragender Weise sind Menschen spätestens ab der Pubertät mit Sinnfindung beschäftigt, wie sie sich »definieren«, welche Person sie sein wollen. Dann aber, wenn es ans Altern geht, kann man der existentiellen Sinnfrage nicht mehr davonlaufen. Erikson nennt diesen Zustand den der »Integrität gegen Verzweiflung«. »Er bedeutet für ihn die Annahme seines einen und einzigen Lebenszyklus, und der Menschen, die in ihm notwendig da sein mussten und durch keine anderen ersetzt werden können … Er enthält ein Gefühl von Kameradschaft zu den Männern und Frauen ferner Zeiten und Lebensformen, die Ordnungen und Dinge und Lehren schufen, welche die menschliche Würde und Liebe vermehrt haben« (Erikson, 1973, S. 118). Wer in der eigenen Entwicklung bis dahin kommt, kann eine gewisse innere Harmonie, ein Einverständnis mit der Welt und seiner eigenen Position darin entwickeln.

Menschen mit traumatischen Erschütterungen haben hier mit nur schwer überwindlichen Hürden zu kämpfen. Auf eine sehr direkte Weise führt das innere sinnliche Wiedererleben, die zwangsweise Wiederholung von Elementen der traumatischen Situation(en) zu einer besonderen Art von Arretierung, die dazu zwingt, immer wieder die traumatische Situation durchzuspielen und so zu funktionieren wie damals. So wie es P. Janet formuliert hat: »Diese Patienten … setzen eine Handlung fort, vielmehr den Versuch einer Handlung, die damals begann, als sich die Situation ereignete, und sie erschöpfen sich selbst in diesem beständigen Wiederbeginn« (Janet, 1919/1925, S. 663). Janet hat viele Aussagen von Patienten gesammelt, die immer wieder bestätigten, dass sie sich »einfach wie eine Maschine« erlebten, gar nicht als Person. Sie haben kein personales Gefühl für die eigenen Handlungen und sind in dem Moment festgesetzt, als das Belastende geschah (»frozen in time«). Dies ist letztlich die Grundlage der traumatischen psychischen Automatismen. Als Erstes führt dies dazu, dass das Leben sich zwar formal weiterentwickelt. In oft bewundernswerter Weise versuchen so belastete Menschen ihre Anpassung an die Lebensaufgaben. Es ist eben nicht nur so, dass das Leben auf kleinerer Flamme fortgeführt wird, sondern es ist etwas qualitativ ganz Anderes. Insbesondere sexuell traumatisierte Frauen schaffen es, eine Ausbildung zu machen, sogar eine Familie zu gründen und brauchen dann aber oft Therapie, wenn die Kinder heranwachsen und sie erstmals für sich wieder bestimmen müssen, was sie selbst für sich und vom Leben wollen.

Für den Bereich von Lebenssinn und Identitätsgefühl ist das Erleben der Autorschaft eigener Handlungen und das, was Antonovsky das »Kohärenzgefühl« genannt hat, notwendig (s. Kap. 6.3). Genau das wird durch das Festgehalten-Werden in den endlosen sensomotorischen Zyklen verunmöglicht. In ungünstigen Fällen treten sogar elementare Handlungsabläufe aus frühen menschlichen Entwicklungsstadien in den Vordergrund.

Ungefähr zweimal im Quartal stellt sich bei mir ein Patient mit folgender Geschichte vor: Er war Inhaber eines Handwerksbetriebes, der florierte, bis kurz vor einem schweren Autounfall, der von der Unfallgegnerin verursacht worden war. Er hatte schwere, jedoch nicht lebensbedrohliche Verletzungen erlitten und zeigte schon in der Aufwachphase auf der Intensivstation Erregungssymptome, die mit Beruhigungsmitteln kaum niederzukämpfen waren. Mit Mühe erreichte er eine stationäre Rehabilitation, hatte Bewegungsstörungen, die trotz der Heilung von Knochen und Muskeln gerade eben ein Gehen an Stützen erlaubten, wirkte mit Tippelschritten einerseits und heftig einschießenden Bewegungen manchmal wie ein Parkinsonpatient, dann wieder wie jemand mit Choreoathetose (Veitstanz). Und dann passierte es, dass sich vor den Toren der Reha-Klinik ein schwerer Massenunfall mit vielen Toten ereignete, dessen Zeuge er wurde. Von da ab saß er nur noch im Rollstuhl. Ich sah ihn fünf Jahre später zur Erstvorstellung. Sein Haus war behindertengerecht umgebaut, er kam ohne ständige Begleitung bis hin zur Hilfe beim Essen nicht aus, und sein Zustand verschlechterte sich immer weiter in den Händen einer sehr mitfühlenden Therapeutin. Über sich selbst sagte er: »Da ist doch alles in Ordnung im Kopf, warum zum Teufel kann ich keine klaren Gedanken fassen. Bis ich Ihren Arztbrief gelesen hatte, konnte ich nicht sagen, was mit mir los ist und was ich noch wollen soll.« Er empfand ein tiefes Auseinanderklaffen zwischen dem reifen Alltagsmenschen und dem Zustand, der reflexhaft Bewegungsmuster und Wahrnehmungen aus dem Unfallgeschehen wiederholte. Die Geschichte des Klienten verdeutlicht, dass eine Blockade des Nachdenkens über Lebensziele und die eigene Position in der Welt auch bei einem einzelnen traumatischen Belastungsgeschehen auftreten kann, insbesondere bei der hier auch vorliegenden anhaltenden peritraumatischen Dissoziation.

Umso mehr geschieht dies bei den Lebensläufen von Menschen mit Entwicklungstraumatisierungen. Ohne dass sie in ihrer Intelligenz von vornherein beeinträchtigt wären, bleiben ihnen ohne Integration ihrer Belastungen die wichtigen mentalen Handlungen verschlossen, auf die Menschen nicht verzichten können, wenn sie sich mit Sinn- und Identitätsfragen beschäftigen wollen. Fonagy (Fonagy,

2004) hat es Mentalisierung genannt, P. Janet mentale Handlungstendenzen. Vor unterschiedlichem theoretischem Hintergrund gibt es sehr viele Parallelen zwischen den beiden Konzepten. Bleiben wir hier bei Janet. Er zeigt, dass Betroffene nur mit großer Mühe über eine Ebene der »reflexhaft symbolischen Handlungstendenzen hinaus kommen können (Rießbeck, 2013, S.100 ff.). Wer hier arretiert ist, muss »glauben, was er wünscht und fürchtet«, wie er es ausdrückte.

Gudrun, mit einer Kette an traumatischen Erinnerungen der Kindheit behaftet, die mich, als ich sie kennen lernte, durch ihre Zwangsgedanken fast zur Verzweiflung brachte, äußerte sich in der Pandemie ganz klar. »Für mich ist es ganz einfach, ich folge einfach unserem Ministerpräidenten. Dann wird alles gut sein, und ich fühle mich ganz sicher. Ich will gar nicht wissen, was da so über die Pandemie geredet wird von den Wissenschaftlern.« Schwierig wurde es allerdings dann, als es ums Impfen ging und eine eigene Entscheidung nötig war. Sie misstraute allem, bei gleichzeitig intensiven Wünschen, jemanden für sich entscheiden zu lassen. Sicherlich ist vieles an Irrationalem bei den sogenannten Corona-Leugnern dem Problem geschuldet, dass bestimmte mentale Handlungstendenzen nicht zugänglich sind.

7.5 Sinn des Leidens, posttraumatische Reifung

Resignation für Anfänger

Suche du nichts. Es gibt nichts zu finden,
Nichts zu ergründen. Finde dich ab.
Kommt ihre Zeit, dann blühen die Linden
Über dem frischgeschaufelten Grab.

Kommt seine Zeit, dann schwindet das Dunkel,
Funkelt das wiedergeborene Licht.
Nichts ist zu Ende. Alles geht weiter.
Und du wirst heiter. Oder auch nicht.

Zwischen Vergehen und Wiederbeginnen
Liegt das Unmögliche. Und es geschieht.
Wie und Warum waren nie zu ersinnen.
Neu klingt dem Neuen das uralte Lied.

Geh nicht zu Grunde, den Sinn zu ergründen.
Suche du nicht. Dann magst du ihn finden.

Mascha Kaléko
(Aus: Mascha Kaléko, In meinen Träumen
läutet es Sturm, dtv, 2013)

Dies ist ein schwieriger Abschnitt mit Fallstricken. Deswegen beginnt er mit einem Gedicht, welches als Warnung verstanden werden sollte, und als Aufforderung zur Demut. Menschen versuchen, alle Erfahrungen in ihr Verständnis von sich und der Welt einzubauen, sie sich verständlich zu machen und ihnen eine Bedeutung zu geben. Das scheint eine der Grundkonstanten zu sein, der Wunsch, jede auch noch so verstörende Erfahrung zur Grundlage des Lernens zu machen. Sinngebung ist also schon elementar vorstrukturiert. Viktor Frankl hat sich zum Sinn des Leidens ausführlich Gedanken gemacht. Er schreibt: »... Der Mensch gleicht einem Bildhauer, der den ungeformten Stein mit Meißel und Hammer so bearbeitet, dass das Material immer mehr an Form gewinnt. Der Mensch wieder verarbeitet den Stoff, den das Schicksal ihm liefert: bald schaffend, bald erlebend oder leidend, versucht er, aus seinem Leben an Werten ›herauszuschlagen‹ soviel er kann ...« (Frankl, Der Mensch vor der Frage nach dem Sinn, 2002, S. 246). Er unterstellt eine unverletzbare Vitalität, einen Lebensdrang, den Henri Bergson schon viel differenzierter als »Élan vital« beschrieben hat (Bergson, 1989). In Frankls Schriften lässt sich unschwer entdecken, wie er seine Überlebenskunst zum Maßstab für andere macht, was so lange unproblematisch bleibt, als er sich als literarisch starken, resilienten Menschen beschreibt, der erfolgreich Zweifel und Verzweiflung abzuwehren verstand. Frankls Idealisierungen führen auf der anderen Seite, bei Menschen, die »es« nicht schaffen, die gebrochen sind und es auch bleiben, zu schwer aufzufangenden Entwertungstendenzen. Für den Menschen mit anhaltenden desintegrierenden Beeinträchtigungen ist Frankls Haltung wohl eher nachteilig statt hilfreich. Zu sehr klingt der Vorwurf durch: Wer es nicht schafft, zur vita activa oder sogar auf die Sonnenseite des Lebens zu wechseln, ist eben zu schwach … unüberhörbar eine Art Verurteilung, bei der auch Frankl im damaligen paternalistischen Zeitgeist gefangen zu sein scheint. Für die Würdeorientierung von heute stammen die Impulse v.a. von Denkerinnen aus dem feministischen Spektrum. Bei dieser Vorstellung von Würde wird respektiert, dass Menschen so gebrochen sein können, dass sie nicht wieder aufstehen können und dass sie aber den gleichen Respekt verdient haben, auch wenn sie die Lasten nicht ablegen können und von keiner wie auch immer gearteten therapeutischen Intervention profitieren. Oft erst dann, wenn der Betroffene aus dieser Haltung der Nicht-Machbarkeit therapeutisch begleitet wird, entstehen bei ihm Spielräume, die aber kaum vorhersehbar sind. Kathy Steele hat für diese Grundhaltung gegenüber schwer Traumatisierten u.a. die folgenden Punkte benannt (pers. Mitteilung 2014):

- Nicht abwehren oder ablehnen trotz Provokation und Zurückweisung
- Zeuge versehrten Lebens sein
- Bereit sein, Patienten auch zu verlieren

Dies spricht in keiner Weise gegen eine sehr aktive Rolle von Therapeutinnen, aber eben überwiegend aus der Vorstellung der Prozessbegleiterin, der Facilitatorin, wie Therapeuten im Umfeld v.a. von EMDR gerne genannt werden.

Wer für den Lebenssinn eine Orientierung in einer übernatürlichen Kraft hat, tut sich leichter. Naturreligionen projizieren alles Übernatürliche in die Natur selbst, v.a. natürlich in Naturvorgänge, welche magisch erscheinen. Und tatsächlich haben auch Menschen im technischen Zeitalter einen Bereich, etwas Heilsames in der Natur selbst zu finden. Trauma-fokussierte Therapien nutzen dies überaus wirksam. Ein größerer Teil der Imaginationen und wahrnehmungsbezogenen Achtsamkeitsübungen verwendet Naturphänomene, von der sog. »Baumübung« bis zum »inneren Garten«. Was sollte auch dagegen sprechen, wenn sich Menschen so ihren konfliktfreien Bereich erobern, einen Bereich, der einfach nur gut scheint. Viele traumatisierte Menschen gewinnen aus der Begegnung mit Tieren und Pflanzen ihre besten Kräfte. Natürlich sind wir gerade in Deutschland hier sehr geprägt von der deutschen Romantik, man denke dabei an die Gedichte von Joseph v. Eichendorff und den Mythos Wald mit all den Überhöhungen, die sich dann nicht in nationalen Ideologien, sondern bis auch in unsere Zeit in der Werbung für Mineralwasser und Bier wiederfinden. Diese Anleihen, die wir bei den »Kräften der Natur« nehmen, haben religiöse Züge. Viktor Frankl meint, es gebe eine unbewusste Religiosität (Frankl, 1973, S. 96). Jeder Mensch als geistiges Wesen habe einen solchen Glaubenskompass und damit auch etwas, was seiner Verantwortlichkeit die Richtung gibt. Wichtig ist ihm also das »Wovor«, die Instanz, vor der er sich verantworten kann. Und solange er diese Orientierung habe, könne ihm der Sinn nicht abhandenkommen.

In den Theorien der Traumabewältigung finden sich eine Reihe von Glaubensvorstellungen über die den Menschen innewohnenden Kräfte, die sich nur zum Teil empirisch belegen lassen. Wichtig ist hier die von Horowitz (Horowitz, 1993) eingeführte »completion tendency«, die Neigung also, eine dem Organismus innewohnende Kraft, welche hilft, die Verarbeitung traumatischer Erfahrungen abzuschließen. Nun, ich kenne fast ebenso kräftige Tendenzen, welche die traumatischen Erfahrungen festhalten und wiederholen. Die Behauptung, es gäbe einen heilen Kern, der unverletzlich sei, ist ebenfalls zumindest beschönigend. Die vielen Suizidtoten sprechen dafür, dass auch dieser Kern verletzlich ist, der ja für das Streben nach einer wie auch immer gestalteten Zukunft zuständig sein muss. Ein weiterer Glaube, den sich z. B. auch die Ego-State-Therapie zu eigen gemacht hat, ist der, dass »alles schon da ist«, was der Mensch zum Leben braucht, und dass dies ihm nicht abhandenkommen könne. Und dass es damit die Aufgabe der Therapie sei, diese Stärken nur freizulegen. Die Vorstellung hat viel für sich, sie ist für eine zukunftsorientierte Grundhaltung kaum verzichtbar, ein Glaube, der Berge versetzen kann, aber auch ein Glaube, der verleugnen muss, wie destruktiv Menschen auch gegen ihre elementarsten eigenen Interessen und Bedürfnisse handeln können. So gibt es kaum etwas, was das Tothungern bei einer Magersucht, so verständlich die systemischen Aspekte auch sein mögen, als sinnvoll verstehen ließe. Gleiches gilt für alle inneren Anteile, deren Botschaft lautet »Du sollst nicht sein«. Sie können einen inneren Krieg im Menschen auf unbestimmte Dauer fortführen. Dieser Kampf mit zerstörerisch wirkenden Anteilen kann, wie bei einigen meiner Patienten, sich völlig verselbständigen, sodass sie nur noch aus der Fortführung dieses Kampfes inneren Sinn ziehen.

Es gibt ein Dilemma in der Begleitung traumatisierter Menschen, das gerade dann auftritt, wenn Therapeuten sehr von der Wirkmächtigkeit ihres Handelns überzeugt sind. Tatsächlich sind die Zustände nach erlittenen Erschütterungen von außen gesehen nicht so unabänderlich wie bei der Amputation eines Beines oder dem Verlust der Stimme nach einer Kehlkopfkrebsoperation. Also gilt die geradezu moralische Forderung an den Menschen, seine Potentiale zur Gesundung zu nutzen. Diese Haltung findet sich bei bestimmten Hypnotherapeuten, unter ihnen Gunther Schmidt. Er fokussiert einseitig auf die enormen Kompetenzen, die Betroffene entwickelt haben. »Wer solche schlimmen Traumatisierungen überlebt hat (körperlich und psychisch), muss dafür enorme Stärke und höchst wertvolle Strategien des Umgangs mit schweren Belastungen entwickelt haben. Gerade diese Kompetenzen können genutzt werden für eine gesunde und konstruktive Lebensgestaltung der KlientInnen« (zit. nach Peichl, 2018, S. 246). Es ist dies eine Haltung von Idealisierung, die doch allzu sehr dem Mythos des verletzten Helden folgt, welcher der eigentliche Träger der Überlebensweisheiten sein solle. G. Schmidt nährt, wie eine Reihe von Hypnotherapeuten, die Illusion des »Phönix aus der Asche«, des Individuums, welches aus eigener Kraft die desintegrierenden Verletzungen abschütteln könnte. Wer mehr nach dem Sinn des Leidens fragt, kommt hier vielleicht zu etwas weniger Verleugnung. Denn in seiner ganzen Schlichtheit geht es bei der Begleitung schweren Leids doch vorwiegend um das Tragen von Lasten und eher selten um die Freisetzung ungeahnter Kräfte.

Traumabelastete Menschen kommen unweigerlich in die Lage,

ihrem Leiden einen Sinn geben zu müssen, sobald sie weniger ihren Automatismen ausgeliefert sind. Insbesondere dann, wenn das Nicht-Wissen, das Nicht-Fühlen – die amnestischen Lücken also – ihnen die »heißen« Erinnerungen nicht mehr ausreichend abpuffern. Das Leben mit Sinn zu erfüllen geht wohl auch tatsächlich nur, wenn Menschen die Verantwortung für das Hier und Jetzt und das, was in die Zukunft weist, übernehmen. Hier kommen wir zu einem Dilemma, welches bei bestimmten Therapieansätzen sichtbar wird. So hat Jochen Peichl für die Integration belasteten Lebens ein 5-Schritte-Konzept zur Übernahme der Selbstverantwortung vorgestellt (Peichl, 2018, S. 236). Es beginnt damit, die eigene Rolle in der Vergangenheit zu überdenken, dann Illusionen aufzugeben und zu trauern, schließlich die eigenen Verletzungen anzuerkennen. Viertens soll zwischen Veränderung und Bewahrung ein neues Gleichgewicht geschaffen werden und im fünften Schritt schließlich sollen Betroffene die Verantwortung auch für neues Handeln übernehmen. Es ist ihm sicherlich zu danken, wenn er das Akzeptanzprinzip so in den Vordergrund stellt. Und dass er versucht, ein didaktisch übersichtliches Konzept darzustellen. Doch dann stellen sich, gerade im Hinblick auf die Sinnfindung, einige Fragen. Die erste ist noch ganz einfach. Gibt es denn einen solchen linearen Ablauf, der bei der Betrachtung der Vergangenheit beginnt und mit einer zuversichtlichen Haltung der Zukunft gegenüber endet? Steht die Verantwortungsübernahme wirklich so am Ende? Therapeuten werden sich so etwas Geordnetes wünschen. Aber heißt denn, dass diejenigen, die von traumatischer Last überwältigt werden, die der Wucht, die von ihren verletzten Anteilen ausgeht, nicht standhalten können, verantwortungslose Individuen sind? In welcher Position sind dann Therapeuten, die meinen, man könne die Verantwortung für jegliche noch so schwere Last schultern? Wer in einer gesicherten Position lebt, wie Therapeuten hierzulande überwiegend, ist in der Gefahr, sehr aus der sozialen Distanz Menschen Aufgaben zuzuschreiben. Es ist eine mentalisierende Aufgabe für Begleiter und Therapeutinnen: Sich wieder und wieder in die Lebenswelt der Betroffenen hineinzuversetzen und sich die Frage zu stellen: Würde ich das schaffen können, was ich da verlange? Und ist das nicht eine gefährliche Rolle rückwärts, den Betroffenen die Verantwortung wieder zuzuschreiben, wo die soziale Mitwelt doch oft so grandios versagt hat?

Paul, der von kirchlichen Würdenträgern über mehr als ein Jahrzehnt nicht nur missbraucht, sondern auch seines eigenen Willens beraubt worden war, zeigte mir die komplizierte Dialektik, die hier anstatt eines linearen Prinzips vorzuziehen ist. Es ist die, welche auch der »Eckige Tisch« in der Auseinandersetzung mit kirchlichen Institutionen einschlägt. Die Betroffenen brauchen einen Blick auf das Opfer, das »jüngere Ich«, welcher die schmerzhafte Ausgeliefertheit anerkennt und es von Schuld und Verantwortung für damals freispricht – selbst wenn der oder die Betroffene die Taten damals mitmachte oder aktiv das Geschehen provozierte. Der Erwachsene der Gegenwart aber muss es so gut wie möglich schaffen, die Verantwortung für sich und die eigene Zukunft zu übernehmen, selbst wenn die familiäre, soziale und juristische Mitwelt weiterhin versagt. Die Übernahme der Verantwortung geschieht gerade dadurch, dass Betroffene die Peiniger haftbar machen, konkret ihre Beschädigung in politischen Druck umwandeln und damit leidvoll anerkennen, dass damit das Leben doch nie ganz werden kann.

Dies bringt uns zur Frage des sogenannten posttraumatischen Wachstums, ein wohlklingender Begriff, der eine Analogie in Naturbeobachtungen hat, die sich jedem Gärtner bieten. Wird ein Baum geschädigt, durch Trockenheit, Überwässerung, Schädlingsbefall, so reagiert er mit Wachstumsstopp, wirft Blätter ab, Äste vertrocknen. Bessern sich seine Bedingungen, so reagiert der Baum mit üppigem Wachstum, treibt vermehrt aus, kann sogar umso üppiger blühen. In meiner Praxis stand ein Hibiskusbäumchen, welches strahlend blühte, und dann immer wieder kurz davor war einzugehen. Für viele meiner belasteten Patienten ein interessantes Schauspiel, von Woche zu Woche, mit vielfältigen Kommentaren, bei denen sie in der verletzlichen Pflanze etwas vom eigenen Hin und Her sahen.

Nun scheint eine Reifung v. a. in den frühen Phasen nach Erschütterungen stattzufinden (wenn es ein solches »Danach« überhaupt gibt), dann, wenn eine intensive Beschäftigung damit stattfindet (Bachem & Mäder, 2020). Hier greift die Analogie mit dem »verletzten Baum« auch noch halbwegs. Tatsächlich, es gibt sie manchmal, richtiggehend stürmische Entwicklungen, wenn Lasten abgelegt werden konnten. Die Regel ist das nicht. Es gibt wohl auch eine Doppelgesichtigkeit der posttraumatischen Reifung, mit mindestens zwei Komponenten (Maerker & Zoellner, 2004;15(1)). Eine Reaktionsmöglichkeit ist die der positiven Illusion, eine Reifung des positiven Selbstbetrugs. Ich habe diese Haltung, nach einem Beatles-Song, »Rocky Racoon Reflex« getauft. Rocky antwortet hier auf die Aussage des Doktors, der ihn für tödlich verletzt hält. »Rocky you met your match« … »Doc it's only a scratch, and I'll be better, … Doc as soon as I am able.« Diese positive Verzerrung tritt oft noch im Kontext bedrohlicher Wahrnehmungen auf und ist alles andere als eine Anpassung an die Wirklichkeit, ist mehr Wunschdenken und Verleugnung. Sie wird für kurzfristig hilfreich gehalten, langfristig hält sie aber die Symptome in stärkerem Maße aufrecht. Die andere Komponente ist eine Art von Selbsttransformation, die ein vollständiges Realisieren, erweiterte Einsichten über das Leben auch im Sinne von Weisheit enthält, v. a. aber die Fähigkeit, sich sozial zu öffnen und auf neue Lebensmöglichkeiten zuzugehen.

Forscher geben zu, dass die posttraumatische Reifung ein sehr heterogenes Konstrukt ist. Doch es ist das Verdienst dieser Forschung, festzustellen, dass es ein solches Phänomen überhaupt gibt. Es scheint im jungen Erwachsenenalter am stärksten ausgeprägt. Ein Nachteil der Forschung ist, dass in sie kaum entwicklungstraumatisierte Menschen einbezogen wurden, sondern mehrheitlich Typ I-Traumatisierungen oder Folgeproblematiken von Krebserkrankungen. Über die Lebensspanne verändert sich die Dynamik des Wachstums zudem. Was aber sollte man aus diesem Wissen für Therapien ableiten? Ich halte es für unrealistisch anzunehmen, man könne bei Therapien herausbekommen, ob sie posttraumatische Reifung fördern. Leichter scheint es zu ermitteln, welches therapeutische Handeln hier abträglich sein kann. Das aber entnehmen wir doch überwiegend aus Fallstudien und Berichten über Therapien oder biografischen Längsschnittanalysen. In den letzten Jahren wurde, gerade bei dieser Frage, wieder mehr Wert auf die phänomenologische Forschung gelegt, denn sonst produzieren wir Daten, bei denen die Präzision umgekehrt proportional zur Aussagekraft steht.

Statt die Aufmerksamkeit auf einen Prozess der Reifung zu lenken, kann man das Ganze auch von einem erstrebenswerten Ziel aus angehen. Die Frage ist dann: Welche personalen Entwicklungsmöglichkeiten sind für traumatisch belastete Menschen wünschenswert? Wir versuchen also, die gut integrierte Persönlichkeit zu charakterisieren, so wie es z. B. die holländische Arbeitsgruppe getan hat. Ich habe die von ihnen genannten Faktoren um die soziale Dimension und Umgang mit Glaubensfunktionen ergänzt.

Eine gut integrierte Persönlichkeit:

- erkennt und akzeptiert ihre Realität vor dem Hintergrund ihrer Geschichte und ihrer gegenwärtigen Lebensumstände;
- kann sich flexibel an veränderte Umgebungsbedingungen anpassen;
- hat ein kohärentes Selbstgefühl;
- erlebt sich selbst als »Ich«, unabhängig davon, was sie denkt, fühlt oder tut;
- kann sich an traumatisierende Ereignisse in sprachlicher Form erinnern;
- kann nach eigenem Ermessen die Erfahrungen mit anderen teilen, anstatt sie durch Wiederholung wieder zu erleben;
- ist im Moment gegenwärtig, hat aber Weisheit aus vergangenen Erfahrungen und nutzt sie für realistische Ziele für die Zukunft;
- kann sich Glaubenssystemen anschließen, diese aber auch überprüfen und sich distanzieren;
- kann soziale Beziehungen eingehen, bedürfnisgerecht deren Intensität regulieren, sie aufrechterhalten oder sich auch aus ihnen lösen. (Modifiziert nach van der Hart & Steele, 2014)

Dabei bleibt es problematisch, Ziele und Ideale allgemein für eine Personengruppe zu entwerfen. Die Betroffenensicht wäre hier wichtig. Im Laufe der praktisch therapeutischen Tätigkeit entdeckt man zwangsläufig, wie Menschen höchst unterschiedliche Haltungen entwickeln. Manche öffnen sich, suchen »in der Welt selber, was der Welt hilft« (Bloch, 1976). Andere suchen eine fast klösterliche Einkehr. Manche nutzen ihre Potentiale extensiv und versuchen vieles nachzuholen von dem, was die traumatischen Erfahrungen verhindert hatten. Andere beschränken sich und verzichten, was auch ein Weg hin zu weniger Leiden sein kann. Es ist gut, sich davon zu verabschieden, wie die ideale Entwicklung nach Erschütterungen zu sein habe. Es gibt keine Pflicht, »ganz« zu werden. Und die Tatsache, dass alle Idealisierungen Nachteile haben, bleibt festzuhalten.

7.6 Hoffnung und Verzicht

> Der Affekt des Hoffens geht aus sich heraus, macht die Menschen weit, statt sie zu verengen, kann gar nicht genug von dem wissen, was sie inwendig gezielt macht, was ihnen auswendig verbündet sein mag.
>
> (Bloch, 1976, S. 1)

Hoffnung ist eine der zentralen vorwärtstreibenden Kräfte jeder Psychotherapie und Beratung, und Interventionen, die Hoffnung aussäen, sind für eine gute Beziehung unerlässlich. Es hilft gerade denjenigen, denen die traumatische Vergangenheit wirklicher als die Gegenwart zu sein scheint, in Berührung mit einem Leben von morgen zu sein, selbst wenn sie hinnehmen müssen, dass »der Traum fester und jedenfalls heller erschien als seine Verwirklichung« (Bloch, 1976, S. 207). Mehr als bei anderen Menschen ist das Spiel mit der Zukunft bei Traumatisierten ein dreifaches. Es beginnt mit einer durchaus illusionären inneren Gegenwelt. Sie ist unzerstörbar, gehorcht ganz den eigenen Regieprinzipien. Gerade weil Traumatisierte, im Gegensatz zu anderen Menschen, oft kein abgegrenztes Land der Erinnerungen als ein Reich haben, aus dem sie keiner vertreiben könnte. Die innere Gegenwelt springt hier ein. Irgendwann entsteht aber, wenn das reale Leben mit Sinn erfüllt werden soll, die Reibung zwischen Hoffen und Aufgeben und ein Aushandeln, welche Hoffnungen an der realen Lebenswelt erprobt werden sollen.

Dies ist die zweite Spielebene, hinter der die dritte, welche das Kräftemessen mit den individuellen »Hier und Jetzt«-Gegebenheiten schon sichtbar wird. So wird Hoffnung zum Motor des Sinns. Es scheint mir überflüssig zu betonen, dass diese drei Ebenen nicht als zeitliche Abfolge, nicht als sequentiell, sondern als ineinander verflochten anzusehen sind.

Umso verstörender ist es, wenn wir im Verlauf der Traumaarbeit dazu kommen müssen, Hoffnungen endgültig aufzugeben und offen zu trauern. Erfahrene Therapeuten in der Begleitung schwieriger Prozesse kommen zu dem Schluss, dass die Unfähigkeit zu trauern eine spezielle Form des Nicht-Realisierens ist (Steele, Boon, & van der Hart, 2017, S. 545). Die Vorstellung hierbei ist, dass Menschen entweder in der Vermeidung von negativen Gefühlen wie Trauer dann so eingeengt sind, dass die Traumabewältigung blockiert, oder dass sie so auf den Verlust fokussiert sind, dass sie es für unmöglich halten, darüber hinwegzukommen. Ich glaube nicht, dass man solche Fragen überhaupt allgemein beantworten kann. Vielleicht wäre es nicht einmal gut, diesen so intimen Bereich allzu nüchtern untersuchen zu können. Der Umgang mit dem Aufgeben von Hoffnung und Trauern über dieses Loslassen ist etwas so Individuelles, dass er die größte Behutsamkeit überhaupt erfordert. Wer nicht bereit ist, Trost zu geben, sollte sich besonders zurückhalten. Denn mir scheint das Grundprinzip wichtig, dass Menschen kaum etwas weggeben, ohne etwas dafür zu bekommen.

In der Betreuung eines schwer lungenkranken Mannes fiel mir auf, wie sehr er bei kleineren Auseinandersetzungen um sein Ansehen und seine Ehre zu kämpfen bereit war. Erst war mir das unbegreiflich, denn seine Anstrengungen, auch der psychische Stress führten immer wieder zu deutlicher Verschlechterung der Atemfunktionen. Er wusste, dass er auf den Tod zuging. Er wusste, dass er die Hoffnungen, wenigstens so lange zu leben wie sein ebenfalls lungenkranker Vater, aufgeben musste. Er wollte etwas dafür bekommen, das Ansehen eines aufrechten Kämpfers gegen Ungerechtigkeit, und sei es in einem ganz kleinen Bereich. Seine Geschichte legt für mich sehr überzeugend dar: Es geht nie nur um das Weggeben. Wer Hoffnungen aufgeben muss, braucht ein inneres Gegengewicht. Seelsorger haben in diesem Feld meist die bessere Orientierung als Therapeuten. Trauma-integrierende Therapien verabsolutieren oft das Prinzip des Realisierens sehr stark. Manche Wirklichkeiten wirken aber so zerstörerisch, dass wir ohne eine irgendwie heile innere Gegenwelt nicht auskommen, selbst wenn sie anderen illusionär erscheint.

7.7 Begleitung und Üben bei Sinnfragen

Trauma-fokusssierte Therapien kommen an Sinnfragen nicht vorbei. Sie werden uns oft auf eine ganz unscheinbare Weise angetragen. Da meldet jemand Zweifel an (»... ob es sich überhaupt lohnt, eine Zeitung zu lesen ..., ja ich würde nie bei einem Verein mitmachen, da versuchen sie einen nur zu manipulieren ...«). Wir werden mit ethischen Fragen konfrontiert, wie mit dem Thema Organspendeausweis oder dem Recht auf selbstbestimmtes Sterben. Solche Themen kann man immer auch als Sonden ansehen, die dazu dienen, die Haltungen der Therapeutin zu erforschen. Gerade Menschen mit instabilen Mentalisierungsmöglichkeiten versuchen, dadurch Halt zu gewinnen, dass sie sich an die Lebensgrundsätze und Überzeugungen der Therapeutin anlehnen, positiv oder negativ. Die Vorstellung, die Therapeutin könne weltanschaulich neutral sein, ist natürlich Fiktion. Gerade Menschen mit eingeschränkter Mentalisierung brauchen die Möglichkeit, sich anzulehnen. Michael Balint hat dies die »apostolische Funktion des Therapeuten« (Balint M., 1993) genannt. Sie hat eine faszinierende Doppelbödigkeit. Auf die Heiler werden gerade von traumatisierten Menschen eine Fülle von Heilungserwartungen, aber auch der Beschädigung, übertragen. Man kann diesen Übertragungsphänomenen nicht entgehen, ja es ist noch nicht einmal sinnvoll, denn sie haben einen hohen Nutzen, aber es öffnet auch den Manipulationsmöglichkeiten Tür und Tor. Mit scheint es das Beste, Therapeuten reflektieren ihre Glaubenshaltungen, die sie weitergeben, so gut es geht, und machen transparent, wo sie eben Meinungen und Haltungen oder ein Bauchgefühl haben.

7.7.1 Motive hinter den Sinnfragen

Klagen über Sinnlosigkeit sind umfassend. Therapeuten können hierdurch gelähmt werden, sie als »Rundumschlag« empfinden. Es könnte sein, dass gerade die wiederholt vorgebrachte Klage darüber, dass doch »alles sinnlos« sei, einfach zu etwas dient, nämlich ein Machtungleichgewicht in einer Therapie zu verändern. Bei den umfassenden Fragen ist ja eine irgendwie befriedigende Antwort tatsächlich nicht möglich. Wer sich also darauf einlässt, die Frage so beantworten zu sollen, hat als Therapeut die Verliererkarte. Die Patientin wird sich leichttun, gute Beispiele von Sinnlosigkeit und Widersinn zu finden. Sie lässt sozusagen ihren inneren Zweifler und Nihilisten auf die Therapeutin los, im ungünstigsten Fall so lange, bis diese genervt oder resigniert reagiert. Sie kann sich dabei bedeckt halten, sodass verborgen bleibt, welches existentielle Thema eigentlich hinter der Klage steckt. Hier sehe ich zwei praktische Möglichkeiten, bei beiden geht es um Neugier und Erforschung. Die Therapeutin folgt ihrem Prinzip des Nichtwissens. Sie lässt sich ein Thema, etwas, was die Patientin irgendwie fasziniert und beschäftigt, verwickelt erklären, und gemeinsam forschen sie aus, was das Thema alles hergibt. Dabei erfährt sie im Laufe der Zeit unvermeidlich, was das Engagement ausmacht, welche stärkenden Momente ihr Gegenüber damit erlebt. Ich erinnere mich an einen Werkzeugmacher, der nach der plötzlichen Schließung seines Betriebes in eine tiefe Sinnkrise fiel. Im Laufe einiger Sitzungen lernte ich seinen ganzen Werkzeugkeller kennen. Bei solchen Nachforschungen vermitteln wir implizit die existentielle Grundhaltung, dass man Sinn nicht irgendwo vorfindet, sondern diesen einigen Lebensvollzügen zuerkennt.

Die zweite Möglichkeit ist die, ein inneres Team einzuberufen. Friedemann Schulz von Thun und Dagmar Kumbier beschreiben hier viele praktische Möglichkeiten (Schulz von Thun, 2008). Wenn schwere Beeinträchtigungen vorliegen, können wir erst mit einem inneren Ressourcenteam beginnen (Kumbier, 2019, S. 182–187). Auch Therapeuten, die sonst nicht mit Persönlichkeitsanteilen arbeiten, können diese Technik nutzen. Wir fragen zuerst nach gefühlten Momenten eigener Erfüllung aus der Vergangenheit, gegenwärtigen

Kompetenzmomenten und schließlich nach möglichen Projekten. Die dafür zuständigen jüngeren oder älteren Ichs werden zu Mitgliedern des Ressourcenteams ernannt, häufig von spirituellen Anteilen wie Ratgebern oder Engeln ergänzt. Gerade dann, wenn es mit eigenen Erfahrungen schwierig wird, kann nach Schrittmachern und Vorbildern gefragt werden. Sie können dann wie innere Helfer progressive Kräfte des inneren Teams werden. Man kann dieses Ressourcenteam dann mit Momenten bisher vergeblicher Sinnsuche oder Orientierungslosigkeit konfrontieren.

7.7.2 Umgang mit Werten und Glaubenssystemen

Abgesehen von einigen offen destruktiven Kulten sind Glaubenssysteme im Traumabereich bei Betroffenen Anker und geben Halt. Das Problem liegt hier mehr auf Seiten des Therapeuten, dem u. U. abverlangt wird, an einem Vormittag gleich mehrere Glaubensrichtungen zu erforschen. Ich habe Zweifel, ob wir hier Techniken einsetzen sollten. Es genügt ein freundlich neugieriges Interesse und das Prinzip des Nichtwissens. Dabei möchte ich gezeigt bekommen, wie Betroffene ihr Glaubenssystem im Alltag hilfreich benutzen, denn gerade die Religiosität wird gerne von Täterkreisen pervertiert und gegen Betroffene verwendet. Oft sind es ja nicht die dogmatisch ausgefeilten Glaubensdinge, die Traumatisierten nützlich sind, sondern emotionale und ganz körpernahe Erfahrungen. In einem ruhigen Kirchenraum oder Garten sitzen, auf ein Kerzenlicht schauen oder eine Blüte und an eine Heilsbringerin aus Gegenwart oder Vergangenheit denken. Ich persönlich ziehe es vor, mich darauf zu beschränken, dass Betroffene ihre grundlegenden Glaubenssätze für sich beschreiben, in Worte fassen und sie mit möglichst vielen Stilmitteln ausdrücken können. Sie müssen nicht angereichert werden, denn das Unbewusste des Therapeuten mischt allzu leicht das Eigene hinein. Klarer wird es, wenn wir die verschiedenen Lebensziele und -werte ggf. auch hierarchisch aufstellen. Ganz nach Geschmack kann man mit Säulendiagrammen oder Farbfeldern darstellen, welche Ziele mehr im Zentrum, welche mehr an der Peripherie liegen, und wie weit sich die Betroffene vom Ziel entfernt sieht. In einem nächsten

Schritt kann man dann erörtern, welchen Beitrag die Beratung oder Therapie zu den einzelnen Zielen leisten soll. Die Begleitung soll den Weg von einer mehr auf Kausalität bezogenen Sinnfrage (die im schlimmsten Fall heißt: Warum hat mich das alles so zerstört?) zugunsten einer Finalität des Existentiellen (Vogel, 2013, S. 83 ff.) ebnen. Die existentielle Betrachtung betont:

- Die grundsätzliche Freiheit der Wahl
- Die Verantwortung für Entscheidungen
- Das Gerichtetsein auf eine nicht klar zu bestimmende ungewisse Zukunft
- Den Wunsch nach Entfaltung und Vollendung
- Die für alle Wesen geltenden existentiellen Bedingungen von Zerbrechlichkeit und Isolation

Eine weitere Möglichkeit ist die der Teilearbeit. Jedes der Teilemodelle der Psyche ist prinzipiell dafür geeignet. Ich schlage Therapeuten vor, sich diese Zusammenkunft wie eine nur gering strukturierte Gruppentherapiesitzung vorzustellen. Sie machen also Gruppentherapie, nur eben mit den verschiedenen inneren Anteilen der Patientin. Da kann es spirituell orientierte Anteile geben und Pragmatiker, misstrauische Verletzte jeden Alters, Harmoniebedürftige usw. Wichtig ist bei dieser Teamaufstellung die Frage: Wo im heutigen Alltag spielen diese Haltungen und Überzeugungen eine Rolle? Wer ist der Träger der Botschaft und wozu? Wo helfen und wo hemmen diese Überzeugungen die Integration von Belastungserfahrungen? Wie also müssen sich diese Botschaften verändern und wer im Innern ist Motor dieser Veränderung?

7.7.3 Die galaktische Perspektive

Wer am Leben verzweifeln könnte, hilft sich manchmal mit dem, was wir die »galaktische« oder »kosmische Perspektive« nennen. Reinhard Mey hat das mit seinem Lied »Über den Wolken ...« nur angedeutet. Aus einer galaktischen Perspektive wird »Alles da unten« am Erdenrund tatsächlich nichtig und klein. Wir sind in unserer

Existenz dann kleine Lichter, die in kosmischen Zeitperspektiven nur einen Augenblick aufflackern und dann verlöschen. Genau genommen ist dies eine besondere Art von innerer Distanzierung und Beobachterperspektive, ein Blickwinkel, den wir Traumatisierten oft genug wünschen und versuchen einzuüben. Bei denjenigen meiner Patientinnen, die am meisten gedemütigt und gepeinigt worden waren, ist die galaktische Perspektive regelmäßig vorteilhaft im Spiel, sei es als »sicherer Ort auf einem anderen Stern« oder einem Beobachtungspunkt aus dem Weltall. Wenn wir uns an einem Ort befinden, wo uns die Größe und Weite der Welt sinnfällig wird, können wir uns leichter in diese Perspektive begeben, auf einem Berg oder am Meer, mit dem Blick zum Horizont. Es wirkt unmittelbar entlastend und fördert die Distanz zu den alltäglichen Nöten und Kämpfen. Und doch hat diese Perspektive zwei bedeutungsvolle Schattenseiten. Die galaktische Perspektive vergrößert nicht nur den Abstand zu den Problemen und Belastungen, sie erzeugt auch Abstand zum Leben selbst mit einer Position, die einsam macht. Sie behindert, dass wir ins Leben eintauchen, aus dem geteilten Moment mit anderen Gewinn ziehen können. Und so ebnet sie alle Werte ein. Sie erfasst dann auch die Bedeutungen, die ich früher meinem Leben gegeben habe. So hat eine mittlerweile ältere Frau den Tod ihrer chronisch herzkranken Tochter, die sie hingebungsvoll betreut hatte, kaum verdauen können. Mit der galaktischen Perspektive kam sie in eine Art leeren Nihilismus. »Da habe ich sie nochmals gerettet für ein halbes Jahr, nur damit sie dann an einem Morgen einfach so tot im Bett lag. Was soll denn solche Mühe für die paar Wochen?« Sie brauchte einige Zeit, bis sie die Anstrengung und das Engagement für ihre Tochter als Eigenwert würdigen konnte. Es erscheint keinesfalls leicht, auch vergangene Bedeutungen als wertvoll zu erhalten.

7.7.4 Dereflexion, Handlungsorientierung

Die Technik der Dereflexion ist von Viktor Frankl vorgeschlagen worden. Sie beruht darauf, Patienten bei Suchen nach Ursachen und Sinnfragen, bei dem, was in der Psychiatrie oft als Ruminieren bezeichnet wird, die Blickrichtung radikal zu verändern. Innenfokussierung soll durch Außenorientierung und aktives Engagement für eine Sache ersetzt werden. Seine Überlegung dabei ist, dass eine Sache, z. B. Sinn- oder Glücksuche, gerade durch »Hyperreflexion« und »Hyperintention« zunichte gemacht wird. Zu viel Wollen und zu viel Denken verjagt genau das, was der Mensch mit Händen zu greifen versucht. Wer Glück verfolgt, macht das Erleben von Glück unmöglich. Das gilt wohl auch für alle Zustände, für die man vielleicht noch Bedingungen schaffen, sie aber niemals herbeiführen kann, wie den Orgasmus oder den ersehnten Nachtschlaf. Frankl hat auf z. T. brachiale Weise diese Fixierung, welche Hypnotherapeuten als Problemtrance bezeichnen würden, umgewandelt, durch eine Orientierung hin zu zukünftigen Aufgaben und Zielen: »Frage Dich nicht was in Dir geschieht, sondern frage danach, was darauf wartet von Dir erreicht zu werden« (zit n. Yalom, 2020, S. 557)« Das Vorgehen ist nach dem Muster paradoxer Interventionen gestrickt und entsprechend im Traumabereich mit größerer Vorsicht zu benutzen. Und doch ist es von Wert, denn gerade in einer Spätphase von Therapien kann es passieren, dass Betroffene einfach von der Selbstbezogenheit nicht wegkommen. Diese Selbstbezogenheit hat die Therapie z. B. während des Durcharbeitens traumatischer Erinnerungen auf eine sinnvolle Weise gepflegt. Den Fokus umzustellen ist also nicht leicht. Eine von Inzest betroffene Frau, die meine Therapiegruppe wegen zunehmender Depressivität besuchte, fasste ihre Erkenntnisse ganz schlicht so zusammen: »Wie das wäre, einfach so drauflos zu machen, einfach nur weil ich eine Neigung spüre oder Lust habe, ohne großes Wenn und Aber …« Sie gab sich letztlich ein körperliches Impulssignal, ein leichtes Kneifen in den Arm, welches sie immer dann aktivierte, wenn sie zu sehr in lähmende innere Debatten geriet.

Wir haben bereits im Kap. 4 festgestellt, wie sehr auch elementare Handlungen dabei helfen können, den eigenen Willen zu spüren und aus einem Zustand, z. B. dem der Verletzung, einer Fixierung in traumatischer Vergangenheit, in einen der Gegenwart besser angepassten bedürfnisgerechten Zustand wechseln zu können. Inzwischen gibt es, gut etabliert, in der Akeptanz- und Commitment-Therapie eine Reihe gut koordinierter praktischer Vorschläge, wie

Menschen auch längerfristig an einem Verhalten auf der Basis erkannter eigener Werte arbeiten können. Durch ihre Strukturiertheit kann diese Therapie auch helfen, Verantwortung für umfangreichere Handlungsmuster zu übernehmen (Luoma, 2009)

7.7.5 Mikroabenteuer

Während der Corona-Pandemie war es sehr aufschlussreich zu beobachten, wie Menschen, als der Alltag gründlich durcheinandergeworfen war, versuchten, Strategien zu finden, die ihnen beim Durchhalten halfen. Noch besser ging es denjenigen, die in der Lage waren, die Einschränkungen als Herausforderung zu begreifen. Leichter hatten es natürlich hier diejenigen, die sich nicht zu sehr von Krankheit, ökonomischem Druck oder sozialer Notlage bedroht sehen mussten. Bei meinen Patienten und in meiner privaten Umgebung waren diejenigen am erfolgreichsten, die eine Strategie der »Mikroabenteuer« verfolgten. Es ist eigentlich ganz einfach, beinhaltet aber die Bereitschaft, ziemlich alltagsnahe Beobachtungen und Verrichtungen neu zu erfüllen, sie auf ungewöhnliche Weise mit Leben zu füllen. Das Mikroabenteuer »verlegt den Reiz der aufregenden, großen weiten Welt, den Aufbruch zu unbekannten Zielen und mit ungewissem Ausgang – für das der Begriff Abenteuer ursprünglich steht – in das allernächste Umfeld« (Heinold, 2021). Viele Schweden haben dieses Konzept wohl während des Lockdowns im Winter 2020/21 sehr direkt umgesetzt. Sie verlegten z. B. ihre Küche ins Freie, sodass binnen kurzen die entsprechend leicht transportablen Kocher gänzlich ausverkauft waren. Sie konnten so größere Treffen veranstalten, bis hin zu kulinarischen Wettbewerben, auf der Ebene einer einzelnen Kochflamme. Es kann ebenso spannend sein, Wildbienen auf Mohnblüten zu beobachten, wie im Hubschrauber ums Matterhorn zu fliegen, die Haltung macht es aus. Oder sich anstiften lassen von einer Freundin. Sie soll mir ein Buch oder einen Film empfehlen. Ich verpflichte mich dazu, mich damit zu befassen und vielleicht die Begeisterung nachzuschmecken, ihr dann einen Kommentar zu geben. Eine gewisse Gefahr des Biedermeiertums besteht darin vielleicht, die Suche der bequemen Enge, die M. Balint »Oknophilie« genannt hat

(Balint, 1960, S. 23–27). Doch erscheint diese Haltung zukunftsträchtig. Sie ermöglicht vielleicht ein Verhalten, welches den Nahbereich mehr schätzt, und trägt dazu bei, sensible Ökosysteme mehr zu schonen. Und schließlich eröffnet sich Menschen damit doch leichter ein Weg zu sich selbst, den wir allgemein als Voraussetzung sehen, um Weisheit zu erlangen.

7.7.6 Weisheitsquellen und Glück

Brauchen Menschen Weisheit, um traumatische Erfahrungen zu überwinden? Ich tendiere dazu, dies zu bejahen, aber meine Beobachtungen stammen aus der Begleitung einzelner Patienten und sind sehr subjektiv aus eigenen Erfahrungen in der Überwindung von Leid gespeist. Die meisten Menschen sind grundsätzlich für natürliche Weisheiten, die sich in Alltagsphilosophien niederschlagen, begabt. Wenn diese Funktionen nicht zu sehr von traumatischem Stress oder Neurotizismus blockiert werden, dann werden sie von selbst aktiv. Therapeuten müssen sich also um das kümmern, was im Weg liegt und blockiert. Sie müssen Weisheit nicht erfinden. Menschen ist die Fähigkeit als innere Kraft mitgegeben, ihre »innere Weisheit« zu entdecken, ganz so, wie meine geschätzte Kollegin Clare Frederick es für die Ego-State-Therapie ausformuliert hat (Frederick, 2007, S. 25, ergänzt von pers. Mitteilungen). Daneben nehmen wir, gerade die mit Mühsal Beladenen, gerne an kultureller Weisheit teil, sei es in Literatur, bildender Kunst oder Musik. Ich war oft in der Versuchung, in diesem Buch eine Vielzahl an Büchern oder Filmen zu empfehlen, wie es eine Reihe von Autoren im Traumabereich mit einem gewissen Sendungsbewusstsein tun. Ich habe mich hier weitgehend zurückgehalten. Zu oft habe ich erlebt, dass solche Empfehlungen für Betroffene die soziale Distanz vergrößerten. Bestimmt wäre es aber anregend, über Bibliotherapie zur Traumabewältigung zu schreiben. Manchmal war ich etwas traurig, wenn meine Patienten sich über das beschwerten, was ich ihnen als großen Schatz zu hören, zu lesen oder anzuschauen nahelegte. So habe ich einer zerbrechlichen, traurigen, romantisch begabten jungen Frau einmal vorgeschlagen, Lautenstücke von John Dowland zu hören, die mir viel bedeuten. Sie äußerte sich in der nächsten Sitzung sehr aufgebracht und entwertend darüber. Es war zwar möglich, diese Störung zu bewältigen, aber hilfreich war mein Vorschlag sicher nicht. Es war durchweg zielführend, wenn Patienten mir etwas zeigen konnten, was ihnen Stärkung oder Begeisterung geboten hatte. Und wenn ich dann etwas beitragen konnte, was ihre Neugier oder Freude weiter zu steigern in der Lage war. Da treten dann manchmal auch Glücksmomente auf, in einem Resonanzerleben der beiden Beteiligten oder einer ganzen Gruppe. Diese Resonanzphänomene sind meines Wissens aber noch wenig untersucht.

Glücklich machen ist keine Aufgabe von Beratung und Psychotherapie. Die Tatsache, dass manche Sprachen, wie das Sanskrit, mehr als zehn Wörter für Glück haben, zeigt, dass Glück ein vielschichtiges Wort ist, nicht einfach eine der Emotionen, sondern umfassender, so wie die Liebe. Am besten zur Sphäre der Psychotraumatherapie scheinen mir aber die buddhistischen Denksysteme zu passen, gerade weil sie auch eine selbstfürsorgliche Lebenspraxis anbieten. Vielleicht betonen sie die Haltung der Selbstlosigkeit auf eine sehr idealisierende Weise, wie z. B. bei Matthieu Ricard (Ricard, 2020).

Für dieses Buch habe ich mich mit den Werken von Irvin Yalom beschäftigt, weit mehr als früher auch mit seiner Person. Er hat in klinisch praktischer Sicht und mit Herzenswärme nicht nur viele Patientengeschichten geschrieben, sondern auch wichtige existentielle Philosophen ins Spiel gebracht Und er hat mit der existentiellen Psychotherapie eine Richtung angegeben, die bis heute in der klinischen Praxis noch nicht die angemessene Berücksichtigung gefunden hat. Die Biografie, und letztlich das Buch über den Abschied von seiner im vergangenen Jahr verstorbenen Frau, machte mich dennoch nachdenklich. Yalom beschrieb mit reichen Worten, wie sehr er vom Leben beschenkt wurde mit Erfahrungen, wie er sich beruflich entfalten konnte, bewundert wurde von Menschen, denen er so viel geben konnte. Wie er ein Mann des Buches war und noch ist, mit einer Heimat im Lesen und Schreiben. Wie er getragen wurde von seiner Familie und Freunden und Kollegen rund um die Welt. Und doch, wie sehr gerade er, trotz des erfüllten Lebens, sich so schwertat, so sehr litt an dem Verlust seiner Frau und dem Loslassen-Müssen auf vielen Ebenen, Reichtum, der nicht festgehalten werden kann. Wie er also von der Vergänglichkeit gepackt wurde, wie andere auch. Da fiel mir die Geschichte des Gelegenheitsarbeiters Andreas Egger ein. Er ist die Hauptfigur des Romans von Robert Seethaler mit dem Titel »Ein ganzes Leben« (Seethaler, 2014). Andreas ist ein von der Familie verstoßener und vielfach misshandelter und gedemütigter Junge, der sein Alpental im Laufe des Lebens nur im Zweiten Weltkrieg verlässt. Es gelingt ihm in jungen Jahren, ein wenig kargen Boden zu bewirtschaften und sogar eine Frau zu finden, die aber samt dem mühselig erbauten Haus von einer Lawine fortgerissen wird. Er bleibt Monteur im Seilbahnbau, wird nach dem Krieg im aufkeimenden Tourismus Bergführer. Allzu viel Nähe verwirrt ihn, er lebt ein karges, aber nicht ganz einsames Leben. Bei alledem ist er irgendwie zufrieden oder in einer Art von Akzeptanz für das Leben an sich. Es würde mich sehr reizen, Irvin Yalom und Andreas Egger einander begegnen zu lassen und sie miteinander ins Gespräch kommen zu lassen über die Bedingungen ihres Daseins. Aber das wäre ein neues Buch.

Literatur

Abresch, P. (2019). *Das Erste* . Von Weltspiegel : https://www.daserste.de/information/politik-weltgeschehen/weltspiegel/sendung/japan-einsamkeit-hikikomori-100.html abgerufen am 23. 07. 2019.

Albom, M. (2002). *Dienstags bei Morrie.* München: Goldmann Verlag.

Anders, G. (1980). *Die Antiquiertheit des Menschen Bd II.* München: C. H. Beck Verlag.

Antonovsky, A. (1997). *Salutogenese – Zur Entmystifizierung der Gesundheit.* Tübingen: dgvt Verlag.

Arendt, H. (2021). *Über das Böse.* München: Piper Verlag.

Bachem, R., & Mäder, S. (2020). Posttraumatisches Wachstum im Wandel der Zeit. *Trauma und Gewalt*, 4:278–286.

Baker, E. (1981). a hypnotherapeutic approach to enhance object relatedness in psychotic patients. *Int. Journal of Clinical and Experimental Hypnosis*, 124:136–147.

Balint, M. (1960). *Angstlust und Regression.* Stuttgart: Klett-Cotta Verlag.

Balint, M. (1993). *Der Arzt, sein Patient und die Krankheit.* Stuttgart: Klett-Cotta Verlag.

Beetz, J. (2012). *Eine phantastische Reise durch Wissenschaft und Philosophie: Don Quijote und Sancho Pansa im Gespräch.* Aschaffenburg: Alibri Verlag.

Benjamin, L. S. (2003). *Interpersonal Reconstructive Therapy.* New York: Guilford Press.

Bergson, H. (1989). *Zeit und Freiheit.* Frankfurt/M.: Athenäum Verlag.

Bloch, E. (1976). *Das Prinzip Hoffnung.* Frankfurt/M.: Suhrkamp Verlag.

Braun, B. G. (1988). The BASK model of dissociation. Part I. *Dissociation*, 1 (1): 4–23.

Brecht, B. (1963). *Das Leben des Galilei.* Frankfurt/M.: Suhrkamp Verlag.

Buber, M. (1995). *Ich und Du.* Stuttgart: Reclam Verlag.

Bühler, K. E. (2013). Vereinfachung des Lebens im Geist der griechischen Antike. In: *Dissoziation und Kultur*, hrsg. von Wolfradt, U., Heim, E. & Fiedler, P., S. 56 - 61. Lengerich: Pabst Verlag.

Camus, A. (1994). *Der Fremde.* Hamburg: Rowohlt Verlag.

Camus, A. (2020). Der Mythos vom Sisyphos. In: Camus, A.: *Der Mythos vom Sisyphos*, S. 141–145. Hamburg: Rowohlt Verlag, 25. Aufl.

Camus, A. (2020). Der philosophische Selbstmord. In: Camus, A.: *Der Mythos vom Sisyphos*, S. 41–63. Hamburg: Rowohlt Verlag, 25. Aufl.

Camus, A. (2020). Die absurde Freiheit. In: Camus, A.: *Der Mythos vom Sisyphos*, S. 64–79. Hamburg: Rowohlt Verlag, 25. Aufl.

Camus, A. (2020).Die absurden Mauern. In: Camus, A.: *Der Mythos vom Sisyphos*, S. 22–40. Hamburg: Rowohlt Verlag, 25. Aufl.

Camus, A. (2013). *Die Pest.* Hamburg: Rowohlt Verlag.

Dickens, Ch. (2015). *Eine Weihnachtsgeschichte.* Hildesheim: Gerstenberg.

Dürrenmatt, F. (1952). Der Tunnel. In *Die Stadt. Prosa I–IV.* Zürich: Arche Verlag.

Egle, U. T., & Zentgraf, B. (2017). *Psychosomatische Schmerztherapie.* Stuttgart: Kohlhammer Verlag.

Erikson, E. H. (1973). *Identität und Lebenszyklus.* Frankfurt/M.: Suhrkamp Verlag.

Euripides. (1999). *Bakchen.* Frankfurt/M.: Insel Verlag.

Fischer, G., & Riedesser, P. (1998). *Lehrbuch der Psychotraumatologie.* Stuttgart: UTB Ernst Reinhardt Verlag.

Fonagy, P. (2004). *Affektregulierung, Mentalisierung und die Entwicklung des Selbst.* Stuttgart: Klett-Cotta Verlag.

Frankl, V. (1973). *Der Mensch auf der Suche nach Sinn.* Freiburg i. Br.: Herder Verlag.

Frankl, V. (2002). *Der Mensch vor der Frage nach dem Sinn.* München: Piper Verlag.

Frederick, C. (2007). Ausgewählte Themen der Ego State Therapie. *Hypnose – Zeitschrift für Hypnose und Hypnotherapie,* Oktober 2007: 5–100.

Frederick, C., & McNeal, S. (1999). *Inner Strenght.* Lawrence Erlbaum Ass./ Routledge.

Fromm, E. (1979). *Anatomie der menschlichen Destruktivität.* Hamburg: Rowohlt Verlag.

Fromm, E. (1980). *Die Kunst des Liebens.* Frankfurt/M: Ullstein Verlag.

Gerst, T. (2015). Im Zwiespalt. *Deutsches Ärzteblatt:* A-768/B-648/C-628.

Grawe, K. (2004). *Neuropsychotherapie.* Göttingen: Hogrefe Verlag.

Grimm, W. & Grimm, J. (1984). *Deutsche Märchen Bd 2.* Stuttgart: Reclam Verlag.

Handtke, L. & Görges, H. J. (2012). *Handbuch Traumakompetenz.* Paderborn: Junfermann Verlag.

Haule, J. R. (1986). Pierre Janet and Dissociation: The First Transferance Theory and its Origins in Hypnosis. *American Journal of Clinical Hypnosis,* 10: 86–94.

Haynes, J.-D. (2008). *Unbewusste Entscheidungen im Gehirn.* Von Max Planck Gesellschaft: www.mpg.de/562931/pressemitteilung20080409 abgerufen

Heidegger, M. (2000). *Gesamtausgabe Bd. 7, Vorträge und Aufsätze.* Stuttgart: Klett-Cotta Verlag.

Heidegger, M. (1984). *Sein und Zeit.* Tübingen: Max Niemeyer Verlag.

Heinold, T. (2021). Entdeckungen im Kleinen. *Nürnberger Nachrichten,* Magazin, 27. 2., S. 1.

Hensel, T. (2017). *Stressorbasierte Psychotherapie.* Stuttgart: Kohlhammer Verlag.

Hertz, N. (2021). *Das Zeitalter der Einsamkeit.* Hamburg: HarperCollins.

Hobbes, T. (1651). *Leviathan* Von www.welcker-online.de/Texte/Hobbes/Leviathan.pdf abgerufen

Hoffmann, H., & Voss, M. (2017). Was ist Soteria? Eine Standortbestimmung. *Nervenheilkunde,* November: 874–879.

Hofmann, A. (2015). *EMDR.* Stuttgart: Thieme Verlag.

Hofmannsthal, H. von (1991). *Jedermann.* Frankfurt/M.: Fischer TB.

Holmes, E. A. et al.(2005). Are there two qualitatively distinct forms of dissociation? A review and some clinical implications. *Clinical Psychological Review,*(25): 1–23.

Homer (2012). *Odyssee. 11. Gesang, 593–600. Übersetzung Wolfgang Schadewaldt.* Berlin: Akademie Verlag.

Horowitz, M. (1993). Stress-response syndromes: A review of posttraumatic stress and adjustment disorders. In J. P. Wilson & B. Raphael (Eds.), *International handbook of traumatic stress syndromes* (S.49–60). New York: Plenum Press.

Huber, M. (2006). *Der innere Garten.* Paderborn: Junfermann Verlag.

Huber, M. (2013). *Der Feind im Innern.* Paderborn: Junfermann Verlag.

Huber, M. & Frei, P. (2006). *Leiden hängt von der Entscheidung ab.* Paderborn: Junfermann Verlag.

James, W. (1890/1918). *Principles of Psychology.* Havard: Pantionos Classics.

Janet, P. (1919/1925). *La Médication psychologiques engl. Psychological healing.* Paris: Alcan.

Janet, P. (1923). *Les médicine psychologique.* Paris: Flammarion.

Jaspers, K. (1973). *Existenzerhellung.* Berlin: Springer Verlag.

Jung, C. G. (2020). *Erinnerungen, Träume, Gedanken.* Mannheim: Patmos Verlag.

Kaléko, M. (2013). *In meinen Träumen läutet es Sturm.* München: Deutscher Taschenbuch Verlag.

Kast, V. (1999). *Imagination als Raum der Freiheit.* München: Deutscher Taschenbuch Verlag.

Kehse, U. (2020). Kalt wie Stein. *Geo Wissen, Die Psychologie des Bösen,* 69: 58–63.

Kierkegaard, S. (2017). *Die Krankheit zum Tode.* München: Deutscher Taschenbuch Verlag.

Kreutzer, C. (2021). *Japan setzt Einsamkeitsminister ein.16. 2. 2021 SWR3.* Von https://www.swr3.de/aktuell/nachrichten/japan-setzt-einsamkeits-minister-ein-100.html: https://www.swr3.de/aktuell/nachrichten/japan-setzt-einsamkeits-minister-ein-100.html abgerufen

Kumbier, D. (2019). *Arbeit mit dem Inneren Team bei Krebs und anderen Erkrankungen.* Stuttgart: Klett-Cotta Verlag.

Lama, D. (2017). *Der Weg des tibetanischen Buddhismus.* Freiburg i. Br.: Herder Verlag.

Lao-tse. (1961). *Tao-Tê-King.* Stuttgart: Reclam Verlag.

Lazarus, A. (2006). *Innenbilder.* Stuttgart: Klett-Cotta Verlag.
Luoma, J.B. (2009). *ACT-Training.* Paderborn: Junfermann Verlag.
Luther, M. (1951). Buch Hiob. In *Lutherbibel* (S.40.25–41.26). Stuttgart: Privileg. Württemb. Bibelanstalt.
Maerker, A., & Zoellner, T. (2004). The Janus Face of Self-Perceived Groth: Toward a two component Model of posttraumatic growth. *Psychological Inquiry*, 15 (1): 41–48.
Metzinger, T. (2011). *Der Ego Tunnel.* Berlin: Bloomsbury Verlag.
Milgram, S. (1997). *Das Milgram-Experiment. Zur Gehorsamsbereitschaft gegenüber Autorität.* Hamburg: Rowohlt Verlag.
Mitscherlich, A. & Mitscherlich, M. (1967). *Die Unfähigkeit zu trauern.* München: Piper Verlag.
Mozart, W.A. (2021). Salzburg (AT), Internationale Stiftung Mozarteum, Bibliotheca Mozartiana. 04. Januar 2021. dme.mozarteum.at/briefe-dokumente/online-edition/
Müller, G., & Rießbeck, H. (. (2019). *Traumakonfrontation – Trauma-integration – Therapiemethoden im Vergleich.* Stuttgart: Kohlhammer Verlag.
Neruda, P. (2001). *Ich bekanne, ich habe gelebt.* München: Luchterhand Verlag.
Nijenhuis, E. (2015). *The Trinity of Trauma – Ignorance, Fragility and Control.* Göttingen: Vandenhoeck & Ruprecht.
Noyon, A.H. (2012). *Existentielle Perspektiven in Psychotherapie und Beratung.* Weinheim : Beltz Verlag.
Nummenmaa, L. (2021). Brain basis of psychopathy in criminal offenders and general population. *Cerebral Cortex*: 4104–4114.
Ogden, P., Kekuni M. & Pain, C. (2009). *Trauma und Körper.* Paderborn: Junfermann Verlag.
Ovid. (ohne Jahr). *Metamorphosen Buch III.* Dt. Übersetzung: Stuttgart: Reclam Verlag.
Özkan, I. & Belz, M. (2019). *Sprachreduzierte Ressourcen- und Trauma-stabilisierungsgruppe.* Stuttgart: Schattauer Verlag.
Peichl, J. (2015). *Narzisstische Verletzungen der Seele heilen.* Stuttgart: Klett-Cotta Verlag.
Peichl, J. (2018). *Integration in der Traumatherapie.* Stuttgart: Klett-Cotta Verlag.
Peter, B. (2015). Ist Hypnose hinreichend, ein Verbrechen zu begehen? Die Kontroverse zwischen Mayer und Bürger-Prinz über den Heidelberger Hypnoseprozess 1936. Ein frühes Beispiel des Diskurses über den Bewusstseinszustand von Hypnotisierten. *Zeitschr f Hypnose und Hypnotherapie,* Oktober: 7–26.
Plassmann, R. (2007). *Die Kunst des Lassens.* Gießen: Psychosozial Verlag.
Platon. (1957). *Gesammelte Werke Bd.1, Des Sokrates Verteidigung.* Hamburg: Rowohlt Verlag.
Potreck-Rose, F., & Jacob, G. (2003). *Selbstzuwendung, Selbstakzeptanz, Selbstvertrauen.* Stuttgart: Klett-Cotta Verlag.

Raine, A. (2015). *Zum Mörder geboren.* Stuttgart: Klett-Cotta Verlag.
Ramler, K. W. (2021). *Der Fuchs und die Trauben.* Von wikipedia.org/wiki/Der_Fuchs_und_die_Trauben: https://de.wikipedia.org/wiki/Der_Fuchs_und_die_Trauben abgerufen 28.4.2021.
Reddemann, L. (2001). *Imagination als heilsame Kraft.* Stuttgart: Klett-Cotta Verlag. 22. Aufl. 2020.
Reddemann, L. (2004). *Psychodynamisch maginative Traumatherapie.* Stuttgart: Klett-Cotta Verlag. 11., völlig überarb. Aufl. 2021.
Reddemann, L. (2008). *Eine Reise von 1000 Meilen beginnt mit dem ersten Schritt.* Freiburg i. Br.: Herder Verlag.
Reddemann, L. (2021). *Die Welt als unsicherer Ort.* Stuttgart: Klett-Cotta Verlag.
Reemtsma, J. P. (1997). *Im Keller.* Hamburg: Hamburger Edition.
Rentel, T. (2013). Resonanz und Schlüsselworte. In: *Schlüsselworte – Idiolektische Gesprächsführung in Therapie, Beratung und Coaching*, hrsg. von Bindernagel, D. et al., (S. 47–55). Heidelberg: Carl-Auer Verlag.
Revenstorf, D. & Peter, B. (2001). *Hypnose in Psychotherapie, Psychosomatik und Medizin.* Heidelberg: Springer Verlag.
Ricard, M. (2020). *Glück.* München: Droemer Knaur Verlag.
Rießbeck, H. (2013). *Einführung in die hypnodynamische Teiletherapie.* Heidelberg: Carl Auer Verlag.
Rießbeck, H., & Müller, G. (2019). *Traumakonfrontation-Traumaintegration.* Stuttgart: Kohlhammer Verlag.
Ruoß, M. (2017). *Zwischen Flow und Narzissmus – Die Psychologie des Bergsteigens.* Bern: Hogrefe Verlag.
Sack, M. (2019). *Individualisierte Psychotherapie.* Stuttgart: Schattauer Verlag.
Safranski, R. (1995) *Schopenhauer.* München: Diederichs Verlag.
Safranski, R. (2000). *Nietzsche – Biographie seines Denkens* . München: Carl Hanser Verlag.
Saint-Exupéry, A. de (2001). *Der kleine Prinz.* Düsseldorf: Karl Rauch Verlag.
Sartre, J.-P. (1952). *Das Spiel ist aus.* Hamburg: Rowohlt Verlag.
Sartre, J.-P. (1975). *Drei Essays.* Frankfurt/M.: Ullstein Verlag.
Sartre, J.-P. (2017). *Das Sein und das Nichts.* Hamburg: Rowohlt Verlag.
Scharfetter, C. (1983). *Schizophrene Menschen.* München: Urban&Schwarzenberg.
Scharfetter, Ch. (1983). *Schizophrene Menschen.* München: Urban & Schwarzenberg.
Scharfetter, C. (2019). Ego Fragmentation in Schizophrenia. In: Moskowitz, A., Dorahy, M. J. & Schäfer, I.: *Psychosis, Trauma and Dissociation* (S. 69–82). Chichester: Wiley Blackwell.
Schiller, F. (2021). Briefe über die ästhetische Erziehung des Menschen, 15. Brief. *Wikipedia.* kein Datum. https://de.wikipedia.org/wiki/Über_die_ästhetische_Erziehung_des_Menschen (Zugriff am 4. April 2021).
Schmucker, M., & Köster, R. (2019). *Praxishandbuch IRRT.* Stuttgart: Klett-Cotta Verlag.

Schopenhauer, A. (1960). *Die Welt als Wille und Vorstellung.* Stuttgart: Cotta Verlag.

Schopenhauer, A., & Meiner, F. (1978). *Preisschrift über die Freiheit des Willens.* Hamburg: Felix Meiner.

Schulz von Thun, F. (2008). *Miteinander reden Bd.3.* Hamburg: Rowohlt Verlag.

Seethaler, R. (2014). *Ein ganzes Leben.* Berlin: Hanser Verlag.

Smith Benjamin, L. (2003). *Intrapersonal Reconstructive Therapy.* New York: Guilford Press.

Spinoza, B. de (1961). *Die Ethik – Schriften, Briefe.* Stuttgart: Alfred Kröner Verlag.

Spitzer, M. (2020). Langeweile ist nicht langweilig. *Nervenheilkunde,* Oktober: 612–625.

Steele, K., Boon, S., & van der Hart, O. (2017). *Die Behandlung trauma-basierter Dissoziation.* Lichtenau: Probst Verlag.

Steiner, B., & Krippner, K. (2006). *Psychotraumatherapie.* Stuttgart: Schattauer Verlag.

Stevenson. (2017). *Der merkwürdige Fall von Dr. Jekyll und Mr. Hyde.* Stuttgart: Reclam Verlag.

Strauss, B., Schwartze, D., & Freyberger, H. (2018). Traumatische Nebenwirkungen in der Psychotherapie. *Trauma & Gewalt,* 4: 284–294.

Thomä, H. (2001). Ferenczis »mutuelle Analyse« im Lichte der modernen Psychoanalyse. *Forum der Psychoanalyse, 17/1.*

Tolstoi, L. (1992). *Der Tod des Ivan Iljitsch.* Stuttgart: Reclam Verlag.

Tomsic, S. (2020). *Wenn jeden Tag Sonntag ist.* Aus: Zeit: www.zeit.de/campus/2020-04/langeweile-lernen-quarantaene-social-distancing-coronavirus abgerufen am 10.05.2020.

Türer, M. A. (2016). *Die Existenz und das Absurde – Ein Vergleich der philosophischen Konzepte von Jean-Paul Sartre und Albert Camus.* Münster: Grin Verlag.

van den Berg, D. P. (2015). Prolonged Exposure versus Eye Movement Desensitation vs waiting list for posttraumatic stress disorder in patients with psychotic disorder. *Jama Psychiatry,* 72 (3): 259–267.

van den Brink, E., & Koster, F. (2013). *Mitfühlend leben -Mindfulness-Based Compassionate Living – MBCL.* München: Kösel Verlag.

van der Hart, O., Brown, P. & van der Kolk, B. (1989). Pierre Janet's Treatment of Posttraumatic Stress. *J of Traumatic Stress,* 2/4.

van der Hart, O., & Steele, K. (1997). Time Distortions in Dissociative Identity disorder: Janetian Concepts and Treatment. *Dissociation,* 10(2): 91–103.

van der Hart, O., & Steele, K. (2014). Posttraumatische Störungsbilder: Arbeiten mit der Theorie der traumabezogenen strukturellen Dissoziation der Persönlichkeit. *Seminar.* Nürnberg, 10. Oktober 2014.

van der Hart, O., Lierens, R., & Goodwin, J. (1996). Jeanne Fery: A sixteenth century case of dissociative identity disorder. *Journal of Psychohistory,* 1.

van der Hart, O., Nijenhuis, E., & Steele, K. (2006). *Das verfolgte Selbst.* Paderborn: Junfermann Verlag.

Vigl, J. (2021). *Liebe in Zeiten des Corona-Virus.* Von https://www.uibk.ac.at/psychologie/fachbereiche/pdd/personality_assessment/research/love-in-times-of-corona/ abgerufen: 3/21.

Vogel, R. T. (2013). *Existentielle Themen in der Psychotherapie.* Stuttgart: Kohlhammer Verlag.

Wackerhagen, C. (2021). Kognitive Neurowissenschaft der psychischen Resilienz. *Nervenheilkunde,* 40: 249–258.

Watkins, J. G. & Watkins, H. (2003). *Ego-States. Theorie und Therapie.* Heidelberg: Carl-Auer Verlag.

Windelband. W. (1957). *Lehrbuch der Geschichte der Philosophie.* Tübingen: J. C. B. Mohr.

Wolfradt, U. (2006). Pierre Janet und die Depersonalisation. In Fiedler, P. (Hrsg.)., *Trauma, Dissoziation, Persönlichkeit.* (S. 180–193). Lengerich: Pabst Verlag.

Wöller, W. (2006). *Trauma und Persönlichkeitsstörungen.* Stuttgart: Schattauer Verlag.

Yalom, I. D. (2000). *Existentielle Psychotherapie.* Köln: Edition Humanistische Psychologie.

Yalom, I. D. (2001). *Jeden Tag ein bißchen näher.* München: btb Verlag.

Yalom, I. D. (2002). *Der Panama-Hut oder Was einen guten Therapeuten ausmacht.* München: Goldmann Verlag.

Yalom, I. D. (2005). *Die Schopenhauer-Kur.* München: btb Verlag.

Yalom, I. D. (2005). *Richtlinien der Gruppenpsychotherapie.* München: Random House.

Yalom, I. D. (2008). *In die Sonne schauen.* München: btb Verlag.

Yalom, I. D. (2015). *Denn alles ist vergänglich.* München: btb Verlag.

Yalom, I. D. (2019). *Wie man wird, was man ist.* München: btb Verlag.

Yalom, I. D. (2020). *Unzertrennlich.* München: btb Verlag.

Zimbardo, P. (2008). *Der Luzifer-Effekt.* Heidelberg: Spektrum Akademischer Verlag.

Zimbardo, P. S., & Sword, L. (2012). *Time Cure: Overcoming PTSD with the New Psychology of Time Perspective Therapy.* Wiley Publishing.

Zimbardo, P., Sword, R. & Sword, R. (2013). *Die Zeitperspektiven Therapie.* Göttingen: Hogrefe Verlag.

Zweig, S. (1996). *Die Schachnovelle.* Frankfurt/M.: Fischer Taschenbuch Verlag.